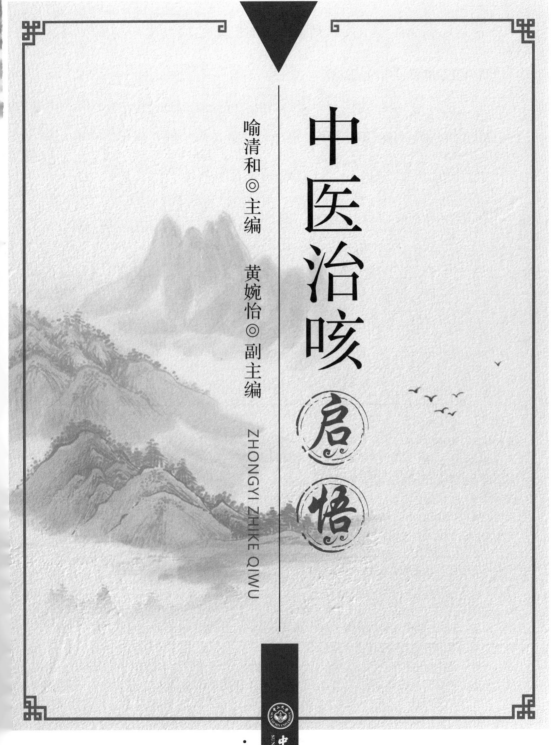

中医治咳启悟

喻清和 ◎ 主编
黄婉怡 ◎ 副主编

ZHONGYI ZHIKE QIWU

中山大学出版社

·广州·

版权所有 翻印必究

图书在版编目（CIP）数据

中医治咳启悟/喻清和主编. —广州：中山大学出版社，2022.6
ISBN 978-7-306-07483-6

Ⅰ.①中… Ⅱ.①喻… Ⅲ.①咳嗽—中医治疗法 Ⅳ.①R256.11

中国版本图书馆 CIP 数据核字（2022）第 047944 号

出 版 人：王天琪
策划编辑：谢贞静
责任编辑：谢贞静
封面设计：曾　斌
责任校对：罗永梅
责任技编：靳晓虹
出版发行：中山大学出版社
电　　话：编辑部 020-84110283，84113349，84111997，84110779，84110776
　　　　　发行部 020-84111998，84111981，84111160
地　　址：广州市新港西路 135 号
邮　　编：510275　传　真：020-84036565
网　　址：http://www.zsup.com.cn　E-mail：zdcbs@mail.sysu.edu.cn
印 刷 者：佛山市浩文彩色印刷有限公司
规　　格：787mm×1092mm　1/16　14.25 印张　290 千字
版次印次：2022 年 6 月第 1 版　2025 年 5 月第 3 次印刷
定　　价：68.00 元

如发现本书因印装质量影响阅读，请与出版社发行部联系调换

本书编委会

主　编　喻清和
副主编　黄婉怡
编　委　黄琦玢　何欣桥　朱汉平

主 编 简 介

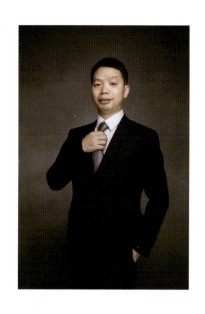

喻清和，1996年毕业于广州中医药大学，医学硕士，主任中医师。现任广州医科大学附属第一医院中医科副主任，为国家第四批名老中医药专家学术经验继承人、"喻清和广州市名中医传承工作室"建设项目名中医专家，兼任中国民族医药学会呼吸分会常务理事、广东省基层卫生协会中医药专业委员会主任委员、中国医药教育协会中医药教育促进工作委员会常务委员、广东省中医药学会呼吸专业委员会常务委员、广东省中西医结合学会热病（感染病）专业委员会常务委员等职务。

临床上致力于中西医结合呼吸疾病临床研究，擅长中西医结合诊治顽咳、哮喘、慢性咳嗽、支气管扩张症、慢性阻塞性肺疾病、肺部肿瘤等呼吸系统疑难疾病。

主持或参与广东省科技项目，获得广东省科学技术进步奖三等奖（排名第六）1项；《哮喘中医辨治及验方》《老年病食疗与宜忌手册》（羊城晚报出版社出版）主编，《中医基础与临床》（中山大学出版社出版）副主编。

2003年参与抗击"非典"工作，得到广东省及广州市政府的肯定，获得"广东省抗击传染性非典型肺炎三等功"，并获得"广州市抗击传染性非典型肺炎先进个人"荣誉称号；2020年获得第六届"羊城好医生"称号；积极参加新型冠状病毒肺炎抗疫工作，2021年被评为"广州市中医药学会'抗疫'先进个人"。

序 一

中医学具有数千年的悠久历史，是中华文化的重要载体之一，也是中华民族在长期的生活与生产实践中，逐渐积累、不断发展而形成的独特理论和蕴含丰富诊疗经验的传统医学。中医以整体观念和辨证论治为特点，既重视整体，又突出辨证，是综合与精准的结合。中医重视内因，注重机体状态的调整，治病求本。

咳嗽是临床常见病和多发病。医谚有云："病人一咳嗽，医生眉头皱。"《医学真传》亦曰："诸病易治，咳嗽难医。"《素问·咳论篇》曰："五脏六腑皆令人咳，非独肺也。"咳嗽病因复杂，特别是慢性咳嗽。咳嗽之为病，既可因五脏六腑功能异常而使肺的宣降异常，又易受外邪影响，导致肺气不利，而作咳嗽。因而系统研究历代治咳文献，挖掘前贤治咳经验，借古通今，结合现代医学关于咳嗽病的研究进展，对提高咳嗽的中医辨治成效具有非常重要的意义。

喻清和主任医师携黄婉怡博士等团队成员通过认真研读经典，总结前贤论述咳嗽思想，挖掘治咳经验，结合临证经验与体会，从外感咳嗽到内伤咳嗽，从新发咳嗽到慢性咳嗽，精心归类，系统研究，按照病因致咳、脏腑咳嗽等分别论述，纲举目张，条理清晰，引经据典，撰写成书。

《中医治咳启悟》一书是喻清和主任医师团队的沥血之作，书中较为详细地阐述了病因致咳、脏腑咳嗽、慢性咳嗽等的临床证治，展示了临证成功辨治的病例，融理、法、方、药为一书，具有极高的学术价值，堪为至品，可为中西医结合诊疗咳嗽病提供借鉴，为中医临证诊治咳嗽提供重要参考。

本书即将出版。鉴于其学术价值，我愿意向读者推荐，故乐为之序。

邱健行

二〇二一年十二月于广州

（邱健行，主任中医师、教授、博士研究生导师、首届全国名中医、全国"最美中医"、广东省"最美科技工作者"）

序 二

喻清和于1996年从广州中医药大学毕业后至广州医科大学附属第一医院从事医、教、研工作，并在国家呼吸医学中心及国家中医药管理局中西医结合重点学科、中医肺病重点专科平台学习中西医；2009年，他晋升主任中医师；2019年，他的"喻清和广州市名中医传承工作室"建设项目获批立项。他萃取中西医临床精华，孜孜不倦，勤求古训，融古创新，中西汇通，是不可多得的优秀中医人才。

喻清和从跟师学医到独立临证，不断学习，不断进步。他临床上敢于质疑和否定，不拘泥于前贤处方用药，证变方变，效如桴鼓。由于他具有扎实的西医功底，又有丰富的中医临证经验，临证时能做到中西医协同，辨病与辨证相结合，具有很好的中西医结合诊治能力。

喻清和从医二十五载，治病救人，仁心仁术。作为医生，他用自己精湛的医术治病救人，无论患者贫穷还是富裕，都悉心诊治，选择最好的治疗方案，为患者解决疾苦。其用药虽为平常，但经过精心组合搭配便显"神奇"。他在诊治中总以价廉效优、安全易用为原则，获得广大群众好评，求诊患者总是门庭若市。他认真诊治每位患者，体现"大医"精神。

喻清和致力于咳嗽的中西医结合研究，熟悉现代医学慢性咳嗽诊治，其中医治咳之长更是名扬省内外。历经二十余年咳嗽临证，尤其是慢性咳嗽的诊治，他紧跟医学研究前沿，博览有中医顽咳（难治性慢性咳嗽）记载的医书，探寻顽咳之因，研究顽咳之药。他临证时详究病因，遣方用药，遵循调肺宣降，平其阴阳，攻补兼施，特别是慢性咳嗽临证时获得良好效果；并带领黄婉怡博士等团队成员系统总结历代中医前贤的治咳经验，结合临证经验著书立说，阐述咳嗽病机及治咳之法。

本书由喻清和携黄婉怡博士等团队成员精心撰写，引经据典，阐述治咳之法，优选经典方药，从病因致咳及脏腑咳嗽，系统阐述咳嗽中医诊治，并列举了大量临证案例。书中规范了顽咳的概念和范畴，不但为中医研究顽咳提供了思路和方法，也将为后世研究咳嗽病以及中医临证提供重要参考。该书将会成为一盏明灯，指引后来者循径前行。

本书行将付梓。这是一本难得的好书，我愿意向读者推荐，故乐为之序。

二〇二一年十二月于广州

（邱志楠，广州医科大学教授、主任医师、首批中医药传承博士后合作导师、广东省名中医）

前　言

咳嗽是临床常见病之一，由于其病因繁多，临床治疗并非易事。咳嗽治疗要取得好的疗效，首先要明确病因，针对病因治疗，治病求本。笔者团队成员勤求古训，挖掘历代经典论咳治咳理论，萃其精华，结合临床实际加以发挥，融入自己的临证治咳经验，编撰成书。寄望读者能通过阅读此书以古鉴今，拓宽思路，精准施治，提高咳嗽的临证治疗水平。

本书遵《黄帝内经·素问·咳论》之要旨，将病因致咳内容分为六淫致咳（风邪致咳、寒邪致咳、暑邪致咳、湿邪致咳、燥邪致咳、热邪致咳）、痰邪致咳、瘀血致咳、食积致咳、情志致咳五个章节，并逐章论述；将脏腑咳嗽内容独立成章，分为肺咳证治、脾咳证治、心咳证治、肝咳证治、肾咳证治、胃咳证治、大肠咳证治七个小节，并逐节论述。书中还介绍了顽咳、儿童慢性咳嗽的诊断与辨治思路，以及咳嗽常用方剂及其运用。书中关于六腑咳的内容仅介绍了胃咳、大肠咳，而未对胆咳、膀胱咳、小肠咳、三焦咳进行专门介绍，其辨证可参见相应的五脏咳内容。本书仅介绍了中药内服治疗咳嗽，并未专门编写特色外治内容，所列部分病例可见穴位贴敷等外治疗法，如若再版，欲将其增补齐全。

本书的编撰、出版得到广州医科大学附属第一医院中医科黄婉怡博士、副主任医师的大力支持，也得到黄琦玢硕士、何欣桥主治医师、朱汉平博士的大力协助。在此，对他们的辛勤付出表示感谢！

中医理论博大精深，中医药文化源远流长，本书虽经精心撰写，反复推敲，几易其稿，但由于编者水平有限，亦难免有不少疏漏或欠合理之处。故诚恳期盼广大读者提出宝贵意见，以便得到进一步提高；或与医道同仁共同探讨，共享治咳经验。

喻清和
二〇二一年仲夏于广州

目　录

咳嗽总论 ………………………………………………………… 1

第一章　六淫致咳 ……………………………………………… 5
　第一节　风邪致咳 …………………………………………… 6
　　一、风邪分类 ………………………………………………… 6
　　二、风咳概念 ………………………………………………… 7
　　三、风咳证治 ………………………………………………… 7
　第二节　寒邪致咳 …………………………………………… 10
　　一、寒邪分类 ………………………………………………… 10
　　二、寒咳概念 ………………………………………………… 11
　　三、寒咳证治 ………………………………………………… 12
　第三节　暑邪致咳 …………………………………………… 17
　　一、暑邪分类 ………………………………………………… 17
　　二、暑咳概念 ………………………………………………… 18
　　三、暑咳证治 ………………………………………………… 18
　第四节　湿邪致咳 …………………………………………… 22
　　一、湿邪分类 ………………………………………………… 22
　　二、湿咳概念 ………………………………………………… 23
　　三、湿咳证治 ………………………………………………… 24
　第五节　燥邪致咳 …………………………………………… 28
　　一、燥邪分类 ………………………………………………… 28
　　二、燥咳概念 ………………………………………………… 29
　　三、燥咳证治 ………………………………………………… 30
　第六节　热邪致咳 …………………………………………… 35
　　一、热邪分类 ………………………………………………… 35
　　二、热咳概念 ………………………………………………… 36
　　三、热咳证治 ………………………………………………… 36

第二章 痰邪致咳 ……………………………………………… 39
第一节 痰邪概念 …………………………………………… 39
第二节 肺、痰与咳嗽 ……………………………………… 40
一、肺与痰 ……………………………………………… 40
二、痰与咳嗽 …………………………………………… 41
第三节 寒痰咳嗽 …………………………………………… 42
一、寒痰概念 …………………………………………… 42
二、寒痰咳嗽证治 ……………………………………… 42
第四节 热痰咳嗽 …………………………………………… 44
一、热痰概念 …………………………………………… 44
二、热痰咳嗽证治 ……………………………………… 44
第五节 燥痰咳嗽 …………………………………………… 47
一、燥痰概念 …………………………………………… 47
二、燥痰咳嗽证治 ……………………………………… 47
第六节 湿痰咳嗽 …………………………………………… 48
一、湿痰概念 …………………………………………… 48
二、湿痰咳嗽证治 ……………………………………… 49
第七节 风痰咳嗽 …………………………………………… 51
一、风痰概念 …………………………………………… 51
二、风痰咳嗽证治 ……………………………………… 51

第三章 瘀血致咳 ……………………………………………… 55
一、瘀血概念 …………………………………………… 55
二、瘀血与肺 …………………………………………… 55
三、瘀血与痰 …………………………………………… 56
四、瘀血与咳嗽 ………………………………………… 56
五、瘀血咳嗽证治 ……………………………………… 56

第四章 食积致咳 ……………………………………………… 60
一、食积概念 …………………………………………… 60
二、食积与咳嗽 ………………………………………… 60
三、食积咳嗽证治 ……………………………………… 61

第五章　情志致咳 ·· 64
　　一、情志概念 ·· 64
　　二、情志与咳嗽 ·· 64
　　三、情志致咳证治 ·· 65

第六章　脏腑咳嗽 ·· 68
第一节　肺咳证治 ·· 68
　　一、肺的生理与咳嗽 ·· 69
　　二、肺咳的病机探讨 ·· 74
　　三、肺咳治法及代表方药 ······································ 80
　　四、古代名家医案启发 ·· 90
　　五、名医验案赏析 ·· 95
第二节　脾咳证治 ·· 98
　　一、肺与脾的生理联系 ·· 99
　　二、肺与脾的病理联系 ·· 100
　　三、脾咳治法及代表方药 ······································ 100
　　四、古代名家医案启发 ·· 103
　　五、名医验案赏析 ·· 105
第三节　心咳证治 ·· 106
　　一、肺与心的生理联系 ·· 106
　　二、肺与心的病理联系 ·· 107
　　三、心咳治法及代表方药 ······································ 108
　　四、古代名家医案启发 ·· 109
　　五、名医验案赏析 ·· 110
第四节　肝咳证治 ·· 111
　　一、肺与肝的生理联系 ·· 112
　　二、肺与肝的病理联系 ·· 112
　　三、肝咳治法及代表方药 ······································ 113
　　四、古代名家医案启发 ·· 114
　　五、名医验案赏析 ·· 115
第五节　肾咳证治 ·· 117
　　一、肺与肾的生理联系 ·· 117
　　二、肺与肾的病理联系 ·· 119
　　三、肾咳治法及代表方药 ······································ 120
　　四、古代名家医案启发 ·· 123

五、名医验案赏析 …………………………………………… 126
第六节　胃咳证治 ………………………………………………… 127
　　　一、肺与胃的生理联系 ………………………………………… 128
　　　二、肺与胃的病理联系 ………………………………………… 129
　　　三、胃咳治法及代表方药 ……………………………………… 129
　　　四、古代名家医案启发 ………………………………………… 132
　　　五、名医验案赏析 ……………………………………………… 133
第七节　大肠咳证治 ……………………………………………… 135
　　　一、肺与大肠的生理联系 ……………………………………… 135
　　　二、肺与大肠的病理联系 ……………………………………… 136
　　　三、大肠咳治法及代表方药 …………………………………… 136
　　　四、古代名家医案启发 ………………………………………… 137
　　　五、名医验案赏析 ……………………………………………… 138

第七章　顽咳 ……………………………………………………… 140
第一节　古代医籍文献中有关顽（久）咳的论述 ……………… 140
　　　一、病名病症 …………………………………………………… 141
　　　二、病因病机 …………………………………………………… 141
　　　三、病位 ………………………………………………………… 143
　　　四、辨证施治 …………………………………………………… 144
第二节　近代文献中有关顽（久）咳的论述 …………………… 146
　　　一、脏腑辨证论治 ……………………………………………… 147
　　　二、从病邪论治 ………………………………………………… 150
　　　三、外治法 ……………………………………………………… 152
　　　四、问题与展望 ………………………………………………… 152
第三节　顽（久）咳病因病机 …………………………………… 153
　　　一、肾气不足，寒邪久恋 ……………………………………… 153
　　　二、津气亏虚，燥热久恋 ……………………………………… 154
　　　三、脏气亏虚，风痰久恋 ……………………………………… 155
　　　四、水不涵木，郁结不解 ……………………………………… 155
　　　五、久病入络，痰瘀互结 ……………………………………… 156
第四节　顽（久）咳辨证思路 …………………………………… 156
　　　一、滋补肺肾，温阳祛寒 ……………………………………… 156
　　　二、益气生津，润燥清热 ……………………………………… 160
　　　三、调补脏气，祛风化痰 ……………………………………… 162

四、滋养肝阴，柔肝解郁 …………………………………… 164
　　五、调气为先，痰瘀同治 …………………………………… 166

第八章　儿童慢性咳嗽 …………………………………………… 168
　第一节　儿童慢性咳嗽诊断思路 …………………………… 168
　第二节　儿童慢性咳嗽辨证思路 …………………………… 169
　　一、辨体质分寒热虚实 ……………………………………… 169
　　二、审病因辨风寒湿热燥 …………………………………… 170
　　三、分脏腑责肺脾肾脏 ……………………………………… 171
　第三节　儿童慢性咳嗽治疗思路 …………………………… 172
　　一、根据病因，祛邪为要 …………………………………… 172
　　二、辨别脏腑，扶正为本 …………………………………… 173
　　三、合理选药，调肺宣降 …………………………………… 173
　　四、重视辨痰，参合舌脉 …………………………………… 174

第九章　咳嗽常用方剂及其运用 ……………………………… 177
　第一节　实寒证类方剂 ……………………………………… 177
　第二节　实热证类方剂 ……………………………………… 185
　第三节　虚寒证类方剂 ……………………………………… 193
　第四节　虚热证类方剂 ……………………………………… 195
　第五节　特殊证类方剂 ……………………………………… 199

中英文医学专业术语对照 ………………………………………… 200

参考文献 …………………………………………………………… 201

后记　从医之道 …………………………………………………… 206

咳 嗽 总 论

咳嗽病名始见于《黄帝内经》[①]。咳嗽是中医肺病专科常见病证，是肺系疾病的主要症状，也可能是非肺部疾病所表现的症状之一。咳嗽是由多种原因导致肺失宣降，肺气上逆，以咳吐痰液为主要症状的一种病证。"咳嗽"二字含义不同，有声无痰谓之咳，有痰无声谓之嗽。《素问·病机气宜保命集》中最早记载："咳谓无痰而有声，肺气伤而不清也。嗽是无声而有痰，脾湿动而为痰也。咳嗽谓有痰而有声，盖因伤于肺气，动于脾湿，咳而为嗽也。"中医古籍中常将咳和嗽分开论述，但临床上一般多是痰声并见，很难截然分开，故常统称为咳嗽。

咳嗽对机体具有一定的保护作用，是机体对外物侵袭引起的防御性神经反射，有利于清除呼吸道分泌物和有害因子，但频繁、剧烈的咳嗽会对患者的工作、生活、学习和社会活动造成严重影响，有的患者甚至会因此产生社交恐惧。

咳嗽的中医病因分为外感和内伤两类。外感咳嗽为六淫之邪犯肺，《河间六书·咳嗽论》谓"寒、暑、燥、湿、风、火六气，皆令人咳"。病邪从外由口鼻、皮毛而入，或吸入烟尘异味气体，先入肺脏，肺属金，为娇脏，喜润而恶燥，且肺为清肃之体，受不得外来之"客气"，外来客气犯肺，导致肺失宣发肃降，引起咳嗽；外感咳嗽迁延不愈，进而由肺脏传入其他脏腑，逐渐进展为内伤咳嗽。内伤咳嗽则为脏腑功能失调、气血津液功能异常，形成内生邪气，如痰饮、瘀血等阻于肺或导致气机升降异常，使肺之宣发与肃降异常而导致咳嗽。内伤咳嗽也可能由于他脏阴阳失调，肺阴得不到滋养，肺阳得不到温煦，而肺气不利，宣降异常，导致咳嗽。饮食不节，过食生冷寒凉或煎炸炙烤、肥甘厚味，损伤脾胃，脾阳受损则寒，胃肠积滞郁热；中阳不足，肺失温煦，导致肺阳不足；阳明胃热，火性炎上，热犯肺经，均会导致肺宣降功能失调产生咳嗽。情志失调，肝失疏泄，气机失于条达，气机郁滞，或郁久化火，横逆犯肺，导致咳嗽，此病因所致咳嗽日益增多。如《医学三字经》所说："肺为脏腑之华盖，呼之则

[①] 《黄帝内经》简称《内经》，分为《黄帝内经·素问》和《黄帝内经·灵枢》两部分。为使行文简练，后两者在后文中分别简称《素问》和《灵枢》。

虚，吸之则满，只受得本脏之正气，受不得外来之客气，客气干之则呛而咳矣；只受得脏腑之清气，受不得脏腑之病气，病气干之，亦呛而咳矣。"《医学心悟》亦指出："肺体属金，譬若钟然，钟非叩不鸣，风寒暑湿燥火六淫之邪，自外击之则鸣，劳欲情志，饮食炙搏之火自内攻之则亦鸣。"《杂病源流犀烛》有载"盖肺不伤不咳，脾不伤不久咳，肾不伤火不炽，咳不甚，其大较也"，指出内伤咳嗽，易由肺传脾，再由脾脏传肾，咳嗽日久，耗伤脏气，内脏虚损生化无源，则病程长，五脏均涉及则咳嗽难治。

咳嗽分类多样，有以脏腑命名，例如，《素问·咳论》记载了五脏六腑咳，分为肺咳、心咳、肝咳、脾咳、肾咳、胆咳、胃咳、大肠咳、小肠咳、膀胱咳、三焦咳，并描述了各脏腑咳嗽证候特征。《诸病源候论》将咳嗽病因责之于肺脏感寒、四时邪气犯肺，提出"十咳"，即风咳、寒咳、支咳、肝咳、心咳、脾咳、肺咳、肾咳、胆咳、厥阴咳。《三因极一病证方论》将咳嗽分为外因咳嗽、内因咳嗽、不内外因咳嗽三类。《素问·病机气宜保命集·咳嗽论》云："寒暑燥湿气火六气，皆令人咳嗽。"《丹溪心法》将咳嗽分为风寒、痰饮、火郁、劳嗽、肺胀五种类型。现代医家多遵从《景岳全书·杂证谟·咳嗽》之旨，将咳嗽分为外感、内伤两大类，并指出，"咳嗽之要，止惟二证，何为二证？一曰外感，一曰内伤，而尽之矣"。

咳嗽病位在肺，既往认为其与脾、肝相关，久则及肾；在临床中发现咳嗽与五脏六腑都相关。咳嗽的发作是因肺上失宣发，下失肃降，肺气不降，上逆至喉，咳声发出，或咳吐痰液。肺主气，司呼吸，肺经与鼻、喉相连，通气道；在外合皮毛，在内为华盖，覆五脏诸脏。外邪侵犯，首入肺脏；肺朝百脉，外邪犯肺，易传他脏，他脏犯病亦传于肺，致肺宣降失司，肺气失调，上逆为咳。

咳嗽病位虽在肺，但病之本不全在肺。《素问·咳论篇》曰："五脏六腑皆令人咳，非独肺也。"意即治咳不一定要治肺，打破"咳病必肺"认识的局限性，为后世治疗咳嗽指明了直接治肺和间接治肺的思路。陈修园继承上述理论，并提出"咳嗽病，五脏六腑皆有之，然必传之于肺而始作……凡诸病之气，合于肺则咳嗽，不合则不咳嗽"之理论，于是便有了"咳嗽不止于肺，亦不离于肺"之观点。

由此看来，咳、嗽二字虽看似简单，但由于其病因多样，涉及五脏六腑，因而治疗起来并不容易。古人有云："患者一咳嗽，医生眉头皱。"《医学真传》亦曰："诸病易治，咳嗽难医，夫所以难治者，缘咳嗽根由本甚多，不止于肺。"

咳嗽的辨证首先要分清外感与内伤，外感咳嗽多起病急、病程短，兼有外感六淫之邪的临床特征，常以实证为主，如若素体虚弱则虚实夹杂；内伤咳嗽多由脏腑功能异常引起，病程长，反复发作，迁延不愈，兼有他脏病证，常虚实夹杂，其实证表现在病理产物之邪气，如痰饮、瘀血等。诊咳嗽要辨别咳声：咳声清脆则无痰，咳声重浊则有痰，咳声短促为阴虚，咳声响亮为实咳，咳声低弱为虚咳，咳声频剧为风咳，咳为单声为喉痹；咳声轻扬多为上呼吸道疾病，咳声深沉多为下呼吸道疾病。痰的性质要分清，痰白稀属寒痰，痰黄稠为热痰，痰白稠为湿痰，痰少黏为燥痰，痰白、有泡沫为风痰，痰韧结为顽痰，痰暗红为瘀痰。对于咳嗽的临证治疗，痰的辨证往往处于治疗的主导地位。如寒痰，治以温化是正道，倘若治以清化则会越治越咳。

咳嗽的治疗应从病因入手，治病求本，不能见咳止咳。六淫致咳、食滞咳嗽、痰饮致咳、瘀血致咳等当以祛除病邪为首务，邪去则正安；脏腑咳嗽当以调节脏腑功能，使其气血津液运行畅顺，不至于影响肺的宣发与肃降，不治咳而咳自愈。临床辨证应思路开阔，探求病因，寻找病之根本，既要以肺为中心，注意是否为鼻、咽喉之病及肺，也要考虑是否为脾、胃、肝、心、肾等脏腑之病及肺。对于慢性咳嗽，其治疗用药更应攻补兼施，扶正祛邪，平衡宣降，调和寒温，酸散相合，如此则咳易治。

现代医学对咳嗽进行了深入研究。中华医学会呼吸病学分会哮喘学组于2005年制定了《咳嗽的诊断和治疗指南（草案）》，并于2009年进行了修订；2015年又发布了新版指南。该指南将咳嗽按病程的长短分为3类：急性咳嗽、亚急性咳嗽和慢性咳嗽。急性咳嗽的病程短于3周，亚急性咳嗽的为3~8周，慢性咳嗽的超过8周。咳嗽按性质又可分为干咳与湿咳。

急性咳嗽的常见病因主要有上呼吸道感染和急性气管炎、急性支气管炎。病毒感染是呼吸道感染最常见的病因，以鼻病毒和流感病毒引起的感染多见，少部分可由细菌感染引起。此外，冷空气、粉尘、刺激性气体、特殊气味等均可引起咳嗽。

亚急性咳嗽最常见的病因是感染后咳嗽（PIC），其次为咳嗽变异性哮喘（CVA）、嗜酸性粒细胞性支气管炎（EB）、上气道咳嗽综合征（UACS）等。对于亚急性咳嗽患者，最好进行X线胸片检查或薄层螺旋CT检查，有条件时应进行支气管激发试验和诱导痰细胞学检查，以进一步明确诊断或排除其他疾病。

对于慢性咳嗽的诊断，医者应首先考虑CVA、UACS、EB和胃食管返流性咳嗽（GERC）等常见病因。国内慢性咳嗽病因调查结果显示，变应性咳嗽（AC）亦是慢性咳嗽的常见病因，上述疾病占慢性咳嗽病因的70%~95%。多数慢性咳嗽与感染无关。慢性咳嗽通常是指以咳嗽为主要症状或唯一症状，咳嗽时间超过8周，X射线胸片检查无明显异常的咳嗽。

依据上述指南的诊断程序，慢性咳嗽患者的大多数咳嗽可以明确病因，对因治疗即可缓解咳嗽。但是，还有一部分慢性咳嗽患者在进行全面检查后，病因仍无法明确，既往将这一类咳嗽归类为不明原因慢性咳嗽，现在称为咳嗽高敏综合征。临床上亦有部分患者咳嗽病因明确，但经过对因治疗仍然不能获得良好疗效。笔者将这两类咳嗽称为顽固性咳嗽（顽咳）。笔者团队对这些咳嗽进行了临床研究，并在本书第七章进行专题介绍。

在咳嗽辨治过程中，应该突出中医整体观的优势，天人合一，五脏相关，表里相连，内外相应；同时要合理运用现代医学的诊断技术，对咳嗽时间超过3周者应进行相关检查，如胸部X线摄片或薄层螺旋CT、肺功能检查等，以明确病因和诊断。如此，治疗才会有针对性。

第一章 六淫致咳

咳嗽病因复杂，外感六淫、内伤饮食、七情异常、内生邪气等均可导致脏腑功能失调，影响肺的宣发和肃降，导致咳嗽。外感六淫，从口鼻或皮毛而入，使肺气郁闭，肺失宣发肃降而作咳嗽。如《医门汇补·咳嗽》云："肺居高位，主持诸气，外淫或内因致肺金受损则咳嗽之病作矣。"外感六淫致咳，如《河间六书·咳嗽论》言："寒、暑、燥、湿、风、火六气，皆令人咳。"《三因极一病证方论·咳嗽叙论》曰"故《经》云：五脏六腑感寒热风湿，皆令人咳。又微寒微咳，厉风所吹，声嘶发咳；热在上焦，咳为肺痿；秋伤湿，冬咳嗽，皆外所因"，进一步阐述外感导致咳嗽。由于四时之气不同，因而人体所感受的致病外邪亦有区别。六淫致病，多有季节性，如春季多风病，夏季多暑病，长夏多湿病，秋季多燥病，冬季多寒病。这是六气分别为五时的主气（春主风、夏主暑、长夏主湿、秋主燥、冬主寒）的缘故。六淫之邪可以单独致咳，如伤风咳、伤寒咳、伤暑咳、伤湿咳等，《三因极一病证方论》亦对咳嗽的伴随表现进行了描述，"伤风咳者，憎寒壮热，自汗恶风，口干烦躁；伤寒咳者，憎寒发热，无汗恶寒，烦躁不渴；伤暑咳者，烦热引饮，口燥，或吐涎沫，声嘶咯血；伤湿咳者，骨节烦疼，四肢重着，洒洒淅淅，并属外所因。诊其脉，浮为风，紧为寒，数为热，细为湿"。但六淫之邪也常兼夹致咳，如风寒咳嗽、风热咳嗽、湿热咳嗽、燥热咳嗽等。

由于人体体质有强弱不同，因而在发病过程中，六淫之邪侵犯人体，在一定条件下可以互相影响或互相转化。如感受风、寒、暑、湿、燥等各种外邪，在一定条件下均可化火，因此有"五气化火"之称。又如热邪不解，耗伤津液，可以化燥伤阴而致咳。

此外，还有并非外感病邪，但亦导致出现类似风、寒、湿、燥、火、热证候者，在中医学里，为了与外感六淫邪气相区别，把它称为内风、内寒、内湿、内燥、内火、内热，此即所谓"内生六气"。一般认为前者是病因，后者是病证。这些"内生六气"所表现的病证，都是由于脏腑功能失调，如阳虚生寒、阴虚生热、津亏化燥、脾虚生湿、热极生风等。值得注意的是，外感六淫与内生六气，两者之间常常可以互相影响。例如，外风可以引动内风，外湿可以引动内湿，阳虚易感外寒，等等。外感六淫会引起咳嗽，内生六气同样会导致咳嗽，如湿热阻肺、肝火犯肺等均可导致咳嗽。

六淫致咳治疗因邪气不同而异，如《临证指南医案·咳嗽》中指出"若因于风者，辛平解之。因于寒者，辛温散之。因于暑者，为熏蒸之气，清肃必伤，当与微辛微凉，苦降甘淡……因于湿者，有兼风、兼寒、兼热之不同，大抵以理肺治胃为主。若因于秋燥，则嘉言喻氏之议最精。若因于火者，既温热之邪，亦以甘寒为主"。

第一节 风邪致咳

一、风邪分类

风有外风、内风、伏风之分。风邪（外风）为六淫之首，风为百病之长，是外感疾病的先导，其他邪气多随风邪侵袭人体，所以外感咳嗽常以风为先导，或挟寒，或挟热，或挟燥，如《临证指南医案·卷五》曰"盖六气之中，惟风能全兼五气，如兼寒则曰风寒，兼暑则曰暑风，兼湿曰风湿，兼燥曰风燥，兼火曰风火。盖因风能鼓荡此五气而伤人，故曰百病之长……由此观之，病之因乎风起者自多也"，其中尤以风邪挟寒者居多。张景岳的《景岳全书·咳嗽》说："六气皆令人咳，风寒为主。"内风是由于肝的生理功能紊乱所导致的病理反应，实质是肝气疏泄太过或不及，阳气内动，不能潜藏于阴液，阴不制阳。《环溪草堂医案》中说："内风多从火出，源于肾水亏虚，水不涵木，而致木旺风生。"临床常见肝阳化风、血虚生风、阴虚风动。正如《内经》所说："诸风掉眩，皆属于肝。"肝属木，肺属金，金克木，因而肝与肺在生理和病理上会相互影响，肝肺经气相通，如《灵枢·经脉》言"肝足厥阴之脉，起于大指丛毛之际……抵小腹，挟胃，属肝，络胆……其支者，复从肝，别贯膈，上注肺"。若木火刑金导致咳嗽，则如《医碥·咳嗽》云"木火刑金而肺叶干皱则痒，痒则咳，此不必有痰，故名干咳"。伏风是伏气病邪其中一种，是由于人体脏器虚弱，尤其是肾中精气不足，风邪感而不发，潜伏于内，逾时而发，或因新感引动其发作。清代刘吉人在《伏邪新书》中曰"感六淫而不即发者，过后方发，谓之伏邪。六淫伏邪有伏风、伏寒、伏暑、伏燥、伏湿、伏热之区别"，正式提出了伏风的说法。《素问·八正神明论》曰"正邪者，身形若用力，汗出，腠理开，逢虚风，其中人也微，故莫知其情，莫见其形"，指出风伏于内，潜藏于里，无临床症状。伏风之邪伺机而动，如柳宝诒的《温热逢源》云"邪伏少阴，随气而动，流行于诸经，或乘经气之虚而发，或挟新感之邪气而发"。

二、风咳概念

风邪致咳称为"风咳"。风咳不离于肺。清代沈金鳌在《杂病源流犀烛·感冒源流》中云:"风邪袭人,不论何处感受,必内归于肺。"《礼记·曲礼篇》即有"季夏行春令……国多风咳"的记录,指出非时之风致病,导致咳嗽;风咳之名最早见于《诸病源候论·咳嗽病诸候第十六》,其所载"一曰风咳,欲语因咳,言不得竟是也",描述了风咳的症状特点。明代秦景明在《症因脉治》中记载:"伤风咳嗽,即咳嗽的一种,又称风嗽……伤风咳嗽之症,憎寒壮热,头痛眼眶痛,自汗恶风,鼻塞涕流,痰结肺管,咳嗽不已,此风伤肺气。即痰饮门风痰咳嗽,今人名曰伤风症也。伤风咳嗽之脉,脉多浮大。"此文对外感风邪所致咳嗽描述颇为详尽。《类经·卷十五》描述风邪犯肺,咳嗽、短气之证:"肺主气,在变动为咳,风邪迫之,故时咳短气也。"《医学入门·咳嗽总论》提出:"风乘肺,咳则鼻塞声重,口干喉痒,语未竟而咳。"此文则描述了风咳之证可伴有鼻塞、喉痒等症。这些均为外风所犯,导致肺失宣发与肃降,咳嗽发作。

内风致咳,多与肝有关,如《临证指南医案》云"肝为风脏,因精血衰耗,水不涵木,木少滋荣,故肝阳偏亢,内风时起"。因肝为风木之脏,风痰交阻气道,肝经火上逆,木火刑金,肺气不利,或肺阴耗伤,故呈痉挛性阵咳或咽痒干咳。

伏风致咳,其因在风伏肺经。风善行,易袭阳位,肺为华盖,易受风邪侵袭。若正气不足,祛邪未尽,则风易深伏肺络,久而耗损金气,以致正虚邪恋、风邪久稽不去、病情缠绵反复。风伏肺络,气机不畅,行血无力可致瘀,肺气不利,通调水道失司,水饮不运而成痰,导致风、痰、瘀阻于肺络,肺气失于宣发和肃降而咳嗽。

现代医学的咳嗽变异性哮喘、嗜酸性粒细胞性支气管炎、变应性咳嗽等可参照中医的风咳进行辨治。

三、风咳证治

风邪可单独犯肺而咳,也可以兼邪为患。常见合邪有风寒、风热、风燥、风湿等。

风咳临床症状特点:突然作咳、半夜咳、异味刺激后作咳、干咳,伴有咽痒,或有白色泡沫痰,大小便调,舌淡红,苔薄白或薄黄,脉细滑或平和。

由于风邪有"善行而数变"的特性,因此由风邪引起的咳嗽在临床上发无定时,咳嗽可能为唯一症状,以刺激性干咳为主,或伴有白色泡沫痰,多在受到外界异味如香味、油烟味、油漆味、汽车或皮革异味等刺激,或进食某些特定食物如牛奶、鸡蛋等，或接触某些物质如花粉、动物毛屑、尘螨后即时发作。咳嗽常常可能伴有鼻痒、咽痒，甚至伴有一些患者所诉的"气管内痒"。咳嗽往往比较剧烈，部分患者可能伴有呼吸不畅或呼吸困难，去除上述可能的诱发因素，咳嗽可得到减轻或缓解。

伏风致咳之风既无外风临床特点，也无内风病理机制，属于风邪伏肺之风咳，因其咳嗽特点有风性，或遇外风引发，冷风刺激尤甚。伏风是由于人体正气亏虚，外风侵犯未即时发病，侵入肺金，潜伏于内，滞留肺络，导致脉气不利、气道挛急，一旦气候变化，外风侵袭，或受到花粉、尘螨、异味等的刺激，则伏风引起肺失宣降而作咳。《素问·风论篇》曰："肺风之状，多汗恶风，色皏然白，时咳短气，昼日则瘥，暮则甚，诊在眉上，其色白。"此文指出肺风咳嗽的特点为白天不咳、夜间咳，伴有气虚之证。

风邪有外风、内风、伏风之分，外风祛之，内风息之，伏风搜之，当治之本。外风易疏，内风难息，伏风难治。风咳临床辨治，祛风止咳为原则，祛风是关键，舒肝养肝、补肾填精，久久为功，以防止反复发作。

李东垣在《脾胃论》中云："风动之证，以风药通之。"风咳要祛风，祛风用风药。植物类药有防风、荆芥、紫苏叶、细辛等，其中防风微温而不燥，甘缓而不峻，有"风药中之润剂"之称，可以祛风止痉，止痒；荆芥药性平和，药味较浓，祛风止痒，质轻向上，临床兼有外感时用之则效著；紫苏叶祛风散寒，行气宽中，能减少支气管分泌并缓解其痉挛；细辛祛风散寒，温肺化饮，入肺经散在表之风寒，入肾经温在里之内寒，久煎四十分钟则没有毒性。动物类药有蝉蜕、僵蚕、乌梢蛇、地龙、全蝎等。蝉蜕疏散风邪，利咽止痒，息风止痉，具有抗过敏作用。僵蚕能息风止痉，祛风化痰，《本草备要》言其"僵而不腐，得清化之气。故能治风化痰，散结行经（蚕病风则僵，故因以治风，能散相火逆结之痰）"。乌梢蛇可以祛风通络和止痉止痒，本用来治疗风湿痹痛、中风、风疹瘙痒，但我们观察发现其具有走窜特性，善于祛除皮里膜外之痰，祛风化痰止痉，故可用于缓解气道平滑肌痉挛；乌梢蛇虽然走窜，但性情不燥烈，临床可以用来治疗风证，也就是过敏性疾病。地龙清热息风，通络、平喘，对于风咳兼有痰黄证好用，亦具有舒张支气管的作用。全蝎息风止痉，通络，具有搜风通络作用，《王楸药解》记载其"穿筋透节，逐湿除风"。这类息风止痉药具有疏风宣肺、缓急止痉、祛风化痰、搜风通络之功效，临床运用于伏风及伏风兼有伏痰致咳效果尤其显著，如《临证指南医案》曰："每取虫蚁迅速飞走诸灵，俾飞者升，走者降，血无凝着，气可宣通。"《医学入门》亦提到对风咳的治疗："风乘肺咳……语未竟而咳，参苏饮加桑白皮、杏仁或柴胡半夏汤，后用诸咳丸。"

风咳治疗，笔者常用组方为蜜麻黄、五味子、紫苏叶、僵蚕、蝉蜕、苦杏仁、百部、款冬花、甘草。出现夜间咳、咳吐较多白色泡沫痰、背冷等阳虚症状者加细辛、白前、淫羊藿；出现疲倦乏力、气短等气虚症状者加黄芪、党参；出现口淡、大便稀烂等脾虚症状者加理中汤；出现口干、咽干、舌红等阴虚症状者加石斛、百合。

诸风掉眩，皆属于肝。肝风有肝阳化风、血虚生风、阴虚风动三种类型。临床上最常见的是肝阳化风，此类咳嗽，伴有咽痒、咽干等，发作或与情绪相关，或劳累后出现，多为干咳，且不易速愈。肝风需治肝，可以疏肝息风，调肺止咳，补血、滋阴养肝，润燥止咳，具体见第六章第四节相应内容。

外风兼邪致咳的临床症状特点及证治见下文。

【名医验案赏析】

益气祛风，以酸收治顽咳

患者姓名：周某某　　性别：女　　年龄：53 岁

初诊日期：2009 年 2 月 27 日　　发病节气：雨水

主诉：反复咳嗽 2 月余。

现病史：患者 2 个月前开始出现咳嗽，咳痰色白，易咳，无发热，无胸闷，曾于多家医院就诊，诊断为"支气管炎"，曾服用中药和西药进行治疗（具体不详），效果不佳，后至我院呼吸科就诊。肺功能检查未见异常。胸片示心肺膈未见异常。诱导痰细胞学检查示：嗜酸性粒细胞3%。诊断为：嗜酸性粒细胞性支气管炎。予表面激素吸入治疗后，患者仍咳嗽，干咳为主，喉痒不适，胃纳可，无反酸、嗳气等，无鼻塞流涕，咳嗽时觉得胸痛，大小便调，舌淡红，苔黄腻，脉细。

既往史：患者既往体健，否认特殊生活嗜好，否认药物及食物过敏史。

体格检查：神志清晰，面色稍白，形体适中，体态自如。头面五官无畸形，咽部充血明显，胸廓对称，双肺呼吸音清，未闻及干、湿啰音。腹部未见异常体征。

西医诊断：嗜酸性粒细胞性支气管炎。

中医诊断：咳嗽。

中医辨证：风邪恋肺，肺肾两虚。

治法：祛风利咽止咳，补肺益肾。

【处方】

蜜麻黄 10 g	紫菀 20 g	桔梗 10 g	甘草 5 g
百部 20 g	防风 10 g	蝉蜕 5 g	僵蚕 10 g
玄参 20 g	龙脷叶 20 g	布渣叶 15 g	黄芪 20 g
酸枣仁 20 g	诃子 15 g	山茱萸 15 g	

3 剂，4 碗水煎至 1 碗半，分两次服用。

二诊（2009年3月2日）：咳嗽大减，极少咳，咽部有灼热感，无喉痒，无胸痛，大小便调，舌淡红，苔白腻，脉细滑。患者咳嗽极少，药证相对，效不更方，继守上方3剂而愈。

【按】本例属咳嗽之证，属顽咳。本证对应于现代医学属慢性咳嗽，其病因复杂，部分难于明确病因，对于明确病因的病例，按照慢性咳嗽诊治指南应该可以奏效，但本例却效差，何其故也？中医认为本例患者体弱夹邪是其顽而不愈的原因。咳嗽日久，加之过服药物，导致体质虚弱，耗伤肺肾之气，难于驱邪外出，导致风邪久恋不去，风为阳邪，其性开泄，津液外泄而不足，咽干喉痒不适，而作咳。《医学入门·咳嗽》云："新咳，有痰者，外感随时解散；无痰者，便是火热，只宜清之。久咳，有痰者，燥脾化痰；无痰者，清金降火。盖外感久则郁热，内伤久则火炎，俱宜开郁润燥。苟不治本而浪用兜铃、粟壳涩剂，反致缠绵。"因而在临床时用龙脷叶、玄参利咽，泻肺火；布渣叶清热祛湿止咳；蝉蜕、僵蚕、防风祛风止痒止咳。以酸枣仁、诃子酸涩收敛治久咳；酸枣仁合甘草、桔梗酸甘化阴、生津利咽止咳；山茱萸益肾固涩。酸枣仁、诃子、山茱萸三者均为酸涩之品，用之遵《素问》"肺欲收，急食酸以收之"之旨意。黄芪补肺，蜜麻黄、紫菀、百部止咳。全方祛风利咽止咳，兼顾补肺益肾，因而取得好的疗效。

第二节 寒邪致咳

一、寒邪分类

寒有外寒、内寒和伏寒之分。外寒是人体感受的外界寒邪，有伤寒和中寒之别：伤寒是指寒邪伤及肌表，郁遏卫阳；中寒是寒邪直中入里，伤及脏腑阳气。内寒则是人体机能衰退，阳气不足而致的病证。内、外寒不同，但可相互影响。如阳虚内寒之人，易感外寒；而外寒侵入，易伤阳气，引起内寒。寒为阴邪，易伤阳气。寒邪袭表，卫阳受郁，不能外达，客于肌肤，便出现恶寒、发热、无汗等症状；寒邪中里，中阳受损，便出现腹中冷痛、大便溏泄或下利清谷、小便清长、呕吐清水、痰涎稀薄等症状。故《素问·至真要大论》曰："诸病水液，澄澈清冷，皆属于寒。"寒邪致病与肾脏关系密切，肾中藏有真阳，为一身阳气之本。外寒常与风相伴，是感受风寒之邪所致，称为风寒。寒为阴邪，春夏阳气旺盛，人体阳气相对旺盛，故寒邪侵犯人体可能不立即发病，而是潜伏于体内，当机体阴气渐盛时，或秋冬季节阳气渐衰，或饮食寒凉，则与伏于体内的寒邪相合，意即外寒引动内伏，助长伏寒而发病。

二、寒咳概念

寒咳是指肺脏外受寒邪侵袭，或寒邪直中中焦，损伤脾阳，中阳不足，肺中虚冷则咳；或肾中阳气不足，肺失温煦，导致呼吸不利而咳。感受寒邪，轻则咳嗽，如《素问·咳论》中所说"感于寒则受病，微则为咳，甚则为泄为痛"。寒邪侵袭肌表皮毛而咳，如《圣济总录·咳嗽门·咳嗽》曰："肺主皮毛，皮毛先受寒邪，乃为咳嗽。五脏六腑，又皆禀气于肺，故各以其时感寒而受病，亦能为咳。形证不同，治亦随异，学者审之。"《外台秘要》曰"春冬感寒，夏秋中冷，则病寒邪咳嗽，曲拘不得气息，喉鸣哑失声，干咳无唾，喉中如哽"，指出四时感受寒邪导致咳嗽。

（一）风寒袭肺

外感风寒，风寒之邪客于皮毛，伤及肺脏，导致咳嗽。《素问·玉机真藏论篇》曰："是故风者百病之长也，今风寒客于人，使人毫毛毕直，皮肤闭而为热，当是之时，可汗而发也；或痹不仁肿痛，当是之时，可汤熨及火灸刺而去之。弗治，病入舍于肺，名曰肺痹，发咳上气。"又如隋代巢元方的《诸病源候论·咳嗽病诸候第十六》曰："咳嗽者，肺感于寒，微者则成咳嗽也。肺主气，合于皮毛。邪之初伤，先客皮毛，故肺先受之。"《医学心悟》载"《经》云：微寒微咳，咳嗽之因，属风寒者十居其九"，可见风寒是咳嗽临床常见病因。《景岳全书》认为，外感咳嗽必因于寒，"外感之嗽，无论四时，必皆因于寒邪，盖寒随时气入客肺中，所以致嗽。但治以辛温，其邪自散，惟六安煎加生姜为最妙"。气虚感受寒邪，寒邪郁肺，宣降失调致咳，如《诸病源候论·咳嗽病诸候第十六》所说"气虚为微寒客皮毛，入伤于肺，则不足，成咳嗽"。《诸病源候论·小儿杂病诸候》亦曰："嗽者，由风寒伤于肺也。肺主气，候皮毛，而俞于背。"《万病回春》亦曰"冷风嗽者，遇风冷即发，痰多喘嗽是也"，指出风寒犯肺则嗽，而肺俞位于背部，意即风寒之邪侵犯太阳经所过肺俞或项背部容易导致咳嗽。《邵氏方案》亦认为"风寒深受，郁而不达，今但寒不热，咳嗽气逆"。

（二）肺寒外感

风寒侵袭，正虚邪恋，正气不足，不能祛邪外出，壅塞气道，肺失宣降，而导致久咳不已。如《太平圣惠方·卷四十六》曰："久咳嗽者，由肺虚极故也。肺气既虚，为风寒所搏，连滞岁月而嗽也。此皆阴阳不调，气血虚弱，风冷之气搏于经络，留积于内，邪正相并，气道壅涩，则咳嗽而经久不瘥也。"《圣济总录纂要·伤寒咳嗽》曰："论曰：伤寒咳嗽者，寒气留客于肺也，肺受虚寒，微则为咳嗽。"此文也阐述了肺虚外感寒邪所致咳嗽。

肺寒外感导致咳嗽，如《素问·咳论》曰："皮毛者，肺之合也；皮毛先受邪气，邪气以从其合也。其寒饮食入胃，从肺脉上至于肺，则肺寒，肺寒则外内合邪，因而客之，则为肺咳。"此为寒气聚于胃而关于肺，中阳不足，肺阳失于温煦，再受外寒而致咳嗽。《圣济总录·咳嗽门·冷嗽》载有："论曰：形寒饮冷，内外合邪，因而客之，则为肺咳。盖肺主气，外合皮毛，其经环循胃口，故内外得寒，皆能伤之，而为冷嗽。"《普济方》曰："伤冷咳嗽，身不憎寒发热，得之脾胃受寒，传入于肺，遂成寒嗽。嗽甚则吐白沫而多呕。"此文指出这种受寒咳嗽是由寒冷直伤脾胃，中阳不足导致肺中冷而咳嗽。

（三）风寒伏肺

寒邪伏肺致顽咳。寒邪伏肺之寒邪源自外感风寒或冰冻冷饮之中焦之寒。外感风寒之邪失治或误治，风寒未能彻底温散，或侵犯人体寒邪不盛，而阳气不足，没有及时发病，寒邪潜入于里，留伏于肺；夏季阳热，饮食过于寒凉，寒邪直中脾胃，没有及时发病，潜伏于内，而成伏寒。前者当机体虚弱或稍感风寒，外感引动内伏；后者则于天气寒冷，或进食寒凉之品引动内伏之寒，寒邪犯肺，肺气被郁，宣降失调而为咳。此可谓"夏伤于寒，冬令人咳"。《订正仲景全书金匮要略注·卷四》云："寒饮之咳，冬夏难治。"此文意指由寒饮引起的咳嗽，冬夏两季难于治疗，临床中确实如此。冬季寒所主，饮易凝结，外寒易于引动内饮，不利于化除寒邪；夏季为暑热所主，饮邪属寒，当以温药化之，但温过易助热，然夏季饮食可能偏于寒凉，易助饮，故有此说。

现代医学的上呼吸道感染、感染后咳嗽、上气道咳嗽综合征、咳嗽优势型哮喘、支气管炎等可参照中医的寒咳进行辨治。

三、寒咳证治

（一）风寒咳嗽证治

风寒咳嗽的临床症状特点：咳嗽，咳白痰，咽喉痒，咳嗽遇寒加重，或兼恶风寒，鼻塞，喷嚏，流清涕，舌淡红，苔薄白，脉浮紧。《三因极一病症方论》曰："伤寒咳者，憎寒发热，无汗恶寒，烦躁不渴。"此文指出了这类咳嗽伴有恶寒发热，或无发热、无汗、不口渴的临床特点。

风寒咳嗽的治疗以祛风散寒、宣肺止咳为法，药用辛温。如《景岳全书·杂证谟·咳嗽》曰："外感之嗽，无论四时，必皆因于寒邪。盖寒随时气入客肺中，所以治咳，但治以辛温，其邪自散。"临床常用药物为麻黄、苦杏仁、紫苏叶、荆芥等，尤以麻黄最为常用，代表方剂为《太平惠民和剂局方》所载三拗汤，用治"肺感风寒，喘急不已"。麻黄为止咳平喘第一要药，辛温解表，温通宣畅，宣肺止咳。其主要成分能缓解支气管平滑肌痉挛。苦杏仁苦、微温，既能降肺气，又能宣肺气，止咳平喘。

【名医验案赏析】

疏风散寒治新咳

患者姓名：邓某某　　性别：女　　年龄：37 岁

初诊日期：2020 年 12 月 21 日　　发病节气：冬至

主诉：咳嗽、鼻塞 2 天。

现病史：患者 2 天前受凉后出现鼻塞，流白涕，咽喉痒，头痛，恶风，无咽痛，咳嗽，白痰，夜间咳甚，无发热，无周身酸痛，大小便调，舌淡红，苔薄，脉浮。

既往史：患者既往体健，否认特殊生活嗜好，否认药物及食物过敏史。

体格检查：咽部充血，双肺呼吸音清。

辅助检查：暂缺。

西医诊断：急性上呼吸道感染。

中医诊断：咳嗽。

中医辨证：风寒咳嗽。

治法：祛风散寒、宣肺止咳。

【处方】

百部 15 g	紫菀 15 g	白前 10 g	桔梗 10 g
荆芥 6 g	僵蚕 10 g	甘草 6 g	辛夷 12 g
苍耳子 10 g	白芷 6 g	柴胡 12 g	薄荷 3 g
葛根 15 g	细辛 3 g	苦杏仁 15 g	

3 剂，水煎服，4 碗水煎至 1 碗半，分两次温服。

【按】 外感咳嗽，四季皆有，而以冬春及深秋为多。风寒袭于肺卫，出现恶寒发热或头痛等风寒表证，风邪未能外达，肺闭不宣，出现咳嗽、咳白痰等症状。程钟龄的《医学心悟》言："咳嗽者，肺寒也……肺主皮毛，寒邪侵于皮毛，连及于肺，故令人咳。宜用止嗽散加荆芥、防风、紫苏子主之。"该患者鼻塞、咳嗽、痰为白色，伴头痛、咽痒，西医诊断属急性上呼吸道感染，中医辨证属风寒咳嗽。因此，治疗以祛风散寒、宣肺止咳为法，予止嗽散合苍耳子散为主方加减。其中，苦杏仁止咳效佳，《本草求真》记载"杏仁，既有发散风寒之能，复有下气除喘之力"，善止咳化痰而平喘，对肺系的主要病症咳嗽、痰多、喘息又具有较好的针对性；合并鼻塞，加以辛夷、苍耳子发散风寒，通鼻窍；咽痒，予细辛、僵蚕祛风止痒；头痛，以白芷、薄荷清利头目。患者服用三剂便诸症悉失。

（二）肺寒外感咳嗽证治

肺寒外感导致咳嗽，临床常见咳嗽，痰多色白，易作腹痛，腹泻，喜热饮，怕寒凉，稍进寒凉食品则易咳嗽，口淡不渴，或伴有恶寒、鼻易流清涕等，舌质淡，苔薄白，脉沉细滑。本病多是由于饮食寒凉或冰冻，损伤脾阳，导致中阳不足，从而导致肺阳不足，如《难经·四十九难》云"形寒饮冷则伤肺"。肺寒则易出现久咳不已，且容易受外感风寒之邪引发，如寒冷季节或空调冷风等。

肺寒外感咳嗽治疗以温肺散寒止咳为治法，《不居集》相关记载为"寒气盛，或中焦寒而肺气不温"，推荐方为《景岳全书》所载"六安煎"加味，如"寒气大盛，或中寒肺气不温，邪不能解者，六安煎加细辛五七分；若冬月寒盛，气闭邪不易散，即麻黄桂枝俱可加入，或大青龙汤"。依笔者愚见，大青龙汤应易为小青龙汤为宜。六安煎组成为陈皮、半夏、茯苓、甘草、苦杏仁、白芥子。从组方来看，其温中、温肺力逊，而《太平惠民和剂局方》所载"温肺汤"则为温肺散寒、止咳平喘良方，临床用治肺虚，久客寒饮，发则喘咳，不能久卧，呕吐痰沫，不思饮食。以白芍、五味子、干姜、肉桂、半夏、陈皮、苦杏仁、甘草、细辛为组方。临床可选择其中细辛、干姜等温中温肺之品加味治疗，亦可选用桂枝汤合四君子汤加减治疗，如若外感已去，仅存内寒，则予苓甘五味姜辛汤加菟丝子、淫羊藿等温补肾阳之品，并嘱咐忌寒凉冰冻食品。苓甘五味姜辛汤出自《金匮要略》，由茯苓、甘草、干姜、细辛、五味子组成，具有温肺化饮之功效。此方证治为脾阳不足，寒从中生，运化失司，则停湿而成饮；或素来肺寒，或由于中阳不足，肺失温煦，导致肺寒，津失敷布，则液聚为饮，导致肺失清肃，宣降失常，而致咳嗽气逆，痰多清稀。若加上温肾化痰止咳的淫羊藿、菟丝子，临床此方可用来治疗顽嗽，或顽痰，痰白经久不愈者，其现代医学适应证可能是气道黏液高分泌（AMH）等。

【名医验案赏析】

温肺散寒治久咳

患者姓名：彭某某　　　性别：女　　　年龄：51岁
初诊日期：2020年11月26日　　　发病节气：小雪
主诉：咳嗽3周。
现病史：咳嗽，干咳，咽喉痒，无发热，无鼻塞，口淡，异味刺激咳，胃纳可，大小便调，舌淡红，苔薄，脉细滑。
既往史：每年均有类似咳嗽病史，过敏性鼻炎。
过敏史：无。
体格检查：咽部充血，双肺呼吸音清。
辅助检查：体检未见异常。

西医诊断：咳嗽查因（变应性咳嗽？）。

中医诊断：咳嗽。

中医辨证：肺寒外感。

治法：温肺散寒、祛风止咳。

【处方】

蜜麻黄 5 g	五味子 10 g	僵蚕 10 g	细辛 6 g
紫菀 15 g	苦杏仁 15 g	龙骨 15 g	菟丝子 15 g
淫羊藿 15 g	甘草 5 g	岗梅 15 g	紫苏叶 5 g
茯苓 15 g	白术 15 g	百部 15 g	

5 剂，内服，水煎服，5 碗水煎至 1 碗半，分两次服用。

肺俞、定喘、肾俞穴穴位贴敷治疗。

二诊（2020 年 12 月 2 日）：咳嗽，干咳，咽喉痒，无发热，无鼻塞，口淡，异味刺激咳，服药后咳嗽极少，昨晚咳嗽反复，无咽痒，胃纳可，大小便调，舌淡红，苔薄，脉弦细滑。药后获效，停药咳嗽反复，由于咳嗽反复，导致情绪抑郁，故见脉弦。因此在上方基础上去紫苏叶、龙骨、紫菀，加合欢皮、郁金、柏子仁疏肝理气、宁心，6 剂。同时行心电图、（肺功能）肺通气加激发试验检查。

三诊（2020 年 12 月 15 日）：服药后咳嗽极少，服药前三天无咳，后仍有咳，傍晚时咳，睡后无咳，咽喉不适，无咽痒，胃纳可，大小便调，舌淡红，苔薄，脉弦细滑。7 月体检 CT 未见异常；肺功能：小气道功能障碍，支气管激发试验阴性。

【处方】

款冬花 10 g	五味子 5 g	苦杏仁 15 g	僵蚕 10 g
淫羊藿 15 g	甘草 5 g	岗梅 15 g	百部 15 g
桂枝 5 g	茯苓 15 g	白术 15 g	紫苏梗 15 g
姜半夏 5 g	厚朴 10 g	海螵蛸 15 g	

5 剂，煎服法同前，嘱加生姜 2 片。

四诊（2020 年 12 月 21 日）：服药后基本无咳嗽，睡后无咳，咽喉不适，无咽痒，有鼻音，胃纳可，大小便调，舌淡红，苔薄，脉弦细滑。经过调整用药后咳嗽基本痊愈，继于上方去苦杏仁，并加辛夷对症治疗，7 剂而愈。

【按】肺为娇脏，不耐寒热，患者病发于小雪，感邪后易于寒化。干咳、咽痒，为风邪侵肺，故首诊以温肺散寒、祛风止咳为法，患者咳嗽外因为风邪，内因为伏寒。《灵枢·邪气脏腑病形第四》云："形寒寒饮则伤肺，以其两寒相感，中外皆伤，故气逆而上行。"肺寒之咳，咳声重浊，遇风遇寒加重，半夜或晨起咳嗽加重，食用温暖之物咳嗽缓解。或有患者感背部寒冷，此为太阳经循行部位，为肺脏之所在。《圣济总录·卷六十五》肺寒汤方主治"肺胃虚寒，咳嗽痰盛，呀呷有声，呕吐停饮，咽喉干痛，上气喘满，面目虚浮，自汗恶风，语声嘶破，背寒中冷，心下悸动，哕逆恶心，全不入食。是半夏加干姜、细辛、五味子、款冬花、紫菀、甘草、桂枝、麻黄、杏仁、生姜、大枣"。笔者在温肺散寒基础上，加以祛风药物，使寒邪得外散，里寒得温，外寒得散，肺气不被其闭，恢复清肃宣发而咳嗽自止。鉴于本例患者有过敏性鼻炎史，予肺功能检查以排除咳嗽变异性哮喘，同时前三诊以孟鲁司特钠夜间口服对症治疗。

（三）寒邪伏肺咳嗽证治

寒邪伏肺之顽咳，临床可见咳嗽反复，稍稍受寒则咳嗽发作，痰白色或无痰，咳嗽可发生在下半夜或气温明显下降时，咳嗽时间久，难以速愈，面色淡白，或有畏寒、四肢冷等，小便多，大便偏烂或烂，舌淡，苔白，脉沉细。

顽咳病因为风寒久伏肺胃，日久不愈，如《张氏医通》言"有经年累月久嗽，服药不瘥，余无他证，此是风寒客邪，久伏肺胃也，与劳嗽不同，三拗汤，佐以千缗汤"，并指出久嗽治疗可以用三拗汤合千缗汤治疗。寒邪内伏必因机体阳气不足或肾气亏虚，如《温热逢源》曰"寒邪之内伏者，必因肾气之虚而入，故其伏也每在少阴"。肾气亏虚是寒邪伏藏的前提条件。因此，寒邪伏肺治疗强调外因之寒邪，更应重视内因之阳气不足对伏邪发病的先决因素。扶助阳气、补肾培元方可正胜邪却，或祛邪外出。发作时方选小青龙汤加淫羊藿、菟丝子、炮附片等，缓解期可予健脾温肾之法，方用四君子汤加淫羊藿、菟丝子等。

【名医验案赏析】

温肺肾，祛伏寒治疗久咳

患者姓名：苏某某　　性别：女　　年龄：28岁

初诊日期：2021年1月7日　　发病节气：冬至

主诉：咳嗽、气促2月余。

现病史：患者感冒后咳嗽，间中咳嗽，背部怕冷，常发于夜间，痰白稀，偶伴喘息，日间觉气促，活动后加重，无发热，间流清涕，有咽痒，无咽痛，口干，胃纳可，大便可，舌边略红，苔薄黄，脉略弦。因目前备孕中，故未行胸片检查。近1个月避孕。曾于外院中医科就诊，当时予复方甘草口服溶液口服，小柴胡汤去生姜、大枣，加桂枝、细辛、木蝴蝶、砂仁等煎服，仍咳嗽，遂前来就诊。

过敏史：无。

体格检查：双肺呼吸音清。

辅助检查：暂无。

西医诊断：咳嗽查因（咳嗽变异性哮喘？）。

中医诊断：咳嗽。

证候诊断：风寒内伏。

治法：温阳祛寒，补益肺肾。

【处方】

蜜麻黄 5 g	五味子 10 g	党参 15 g	款冬花 10 g
辛夷 15 g	菟丝子 15 g	淫羊藿 15 g	陈皮 10 g
干姜 5 g	炙甘草 5 g	龙骨 30 g	桂枝 5 g
岗梅 10 g	布渣叶 10 g	紫苏梗 15 g	

7 剂，内服，4 碗水煎至 1 碗半，分两次服用。

肺俞、肾俞、定喘穴穴位贴敷治疗。

二诊（2021 年 1 月 14 日）：服药后咳嗽明显减少，觉得气上逆，怕冷好转，舌淡红，苔薄黄，脉细滑。服药后获得好效，继予上方加减调治。

【处方】

炙甘草 10 g	干姜 5 g	桂枝 5 g	熟地黄 15 g
紫苏梗 15 g	海螵蛸 15 g	布渣叶 10 g	岗梅 10 g
党参 20 g	款冬花 15 g	淫羊藿 15 g	菟丝子 15 g
辛夷 15 g	山茱萸 15 g	陈皮 10 g	

7 剂，内服，4 碗水煎至 1 碗半，分两次服用。

肺俞、肾俞、定喘穴穴位贴敷治疗。

【按】素体阳气不足，外感风寒，正不胜邪，邪气入里，伏于肺胃，导致肺寒久咳。患者反复咳嗽，为阳虚肺寒、邪气内伏，故接诊后以温肺散寒、补益肺肾为治法。用药后患者咳嗽明显减少，有气上逆之感，此为胃气上逆、肾不纳气之证，责其肺、脾、肾三脏阳气亏虚。故治疗以健脾益气、温补肺肾为法，其中党参 20 g 健脾补肺益气为君，配以《金匮要略》甘草干姜汤辛甘化阳，先复中焦阳气；桂枝温阳化气，而肾阳可温养腑脏，是人体阳气的根本，故以淫羊藿、菟丝子补肾益阳，以助阳气；熟地黄、山茱萸阴中求阳；然患者舌苔薄黄，用药不可大热，故予以布渣叶清热化湿，使方药补而不腻；配以陈皮燥湿理气，使药方补而不滞。

第三节　暑邪致咳

一、暑邪分类

暑邪是出现在夏季的使人致病的热邪。暑邪致病与其特性密切相关，暑为阳邪，其性炎热，暑性升散，易耗气伤津，且暑多挟湿。《素问·举痛论》曰"炅则腠理开，荣卫通，汗大泄，故气泄也"，指出暑邪耗气伤津的特点。暑为夏天的主气，是火热之气所化，如《素问·五运行大论》称"在天为热，在地为火……其气为暑"。夏季感受热邪而发生的病变，称为暑病。《素问·热论》指出"先夏至日者为病温，后夏至日者为病暑"。夏季在烈日或高温环境下工作而感受暑邪者易发生中暑、伤暑、冒暑等。

暑邪可分为暑热和暑湿两类。暑为夏季火热之气所化，其性炎热，故多称之为暑热。暑多夹湿，因为夏季炎热，多雨且潮湿，雨后天晴，湿热之气熏蒸，暑热与湿气相合，形成暑湿。

二、暑咳概念

感受暑邪所致的咳嗽，称为暑咳。《素问·气交变大论》云："岁火太过，炎暑流行，金肺受邪。"此文指出暑邪侵犯肺金。暑咳以《时病论·暑咳》中的论述较为详细："暑咳之为病，独在暑月也。良由暑热下逼，先伤乎上，夫五脏之位，惟肺最高，为诸脏之华盖，暑热袭之，肺经先病者，固无论矣。且暑中有火，肺体属金，火未有不克金者也。"《时病论》指出暑病分类："夫暑邪袭人，有伤暑、冒暑、中暑之分，且有暑风、暑温、暑咳、暑瘵之异。伤暑者，静而得之为伤阴暑，动而得之为伤阳暑。冒暑者，较伤暑为轻，不过邪冒肌表而已。中暑者，即中暍也，忽然卒倒，如中风状。暑风者，须臾昏倒，手足遂抽。暑温者，较阳暑略为轻可。暑咳者，暑热袭肺而咳逆。暑瘵者，暑热劫络而吐血。"暑邪只有外感没有内伤，其侵入人体首先犯肺，《温热论》曰"温邪上受，首先犯肺，逆传心包"。暑热咳嗽是暑邪袭肺，导致肺气失于宣降而咳逆。暑热炽盛犯肺，或有损伤肺络，而骤然咳血，咳嗽气促，而为暑瘵。《三因极一病证方论》曰"伤暑咳者，烦热引饮，口燥，或吐涎沫，声嘶咯血"，指出暑热咳嗽伴有口干、喜饮、心中烦热，或吐涎沫，声音嘶哑，咯血。《症因脉治·卷二》云："伤暑咳嗽之症：身热引饮，内热烦躁，外反恶寒；或身痛口渴，咳嗽身倦，此暑伤肺气之症也。伤暑咳嗽之因：时值夏秋，或气虚身弱，触冒暑湿；或热甚于中，偶感时行，内外夹攻，蒸酿胸胃之间，上熏于肺，则暑湿咳嗽作矣。"此文提出了暑湿咳嗽的临床症状及病因。因此，暑咳可分为暑热咳嗽和暑湿咳嗽。

现代医学的急性上呼吸道感染、支气管炎、肺炎等在暑季发病时可参照中医暑咳的内容进行辨治。

三、暑咳证治

暑咳的治疗在《温病条辨》中分别按暑热咳嗽和暑湿咳嗽进行论治："手太

阴暑温，但咳无痰，咳声清高者，清络饮加甘草、桔梗、甜杏仁、麦冬、知母主之。咳而无痰，不嗽可知，咳声清高，金音清亮，久咳则哑，偏于火而不兼湿也。"此文详述了暑热伤肺咳嗽咳声高亢清亮、久咳声嘶，是暑热不兼湿。"两太阴暑温，咳而且嗽，咳声重浊，痰多，不甚渴，渴不多饮者，小半夏加茯苓汤再加厚朴、杏仁主之。既咳且嗽，痰涎复多，咳声重浊，重浊者，土音也，其兼足太阴湿土可知。不甚渴，渴不多饮，则其中之有水可知，此暑温而兼水饮者也。"此文说明暑湿伤肺脾，暑热兼痰湿，导致咳嗽、咳声重浊、有痰。

（一）暑热咳嗽证治

暑热咳嗽临床症状特点：咳嗽发生在夏季，伴有胸中烦热、胸胁痛、口干喜饮，或有恶寒、体倦等，大小便调，舌红，苔薄黄，脉洪数。临证时如果没有恶寒体倦，仅有暑热伤肺而咳，应选择石膏知母汤，组成为石膏、知母、桔梗、桑白皮、地骨皮、甘草。此方妙在组方立意清暑泻热、宣肺止咳，用石膏、知母清胃清暑，意即夏暑发自阳明；用桑白皮、地骨皮组合以泻肺之热；用桔梗、甘草宣肺止咳。如兼有恶寒，即暑热兼有表寒，但暑热不甚，脾虚、中焦湿阻为甚之证，可选择十味香薷散加减，组成为香薷、人参、陈皮、白术、黄芪、白扁豆、炙甘草、厚朴、木瓜、茯苓，用来消暑气，和脾胃，化湿解表；如若见大汗、体倦等暑热耗气伤津之证，可选王氏清暑益气汤加减治疗，组成为西洋参、石斛、麦冬、黄连、竹叶、荷梗、知母、甘草、粳米、西瓜翠衣。若治以清暑益气、养阴生津，此时应见干咳、咽干、汗多、疲倦乏力等症，咳嗽较甚可加苦杏仁、桔梗等宣肺止咳。如《症因脉治》曰："身热引饮，内热烦躁者，石膏知母汤；身痛口渴，外反恶寒，十味香薷散、泻白益元散；外冒暑邪，内伤积热者，凉膈散；脉虚身热，气虚身乏之人，清暑益气汤。"夏月咳嗽的治疗除宣肺止咳外，亦当注重清暑泄热或清心除烦。如《不居集·卷十五》所推荐方药："夏月喘急而嗽，面赤潮热，其脉洪大者，黄连解毒汤；热躁而咳，栀子汤；咳唾有血，麦门冬汤。俱吞六味丸，壮水之主，以制阳光，而保肺金。"其又曰："火乘肺金，若上焦实热，用凉膈散。中焦实热，用竹叶石膏汤。"《类证治裁·咳嗽》曰："夏季咳，火气炎也。治宜兼凉，沙参、花粉、麦冬、知母、玄参之属。"因而治疗暑咳应该清暑宣肺止咳，同时注意益气等。

【名医验案赏析】

解暑清热，宣肺祛湿治暑咳
姓名：何某某　　性别：女　　年龄：2岁9月
初诊日期：2018年6月22日　　发病节气：夏至
主诉：发热2天。
现病史：1天前开始发热，最高体温39.2 ℃，口服中药后热退，仍有咳嗽，无鼻塞，大小便调，舌红，苔微黄腻，指纹淡红。

既往史：无。

药物过敏史：未发现。

体格检查：咽部充血，双肺呼吸音清。

辅助检查：C-反应蛋白（快速法）：2.0 mg/L。末梢血细胞分析：白细胞 $5.87×10^9/L$；中性粒细胞比率 36.0%↓；淋巴细胞比率 45.8%；单核细胞比率 17.5%↑。

西医诊断：急性上呼吸道感染。

证候诊断：咳嗽（暑热犯肺）。

治法：清暑宣肺止咳。

【处方】

香薷 5 g	青蒿 5 g	石膏 10 g	青天葵 5 g
蝉蜕 5 g	苦杏仁 5 g	板蓝根 10 g	金银花 10 g
罗汉果 3 g	大青叶 5 g	连翘 5 g	布渣叶 10 g
辛夷 6 g	苍耳子 5 g	甘草 6 g	

3 剂，每日一次，冲服。本方原为颗粒剂（剂量为相当中药饮片换算而成）。

建议：忌煎炸之品，随诊；自备美林（布洛芬混悬滴剂）。

二诊（2018 年 7 月 3 日）：服中药后热退，服药后咳嗽少，鼻塞，有鼻涕，汗多，夜睡不宁，胃纳一般，大小便调，舌红，苔微黄腻，指纹淡红。患儿服药 3 剂，咳嗽减少，无发热，暑热已清，肺肝仍有热，暑风余邪未尽，继予疏风清热、宣肺止咳之法。方药如下：

【处方】

防风 5 g	布渣叶 10 g	苍耳子 5 g	辛夷 6 g
罗汉果 3 g	苦杏仁 5 g	鱼腥草 10 g	龙脷叶 10 g
钩藤 5 g	淡竹叶 5 g	紫菀 10 g	麦芽 10 g
龙骨 10 g	甘草 6 g		

4 剂，每日一次，冲服。本方原为颗粒剂（剂量为相当中药饮片换算而成）。

【按】患儿为夏至期间发病。《素问·热论》曰："凡病伤寒而成温者，先夏至日为病温，后夏至日为病暑。"岭南气候炎热，夏至已暑热较甚，暑邪犯肺，肺失宣降则为咳嗽。《三时伏气·外感》曰"夏暑发自阳明"，《幼科要略》载"暑邪必挟湿"，首诊组方基于此意。香薷、青蒿芳香化湿、解暑清热；石膏清肺胃之热；金银花、连翘疏风清热；青天葵、大青叶、板蓝根清热解毒，兼有润肺止咳作用；布渣叶清热祛湿；苦杏仁宣肺止咳；辛夷、苍耳子宣肺通鼻窍；甘草调和诸药。服药 3 剂后患儿无发热，咳嗽极少，家长觉得自行调养可愈。延至数日，患儿复感暑风，而见鼻塞、流涕，遂再复诊，再以疏风清热、宣肺止咳通鼻之法，加上淡竹叶、钩藤清热平肝、清心除烦利尿，如《名医杂著》中所说"治暑之法，清心利小便最好"，同时佐以龙骨镇惊收汗，4剂而愈。

（二）暑湿咳嗽证治

暑湿咳嗽临床症状特点：咳嗽发生在长夏，伴有胸中烦热、烦闷，骨痛身重，口干不喜饮，或有体倦等，大便黏腻，小便调，舌红，苔薄黄，脉濡滑数。如《古今医统大全》所言咳嗽伴随症状："伤暑咳者，节骨烦痛，四肢重着洒淅，此属外因。"治疗宜清暑化湿、宣肺止咳。如《时病论》曰："暑咳之为病，独在暑月也……其脉濡滑而数，两寸有力而强，咳逆乏痰，即有亦少，或身热口渴，或胸闷胁痛，此皆暑热入肺之脉证也，宜用清宣金脏法加滑石、甘草治之。"此文介绍了暑湿伤肺导致咳嗽，治疗推荐清宣肺脏法，合六一散以清暑化湿。笔者临床好用新加香薷饮加味，原方见于《温病条辨》，组成为香薷、金银花、鲜扁豆花、厚朴、连翘。治以祛暑解表、清热化湿，如咳嗽甚加桔梗、苦杏仁、前胡、甘草；如湿热甚合六一散；如暑热与湿热均重则与石膏知母汤合用。

【名医验案赏析】

祛暑热，化湿浊，和脾胃治暑湿咳嗽

姓名：麦某某　　　性别：女　　　年龄：62岁

初诊日期：2019年5月25日　　　发病节气：小满

主诉：反复咳嗽5月。

现病史：5个月前开始咳嗽，2019年4月初曾因发热于外院住院诊治，诊断为"肺部感染，胆囊多发息肉"，治疗后仍咳嗽、痰黄，无鼻塞，无喷嚏，无咽喉痛，自觉发热，最高体温37.4℃，无气喘、反酸、嗳气，大小便调，舌淡红，苔黄腻，脉细滑。

既往史：无。

药物过敏史：未发现。

体格检查：咽部充血，双肺呼吸音稍粗。

辅助检查：C-反应蛋白（快速法）：41.2 mg/L。末梢血细胞分析：中性粒细胞比率71.8%；白细胞 8.37×10^9/L；嗜酸性粒细胞数 0.04×10^9/L。

西医诊断：肺部感染治疗后。

证候诊断：咳嗽（暑湿咳嗽）。

【处方】

香薷 5 g(后下)	青蒿 10 g(后下)	滑石粉 15 g	白扁豆 15 g
党参 20 g	茯苓 15 g	苦杏仁 15 g	岗梅 15 g
白芍 15 g	白术 15 g	桔梗 10 g	僵蚕 5 g

辛夷 15 g　　　　百部 15 g　　　　布渣叶 15 g

4剂，5碗水煎至1碗半，分两次温服。

患者血常规提示有细菌感染，加克拉霉素早晚各一粒抗感染，以及盐酸氨溴索化痰。

二诊（2019年5月30日）：患者服药后无发热，咳嗽明显减少，无痰，无气喘、反酸、嗳气，大小便调，舌淡红，苔薄黄腻，脉细滑。听诊双肺呼吸音仍稍粗。C-反应蛋白（快速法）：2.8 mg/L。末梢血细胞分析：中性粒细胞比率52.6%；白细胞 5.26×10^9/L。继予化湿解暑、健脾益气、宣肺止咳之法。

【处方】

佩兰 10 g	滑石粉 15 g	白扁豆 15 g	党参 15 g
茯苓 15 g	苦杏仁 15 g	岗梅 15 g	白芍 15 g
白术 15 g	桔梗 10 g	僵蚕 5 g	百部 15 g
布渣叶 15 g	紫菀 15 g	五指毛桃 15 g	

4剂，煎服法同上。

【按】本例患者发病虽然不在长夏，在小满时节，但已为"夏三月"。由于岭南地区五月气温已高，气候潮湿闷热，看似湿温，却是暑湿。患者由于肺部感染住院治疗，西药攻伐太过，伤及正气，导致脾气虚，加之暑邪夹湿而犯，形成暑湿兼有气虚之证。近代名医曹炳章曾分析，此为暑湿病邪乘虚而入发病："人在此气交之中，受其炎蒸，元气强者，三焦精气足，或可抗邪。元气虚者，三焦精气不足，无隙可避，可见正气亏虚是本病损其脾胃，乘暑天而作病也。"患者咳嗽、痰黄、低热、苔黄腻，均属暑湿之证。治疗宜清暑热、化湿浊、和脾胃之法。方药以香薷、青蒿、滑石粉、白扁豆、布渣叶解暑清热，利湿化浊；党参、茯苓、白术健脾益气；桔梗、苦杏仁宣肺止咳。以中药治疗为主，加西药抗感染与化痰。服药4天，效如桴鼓，已获良效，且感染已除，遂以原方加减再进4剂而愈。

第四节　湿邪致咳

一、湿邪分类

湿有外湿与内湿之别。外湿是指能使人致病的自然界湿邪。它是长夏的主气，此时气候湿热（热重于湿）。另外，春夏之交气候潮湿，湿中夹热（湿重于热），岭南地方俗称"回南天"。湿与热，两邪相合，湿中蕴热，热中夹湿，湿得热则动，热得湿则滞，湿热胶着，致病缠绵难愈，病程较长，易于反复。如王士雄的《温热经纬·薛生白湿热病篇》曰："夫热为天之气，湿为地之气，热得湿而愈炽，湿得热而愈横。湿热两分，其病轻而缓；湿热两合，其病重而速。""热得湿则郁遏而不宣，故愈炽；湿得热则蒸腾而上熏，故愈横；两邪相合，为病最多。"

湿邪伤人，除与季节有关外，还与生活环境、工作环境有关。如久居湿地、涉水淋雨、水上作业等，皆可成为感受湿邪的条件。如《景岳全书》所云："湿之为病，有出天气者，雨露之属也，多伤人脏气；有出于地气者，泥水之属是也，多伤人皮肉筋脉；有出于饮食者，酒酪是也，多伤人六腑；有由于汗液者，以大汗沾衣，不遑解换之属也，多伤人肤腠；有湿从内生者，以水不化气，阴不化气，阴不从阳而然也，悉有脾肾之亏败。"

外湿入侵，多由肌肤而入，浅则侵犯皮肉、筋骨、关节；深则伤及脏腑。叶天士在《温热论》中曰："吾吴湿邪伤人最广。"湿邪入侵人体后，常随机体素质不同而有寒化、热化之别。素体偏寒的人，则湿从寒化而成寒湿；素体偏热的人，则湿从热化而成湿热。因而湿邪又分为寒湿与湿热两类。《温病条辨·加减木防己汤》亦说"寒湿固有，热湿尤多"。

内湿是指由于脾失健运，其水谷津液运化转输的功能发生障碍，致水液积蓄停滞而成的湿邪。脾失健运多由饮食不节或过食生冷甘肥所致。由于内湿的产生与脾功能失调有密切关系，因此《素问·至真要大论》认为"诸湿肿满，皆属于脾"。《温热论·外感温热篇》亦曰："酒客里湿素盛，外邪入里，里湿为合。在阳旺之躯，胃湿恒多，在阴盛之体，脾湿亦不少，然其化热则一。"《温热经纬·薛生白湿热病篇》曰："太阴内伤，湿饮停聚，客邪再至，内外相引，故病湿热。"此文指出外邪引动内湿而成湿热。

湿邪的性质及致病特点：湿性重浊；湿性黏滞；湿为阴邪，易阻遏阳气。

二、湿咳概念

湿咳是感受湿邪，肺失宣降所致的咳嗽。在《素问·阴阳应象大论》中就有"秋伤于湿，冬生咳嗽"的记载，指出秋季感受湿邪，湿邪停留于体内，由于秋季以燥为主气，故当时没有发病，至冬季天气寒冷，加之湿为阴邪，属寒，同气为患，导致肺失宣降而咳嗽。《古今医统大全》曰："肺以秋适旺，湿虽入之，不能即发。至冬肺衰，然后湿始动也。"从此文可知秋伤于湿，湿邪内伏，至冬体弱或受寒而作，导致咳嗽发作。湿邪致咳起病隐匿，病势缠绵，病程较长，不易速愈。王肯堂的《证治准绳·杂病》曰"咳谓无痰有声，肺气伤而不清也。嗽谓无声而有痰，脾湿动而为痰也。咳嗽是有声有痰，盖因伤于肺气而为咳，动于脾湿，因咳而为嗽也"，指出肺气伤而咳，脾湿动而嗽，这里所说的湿应该为痰湿。

（一）寒湿咳嗽

寒湿咳嗽是外寒挟湿侵犯人体肌表，内入于里伤肺，或饮食寒凉生冷，脾胃阳气受损，影响及肺，脾肺俱属太阴，一主天气，一主地气，脾主运化，阳气不足，运化失司，寒湿内生；寒湿外患，或失于脾阳温煦，肺阳不足，无以祛寒外出，寒湿内阻，肺失宣降可致寒湿咳嗽。

（二）湿热咳嗽

湿热咳嗽是外感湿热之邪，或过食肥甘厚味、辛辣煎炸之品，致使脾胃失运化，湿热内生，或过多服用温补滋腻之品，造成脾运失常，内生湿热，湿热阻于肺，肺失宣降所致。《湿热病篇》记载："湿热证，咳嗽昼夜不安，甚则喘不得眠。"湿热病邪袭人多从口鼻或从皮毛而入，薛生白曰"湿热之邪从表伤者十之一二，由口鼻入者十之八九"。肺气通于鼻，湿热犯肺，导致肺气不利，失宣发和肃降而致咳嗽。

现代医学的上呼吸道感染、上气道咳嗽综合征、支气管扩张合并感染、支气管炎、肺炎、间质性肺炎等可参照中医的湿咳进行辨治。

三、湿咳证治

（一）寒湿咳嗽证治

寒湿咳嗽临床常见症状为咳嗽声重、紧闷，受寒或进食寒凉之品后咳嗽加重，痰易咯出、白稀或黏腻，常伴有胸闷，头身困重，或头痛，四肢酸楚，或伴有鼻塞、流清涕、咽痒、口淡、恶风，或恶寒发热，大便调或烂，舌质淡，苔薄白或白腻，脉濡或濡滑。《三因极一病证方论》有载："伤湿咳者，骨节烦疼，四肢重着，洒洒渐渐，病属外所因。"《古今医鉴》亦载："伤湿咳者，脉细，骨节烦疼，四肢重着，或自汗，小便涩。"《医学入门》所载"湿乘肺，咳嗽声重，骨节烦疼洒渐"则重点指出伤湿咳嗽，咳声重浊。

寒湿咳嗽治以散寒化湿、宣肺止咳之法。《临证指南医案》曰"治湿不用燥热之品，皆以芳香淡渗之药，疏肺气而和膀胱，为良法"，指出治湿宜芳香淡渗，宣肺利小便。正如《医学正传》中指出："治湿不利小便，非其治也。"《张氏医通·咳嗽》曰："感湿嗽者，脉细而缓，身体重著，骨节烦疼，或自汗，或小便不利。麻黄加术汤。"此方在《成方便读》中的解释为："方中用麻黄汤祛风以发表，即以白术除湿而固里，且麻黄汤内有白术，则虽发汗而不至多汗，而术得麻黄并可以行表里之湿，即两味足以治病。况又有桂枝和营达卫，助麻黄以发表；杏仁疏肺降气，导白术以宣中；更加甘草协和表里，使行者行，守者守，并行不悖。"《医门法律·咳嗽门》曰："伤湿之咳，身重脉细痰多，五苓散、白术汤。如喘满浮肿,款气丸。"此处所述症状对应的应是脾虚湿阻致咳,所述白术汤应是《三因极一病证方论·卷十二》方之白术汤,由白术、五味子、茯苓、甘草、半夏组成,全方具有健脾燥湿、化痰止咳之效。叶天士治湿指出:"三焦病,先治上焦,莫如治肺,以肺主一身之气化。"华岫云:"若湿阻上焦者,用开肺气,佐淡渗,通膀胱,是启上闸开支河,导水势下行之理也。"笔者临床治疗此证多用苓桂术甘汤和二陈汤加减,苓桂术甘汤可以温阳化气行水,二陈汤可以燥湿化痰止咳,如咳嗽较剧,加上麻黄、苦杏仁宣肺止咳、利水祛湿,效果就更好。

【名医验案赏析】

温化寒湿,健脾补肺治久咳

姓名:江某某　　性别:女　　年龄:60岁

初诊时间:2019年10月17日　　发病节气:霜降

主诉:咳嗽4月。

现病史:反复咳嗽,服药期间病情好转,停药病情反复,仍有咳嗽,咽喉痒,吹凉风时咳嗽,无流涕,白色痰,作呕,少许反酸、嗳气,怕冷,胃纳可,大小便调,舌淡,苔薄,脉细滑。

既往史:躯体性障碍。

药物过敏史:未发现。

体格检查:咽部充血,双肺呼吸音清、无啰音。

辅助检查:肺功能示小气道功能障碍(配合欠佳,无法完成激发试验);痰嗜酸性粒细胞比例为0%。

西医诊断:咳嗽;咳嗽查因。

中医诊断:咳嗽。

证候诊断:寒湿咳嗽。

【处方】

蜜麻黄5 g	桂枝5 g	苦杏仁15 g	百部15 g
炙甘草5 g	陈皮10 g	紫苏子15 g	防风5 g
茯苓15 g	细辛3 g	党参15 g	淫羊藿10 g
白术15 g	厚朴10 g	海螵蛸15 g	

4剂,5碗水煎至1碗半,分两次服用。

同时以孟鲁司特钠片10 mg/粒,每晚口服1粒;复方甲氧那明胶囊,每次2粒,每日三次,口服,对症治疗。

二诊(2019年10月30日):服药后咳嗽明显减少,怕冷,上腹不适,咽喉不适,胃纳可,大小便调,舌淡,苔薄,脉细滑。服药后咳嗽明显减少,继予上方去防风,加僵蚕5 g,5剂。西药续予孟鲁司特钠对症治疗,并予肺俞、肾俞、定喘、关元穴穴位贴敷治疗。

三诊(2019年11月12日):服药后咳嗽减少,咽喉痒作咳,胃纳可,大小便调,舌淡,苔薄,脉细滑。咳减效好,继予上方去僵蚕,加菟丝子,以增强补肾助阳之功,7剂。

四诊(2019年11月28日):服药后咳嗽极少,咽喉不适,胃纳可,无反酸,汗多,无怕冷,大小便调,舌淡,苔薄,脉细滑。

【处方】

蜜麻黄5 g	五味子10 g	白术15 g	淫羊藿15 g
党参15 g	厚朴10 g	黄芪15 g	海螵蛸15 g
姜半夏5 g	苦杏仁15 g	陈皮10 g	炙甘草5 g
龙骨30 g	紫苏子15 g	火麻仁15 g	

7剂,5碗水煎至1碗半,分两次服用。

【按】患者久咳不愈,其理在于"肺不伤不咳""脾不伤不久咳",患者受凉后咳嗽,咽痒,咳痰色白,乃寒湿阻肺,肺失宣降所致。中医认为,脾失健运易聚湿生痰,肾失气化易水泛为痰,脾胃之痰上壅于肺而为病。寒湿阻于中焦脾胃,导致气机上逆,而见呕吐、嗳气等,首诊以苓桂术甘汤合厚朴、苦杏仁、紫苏子、陈皮温阳化气、降逆化痰止咳,蜜麻黄、细辛温肺散寒,四君子汤健脾益肺,脾气健运,湿不得聚,寒得温则散,故而获得好的效果。四诊方药则以白术汤加味而成,以黄芪、四君子汤健脾补肺,淫羊藿温补肾阳;全方具有温阳健脾燥湿、化痰止咳之功。寒者热之,虚者补之,阴平阳秘,疾病而愈。

(二) 湿热咳嗽证治

湿热咳嗽临床常见症状为咳嗽经久不愈,痰少、色黄白相兼、质黏、不易咳出,或发热,汗出热不退,伴胸闷烦躁,呼吸不畅,口渴不欲饮,骨节酸痛,腹胀,大便黏腻臭秽或便秘,小便黄赤,舌质红,苔黄腻,脉濡滑数。如《症因脉治·卷二》指出"伤湿咳嗽之症,身重身痛,或发热有汗,或面目浮肿,或小便不利,骨节烦疼,气促咳嗽",亦指出"湿热壅肺者,用神术泻肺汤"。苍术、石膏、桑白皮、地骨皮、桔梗、甘草用于清热利湿,宣肺止咳。《温病条辨》载"惟以三仁汤轻开上焦肺气,盖肺主一身之气,气化则湿亦化也",并首创三仁汤方。石寿棠在《医原》中,针对外感湿热证的治疗亦提出:"治法总从轻开肺气为主,肺主气,气化则湿自化,即有兼邪,亦与之俱化……湿热治肺,千古定论也。"又云"肺得清肃之权,自能化湿热于无何有之乡,肺是人之天气,天气下降,浊邪焉有不降之理,或从汗解、或从小便而解"。因而治疗湿热咳嗽,总体思路应为宣上、畅中、利下。宣上是开宣肺气,畅中是调理脾胃,利下是清利小便。宣肺开上之药,多用苦杏仁、桔梗、麻黄之类;畅中意即调理脾胃，复其运化，可用茯苓、豆蔻、白术等；清利小便可用薏苡仁、猪苓、淡竹叶、通草等。笔者认为，麻杏苡甘汤合三仁汤最为好用，如果湿热较重可加岭南清热利湿之布渣叶、鸡蛋花、火炭母等。

【名医验案赏析】

疏风宣肺，清热利湿治咳嗽

患者姓名：朱某　　性别：男　　年龄：59岁

初诊日期：2021年1月25日　　发病节气：大寒

主诉：咳嗽2天。

现病史：2天前开始咳嗽，痰黄，伴有鼻塞，咽喉痒，声嘶，无流涕，无发热，无咽痛，无气喘，大便偏烂，小便调，舌红，苔黄腻，脉滑。

过敏史：无。

体格检查：咽部充血，双肺呼吸音稍粗。

辅助检查：暂缺。

西医诊断：急性上呼吸道感染。

中医诊断：咳嗽。

证候诊断：湿热咳嗽。

治法：清热利湿、宣肺止咳。

【处方】

藿香5 g	滑石粉15 g	佩兰10 g	白扁豆15 g
蝉蜕5 g	鸡蛋花15 g	布渣叶15 g	桔梗10 g
苦杏仁15 g	前胡15 g	僵蚕10 g	辛夷15 g
荆芥5 g	岗梅15 g	甘草5 g	

4剂，4碗水煎至1碗半，分两次服用。

二诊（2021年1月28日）：服药后咳嗽明显减少，无晨咳，有痰、微黄，仍有鼻塞，无反酸，无嗳气，无发热，无咽痛，无气喘，大小便调，舌红，苔薄黄，脉滑。药进四剂良效，咳嗽大减，湿热清除大半，再在上方基础上调整用药，4剂而愈。

【处方】

僵蚕10 g	前胡15 g	辛夷15 g	甘草5 g
岗梅15 g	防风5 g	布渣叶15 g	苦杏仁15 g
桔梗10 g	蝉蜕5 g	茯苓15 g	紫菀15 g
龙脷叶15 g	苍耳子10 g	五指毛桃15 g	

煎服法同上。

【按】 该患者为中年男性，发病于大寒，外感邪气，邪气犯肺，发为咳嗽。

然患者素体湿热，邪气犯表入里化热，故咳嗽、痰黄；兼夹风邪，故咽痒、声嘶；湿热下注肠道，故大便偏烂；舌红、苔黄腻，亦为湿热之佐证。治疗上以清热利湿、理肺止咳为法，予布渣叶、滑石粉、鸡蛋花清利湿热；藿香、佩兰芳香解表化湿；苦杏仁、前胡宣肺降气止咳；桔梗、岗梅清热利咽；僵蚕、蝉蜕祛风利咽开音；荆芥疏散风邪，使邪从表而解；辛夷通鼻窍止渊；甘草调和诸药。服用4剂后患者咳嗽大减，查其舌脉，舌态较前减退，仍有黄痰，顾其湿热欲解，清热祛湿已获效，改用茯苓健脾祛湿，五指毛桃培补脾胃，寓培土生金之意，加强脾脏运化之功，以杜生痰之源。

第五节 燥邪致咳

一、燥邪分类

燥是秋季的主气，与肺相应，在《医学传灯·卷上》中有"一交秋分，燥金司令，所起之风，全是一团燥烈之气，干而不润"的记载。燥有外燥、内燥之分。

（一）外燥

外燥是指能使人生病的自然界燥邪，因多发生于秋季，故又称为"秋燥"。秋燥有凉、温的不同。若秋季久晴无雨，天气风热过盛或初秋高热，燥热相合，易患温燥，如《素问·气交变大论》曰"岁金太过，燥气流行""岁木不及，燥乃大行"，《素问·六元正纪大论》曰"凡此阳明司天之政……三之气，天政布，凉乃行，燥热交合，燥极而泽，民病寒热"。而深秋既凉，燥寒相合，则易感凉燥，凉燥或因"凉极而万物反燥"，如《素问玄机原病式》所说"寒能收敛腠理，闭密无汗而燥"。《医门法律·秋燥论》曰："夫秋不遽燥也，大热之后，继以凉生，凉生而热解，渐至大凉，而燥令乃行焉。"内燥与外燥不同，它是属于机体津血内亏所表现的证候。燥邪具有干燥枯涩之性，致病易伤人津液，导致皮毛焦枯、咽干鼻燥等，如《素问·六元正纪大论》有"燥胜则干"之说，王冰对其注释为"干于外则皮肤皴折；干于内则精血枯涸；干于气及津液则肉干而皮著于骨"。关于燥邪，刘完素亦补充一条："诸燥枯涩，干劲皴揭，皆属于燥。"在临床实际中，燥邪可出现在四季，只要有津液损伤，均可能是燥邪所致，如《医原·百病提纲论》曰"久旱则燥气胜，干热、干冷则燥气亦胜，在春为风燥，在夏为暑燥，在秋为凉燥，在冬为寒燥"。刘完素的《素问玄机原病式·六气为病·热类》载："故经曰：风热火同，阳也；寒燥湿同，阴也。又燥湿小异也，然燥金虽属秋阴，而异于寒湿，故反同其风热也。故火热胜，金衰而风生，则风能胜湿，热能耗液而反燥，阳实阴虚，则风热胜于水湿，而为燥也。"此文中指出风能胜湿、热能耗液均能成燥。

（二）内燥

内燥多由其他邪气转化而来。内燥可因热邪太盛耗伤津液；或因吐利太过损伤津液；或误治误用燥剂伤及津液；或食味辛热，过食醇酒炙肉，助火而损阴津；或五志过极化火伤阴；或劳伤过度，暗耗精血，伤及阴精，使津液亏虚、阴津不足而作。《杂病源流犀烛》将内燥分为风燥、热燥、火燥、气虚燥、血虚燥五大类。由阴津绝对不足而形成的内燥最为常见，其临床表现与五脏相关，尤与肺、胃、肾关系密切。如石寿棠云："故内燥起于肺、胃、肾。胃为重，肾为尤重。"另外，内燥有可能是由于津液相对不足或者化生障碍而形成的。如寒邪外束，肺气郁闭，致肺气失宣，不能通调水道，遂致津液输布失常，如刘完素所指"寒邪能收敛，腠理闭密，无汗而燥"。阳虚内寒，阳气亏虚，不能气化水湿，津液化生不足，形成虽有舌润、苔湿仍觉口干咽干之症；再者阳气不足，虚寒内生，寒凝气滞，津液运行障碍，而使机体津液相对不足，如《医述》所云"冷气凝结，津液不通，如天寒地冻，水结成冰之义"。瘀血内停，血行受阻，津液运行障碍，不能敷布濡润脏器而成内燥，如《金匮要略》所说"患者胸满，唇痿舌青，口燥，但欲漱水不欲咽，无寒热，脉微大来迟，腹不满，其人言我满，为有瘀血"。

二、燥咳概念

燥为秋季主气，肺喜润而恶燥。燥邪容易犯肺而致咳，称为燥咳。喻嘉言曰："燥气先伤于华盖。"《内经》曰："金郁之发……燥气以行……民病咳逆。"《症因脉治·伤燥咳嗽》提出天气燥热，燥邪伤肺导致咳嗽："天行燥烈，燥从火化，肺被燥伤则必咳嗽。"《金匮翼·燥咳》论及肺燥咳嗽症状及治疗："肺燥者，肺虚液少而燥气乘之也。其状咳甚而少涎沫，咽喉干，气哽不利。子和云：燥乘肺者，气壅不利，百节内痛，皮肤干燥，大便秘涩，涕唾稠粘。洁古云：咳而无痰者，宜以辛甘润其肺也。"

叶天士亦说："燥气上受，先干于肺，令人咳嗽。"在《叶天士医案·咳嗽门》中，叶氏在喻氏（喻嘉言）学说基础上，进一步发扬燥咳理论，对燥咳加以温凉辨别：以初秋秋阳以曝，燥气烈为温燥；晚秋北风肃杀，天气凉为凉燥。燥邪损伤肺气，失于宣降而致咳嗽；燥邪耗伤肺之阴津，肺失其润，清肃不利，亦导致咳嗽产生。因此，燥咳之因有内燥和外燥之别，而外燥所致咳嗽分为凉燥咳嗽和温燥咳嗽，两种咳嗽均有外感之症。

（一）外燥咳嗽

1. 凉燥咳嗽

凉燥咳嗽是指感受偏寒的秋燥之邪而导致的咳嗽。《景岳全书》亦有记载："若秋令太过，金气胜而风从之，则肺先受病，此伤风之属也……此燥以阴生，卫气受邪，而伤乎表者也。"此处实际描述的是凉燥伤肺之证。《重订通俗伤寒论·秋燥伤寒》："秋深初凉，西风肃杀，感之者多病风燥，此属燥凉，较严冬风寒为轻。"明末清初医家沈明宗亦提出"燥病属凉，谓之次寒，病与感寒同类"的重要观点。燥气内应于肺，肺气失宣，肃降失司，则生咳嗽。

2. 温燥咳嗽

温燥咳嗽是指感受偏热的秋燥之邪而导致的咳嗽。《重订通俗伤寒论·秋燥伤寒》中指出："久晴无雨，秋阳以曝，感之者多病温燥。"《温病条辨》中曰："盖燥属金而克木，木之子，少阳相火也，火气来复，故现燥热干燥之证。"《医原》亦说"燥从天降，首伤肺金"，指出外感燥邪，首先侵犯上焦肺卫导致肺气失于宣降而咳嗽。

（二）内燥咳嗽

内燥咳嗽是指津液绝对不足或相对不足导致肺的宣降功能失常，从而形成咳嗽。津液绝对不足导致咳嗽，是由于津液不足，肺失其润，宣发和肃降功能异常，导致干咳。津液相对不足导致的咳嗽多于冬季发作，因感风寒加重，寒邪外束，肺气不宣，津液失于布散而致；或因阳虚湿盛，水湿内停，阻于肺脏，肺失宣降而致；或因瘀血内阻，肺络不利而致。

现代医学的上呼吸道感染、肺部手术后咳嗽、支气管扩张症、支气管炎、肺炎、尘肺、肺结核等可参照中医的燥咳进行辨治。

三、燥咳证治

燥咳以咳嗽、干咳、咽干、声音嘶哑、口干、皮肤干燥、大便秘结为主证。如《不居集·卷十五》所述："肺燥咳嗽，金性喜清润，润则生水，以滋脏腑。若本体一燥，则水源渐竭，火无所制，金受火燥，则气自乱而咳嗽，嗽则喉干声哑，烦渴引饮，痰结便闭，肌肤枯燥，形神虚萎，脉必虚数，久则涩数无神。"《医醇賸义·卷二》曰"肺受燥热，发热咳嗽，甚则喘而失血……肺受燥凉，咳而微喘，气郁不下"，指出了温燥咳嗽与凉燥咳嗽之不同。《重订通俗伤寒论》提出治疗两者的原则为"寒燥温润，热燥凉润"。

（一）外燥咳嗽证治

1. 凉燥咳嗽证治

凉燥咳嗽的常见症状为咳嗽，痰少或无痰，发热轻，恶寒重，头痛无汗，口干咽燥，或伴有鼻塞、流涕，舌淡红，苔薄而干，脉浮弦。《景岳全书》曰"若秋令太过，金气胜而风从之，则肺先受病，此伤风之属也。盖风寒外束，气应皮毛，故或为身热无汗，或为咳嗽喘满，或鼻塞声哑，或咽喉干燥，此燥以阴生，卫气受邪，而伤乎表者也。治当以轻扬温散之剂，暖肺去寒为主"，首次提出治疗凉燥应温散，暖肺去寒。《温病条辨》提出"燥伤本脏，头微痛，恶寒，咳嗽稀痰，鼻塞，嗌塞，脉弦，无汗，杏苏散主之"。杏苏散的方药组成为紫苏叶、半夏、茯苓、前胡、苦杏仁、桔梗、枳壳、橘红、甘草、大枣。全方具有轻宣凉燥、辛开温润、宣肺化痰的作用。如恶寒重可加少量荆芥（后下）以散寒；咳嗽甚可加紫菀、款冬花润肺下气、止咳化痰。如寒热已解，肺燥移于大肠，证见胸满腹胀、便秘、咳嗽不爽而多痰，治宜肃肺化痰、润肠通便，方用五仁橘皮汤。临证时也可以适当加疏肝润燥之品，如枸杞子、白芍等。

【名医验案赏析】

疏散风寒，润肺通腑治凉燥咳嗽
（选自《全国名医验案类编·何拯华医案》）

单增康　年三十六岁，业商，住单港。病名：凉燥犯肺。原因：秋深初凉，西风肃杀，适感风燥而发病。证候：初起头痛身热，恶寒无汗，鼻鸣而塞，状类风寒。惟唇燥嗌干，干咳连声，胸满气逆，两胁串疼，皮肤干痛。

诊断：脉右浮涩，左弦紧，舌苔白薄而干，扪之戟手，此《内经》所谓"大凉肃杀，华英改容，胸中不便，嗌塞而咳"是也。

疗法：遵《经》旨以苦温为君，佐以辛甘，香苏葱豉汤去香附，加杏仁、百部、紫菀、前胡、桔梗等，湿润以开通上焦，上焦得通，则凉燥自解。

处方：光杏仁三钱，苏叶梗钱半，新会皮钱半，紫菀三钱，前胡钱半，鲜葱白四枚，淡香豉三钱，炙百部钱半，桔梗一钱，炙甘草六分。

次诊：两剂后，周身津津微汗，寒热已除，胁痛亦减。惟咳嗽不止，痰多气逆，胸前满闷，大便燥结，脉右浮滑，左手弦紧已除，舌苔转为滑白，此肺气之膹郁，虽已开通，而胸腹之伏邪，尚多闭遏也。治以辛滑通润，流利气机，气机一通，大便自解。用五仁橘皮汤加蒌、薤。

次方：甜杏仁（去皮，杵）四钱，柏子仁（杵）三钱，生姜四分，拌捣全瓜蒌五钱，松子仁（去皮，杵）三钱，瓜蒌仁（杵）四钱，干薤白

（捣）二钱，蜜炙橘红一钱。

效果：一剂而便通咳减，再剂而痰少气平，后用清金止嗽膏，日服两瓢，调养数日而瘥。

附：清金止嗽膏方　藕汁、梨汁各四两，姜汁、萝卜汁、白蜜各三两，巴旦杏仁（去皮）、川贝（去心）各二两。瓷瓶内炭火熬膏，不时噙化。

【按】病在深秋，近冬寒气，燥寒相合，发为凉燥。初起恶寒身热，鼻塞，状如风寒，然并见干咳，唇燥咽干，皮肤干痛等燥邪侵犯之证，结合时令当属凉燥伤肺。《素问·阴阳应象大论》曰："燥胜则干。"燥寒相合为患，肺受寒则失于宣发，肺受燥犯则失于清肃，宣发与肃降失调而为干咳。治疗遵《素问·至真要大论》所载"燥淫所胜，平以苦温，佐以酸辛，以苦下之"之法，寒者温之，燥者润之，治宜疏散风寒、润肺止咳之法，用香苏葱豉汤合杏苏散加减治疗。初治寒邪大祛，惟燥不去，遂用五仁橘皮汤加瓜蒌、薤白，方皆辛润滑降，便通咳减。后因凉燥从热化，而用清金止咳膏调治，便尽收其功。

2. 温燥咳嗽证治

温燥咳嗽的常见症状为：干咳无痰，或痰少而黏，咳引胸痛，发热甚于恶寒，头痛少汗，皮肤、鼻咽干燥，心烦口渴，舌边尖红，苔白而干，脉浮数。燥邪初受，邪在上焦之肺，燥邪为患，尚在初秋，暑热余威，仍在为患，则表现为热和燥之特点，如《医门法律·秋燥论》所说："燥金虽为秋令，虽属阴经，然异于寒湿，同于火热。"治疗上遵循叶天士"当用轻药，以清上焦"之法，宜选用辛味药轻疏表邪，再配伍甘寒性润不腻之品润燥生津。吴鞠通认为本气自病之燥证，初起必在肺卫。治疗上其提出辛凉清气法，方用桑杏汤，《温病条辨》曰："秋感燥气，右脉数大，伤手太阴气分者，桑杏汤主之。"桑杏汤组成：桑叶、苦杏仁、北沙参、浙贝母、淡豆豉、栀皮、梨皮。本方证系温燥外袭，肺津受灼之轻证。因秋感温燥之气，伤于肺卫，其病轻浅，故身热不甚；燥气伤肺，耗津灼液，肺失清肃，故口渴、咽干鼻燥、干咳无痰，或痰少而黏。治宜清宣燥热，润肺止咳。治疗温燥伤肺所致的咳嗽重证应选《医门法律》所载清燥救肺汤。清燥救肺汤组成：桑叶、石膏、人参、甘草、胡麻仁（炒研）、阿胶、麦冬（去心）、苦杏仁（去皮尖炒）、枇杷叶（刷去毛，涂蜜炙黄）。

【名医验案赏析】

辛凉甘润，生津存阴治燥咳

（选自《全国名医验案类编·何拯华医案》）

王敬贤　年三十五岁。病名：温燥伤肺。原因：秋深久晴无雨，天气温燥，遂感其气而发病。证候：初起头痛身热，干咳无痰，即咯痰多稀而黏。气逆而喘，咽喉干痛，鼻干唇燥，胸㽲胁疼，心烦口渴。

诊断：脉右浮数，左弦涩，舌苔白薄而干，边尖俱红，此《内经》所谓"燥化于天热反胜之"是也。

疗法：遵《经》旨以辛凉为君，佐以苦甘，清燥救肺汤加减。

处方：冬桑叶三钱，生石膏（冰糖水炒）四钱，原麦冬钱半，瓜蒌仁（杵）四钱，光杏仁二钱，南沙参钱半，生甘草七分，制月石二分，柿霜（分冲）钱半。

先用鲜枇杷叶（去毛、筋）一两，雅梨皮一两，二味煎汤代水。

次诊：连进辛凉甘润，肃清上焦，上焦虽渐清解，然犹口渴神烦，气逆欲呕，脉右浮大搏数者，此燥热由肺而顺传于胃也。治以竹叶石膏汤加减，甘凉清镇以肃降之。

次方：生石膏（杵）六钱，毛西参钱半，生甘草六分，甘蔗浆（冲）两瓢，竹沥夏钱半，原麦冬钱半，鲜竹叶三十片，雅梨汁（冲）两瓢。

先用野菰根二两，鲜茅根（去皮）二两，鲜刮竹茹三钱，煎汤代水。

三诊：烦渴已除，气平呕止。惟大便燥结，腹满似胀，小溲短涩，脉右浮数沉滞，此由气为燥郁，不能布津下输，故二便不调而秘涩，张石顽所谓"燥于下必乘大肠"也。治以增液润肠，五汁饮加减。

三方：鲜生地汁两大瓢，雅梨汁两大瓢，生莱菔汁两大瓢，广郁金（磨汁约二小匙）三支。用净白蜜一两，同四汁重汤炖温，以便通为度。

四诊：一剂而频转矢气，二剂而畅解燥矢，先如羊粪，继则夹有稠痰，气平咳止，胃纳渐增，脉转柔软，舌转淡红微干，用清燥养营汤调理以善其后。

四方：白归身一钱，生白芍三钱，肥知母三钱，蔗浆（冲）两瓢，细生地三钱，生甘草五分，天花粉二钱，蜜枣（擘）两枚。

效果：连投四剂，胃渐纳合，神气复元而愈。

【按】病在初秋，秋阳以曝，燥热相合，发为温燥。患者病发于秋深久晴无雨，天气温燥之际，临床见干咳无痰，气逆而喘，咽喉干痛，鼻干唇燥，心烦口渴等，均为温燥之证。如《素问玄机原病式》中提出"诸涩枯涸，干劲皴揭，皆属于燥"，《重订通俗伤寒论》亦指出燥伤津液的病位及病情演变："秋燥一症，先伤肺津，次伤胃液，终伤肝血肾阴。"肺胃均喜润而恶燥，燥伤津液，以肺胃为中心。治疗应遵《内经》"燥者润之"之法，初诊用清燥润肺之剂清燥救肺汤加减，次以竹叶石膏汤清热养阴生津、和胃降逆等，后用清燥养营汤继续清燥养阴和血，以善其后。

（二）内燥咳嗽证治

内燥咳嗽的常见症状：干咳无痰，或痰少而黏，心烦失眠，肌肤甲错，消渴善饥，皮肤、鼻咽干燥，心烦口渴，大便干结，舌红少苔，脉细数。此为津液不足，或精血亏损，肺失其润，失于清肃，肺气上逆所致咳嗽。《叶选医衡》对燥热伤津伤阴致久咳的病机进行了精辟的论述："自内而生者，伤于阴也，阴虚于下，则阳浮于上，水涸金枯，则肺苦于燥，肺燥则痒，痒则咳不能已。"由于肾主液，胃为津液的源泉，故内燥常波及肾与胃，而肝肾同源，内燥又与肝有关。《金匮翼·燥咳》提出疏肝养肝润燥治干咳，不治肺而治肝之法："又有一种肝燥碍肺者，其症咳而无痰，胁痛潮热，女子则月事不来，此不当治肺而当治肝。盖本非肺病，肝血燥，则肝气强而上触肺脏也，滋之调之，血液通行，干咳自愈。"肺为水之上源，胃为津液之源泉，因而内燥又多为肺胃燥病引起。治疗应遵循《黄帝内经》"燥者润之""燥者濡之"之法。此证治法：益胃生津，降逆下气止咳。《金匮要略》麦门冬汤的组成为麦冬、半夏、人参、粳米、大枣、甘草。方中重用麦冬滋养肺胃、清降虚火；人参益气生津；半夏降逆化痰；甘草、大枣、粳米益胃气、生津液，以益生化之源。诸药合用，共奏养阴润燥、降逆利咽之功，则咳喘自愈。

【名医验案赏析】

养血滋阴，养肝润燥治疗燥咳
（选自《临证指南医案·吐血》）

龚　咳嗽继以失血。经言：三焦皆伤，喉痛失音。乃阴液无以上承，厥阳燔燎不已。病深难于奏功，凭理而论，镇胃制肝，乃和阳息风之义。淮小麦、南枣、阿胶、茯苓、北沙参、天冬。

【按】此病例应该是失血后出现咳嗽，出血导致阴液丢失，出现阴液亏虚，阴虚不能制阳，导致肝阳亢逆犯肺，肺失肃降而咳嗽。叶天士认为治疗应该镇胃制肝，和阳息风。笔者认为此型应以养血为主，血旺阴液充，阴液对机体有滋润作用，肺喜润而恶燥；另外，肝体阴而用阳，肝血旺，肝阴得以滋养，肝阳得以潜，则不至于阳亢横逆犯肺，肺宣发与肃降正常而不咳嗽。方中阿胶、南枣（青枣）补血滋阴，润燥止咳；沙参、天冬养阴润肺止咳；茯苓健脾；淮小麦益气养阴。全方共奏养血滋阴、润燥止咳之功。《医学真传》言："又有先吐血，后咳嗽者。吐血则足厥阴肝脏内伤，而手厥阴心包亦虚，致心包之火上克肺金……此为虚劳咳嗽，先伤其血，后伤其气，阴阳并竭，血气皆亏，服滋阴之药则相宜，服温补之药则不宜，如是之咳，百无一生。此咳之属于心包也。"淮小麦用于此方中，应是用于养心包之阴。

津液相对不足导致的咳嗽多于冬季发作，感风寒加重，症见口干咽干、或兼有腰膝冷痛、大便稀烂、小便清长、舌淡、苔白、脉濡滑。此证病机为阳气不足，水湿不能蒸腾气化，津液化生不足；或脾失运化，水湿内停，气机受阻，津液输布失常，无以濡润，治宜健运脾胃，温阳化气行水。寒得温则散，湿得温则化，寒者温之，湿者燥之，方可选用苓甘五味姜辛汤或苓桂术甘汤。苓甘五味姜辛汤出自《金匮要略》，具有温肺化饮之功，原方本用来治疗寒饮内停之咳嗽，痰多色白清稀，喜唾涎沫，胸满喘逆，舌淡苔白滑，脉沉迟证。本方所治之证是由脾阳不足，运化无力，湿聚成饮，上阻于肺所致，肺失宣发肃降，肺失布津，而成咳嗽、痰多、反见口干之症。方中干姜既温肺散寒以化饮，又温运脾阳以化湿；细辛温肺散寒化饮；茯苓健脾渗湿，既导水湿之邪从小便而去，又健运脾胃以杜绝生痰之源；五味子敛肺止咳，与干姜、细辛相伍，一温一散一敛，使散不伤正，收不恋邪，且能调节肺司开合之职，标本兼顾，正合本病病机所在。若口淡、疲倦乏力，可配以四君子汤加强健脾益气之力；冲气上逆，可加桂枝、苦杏仁、厚朴温中降逆止咳。

第六节　热邪致咳

一、热邪分类

热为夏季主气，热邪引起的疾病称为温热病。热病不局限于夏季发生，其他季节均可发生。热与火性质相似，但程度不同，热为火之渐，火为热之极，热极可以化火，故有"热甚便是火"的说法。热邪多指六淫之外邪，如风热、湿热、燥热之类。火多由内生，火证的产生，可由风、寒、暑、湿、燥入里化热化火而成，此即所谓"五气化火"；亦可由情志因素，脏腑功能失调形成，即所谓"五志化火"。火有实火和虚火之分。张元素在《脏腑标本寒热虚实用药式》中曰："泻实火则用苦寒，泻虚火则用甘寒。"这是首次提出实火与虚火的概念，但未对其进行解释。徐大椿在《医贯砭》中将火分为两类，并对何为实火、何为虚火做了具体说明。其曰："人身水火，有虚实二种。实火者，外来之邪火，与脏腑偏盛之火也；虚火者，阴气衰少，而火觉有余也。"

二、热咳概念

热邪伤肺，肺失宣降而致咳嗽，或热盛耗伤津液，肺失其润而为咳嗽者称为热咳。热为阳邪，其性炎上。《素问·至真要大论》对热咳的描述为："诸逆冲上，皆属于火。"其性升腾上炎，易袭阳位，如《温热论》曰"温邪上受，首先犯肺"。热易伤津耗气，热为阳邪，阳胜则阴病，容易伤津，一是迫津液外泄，二是热邪消灼煎熬津液，导致津液耗伤。《史载之方》曰："心火独盛，少阴少阳之胜，身热，小府赤，大府秘，头痛，口干，舌粗，骨疼。"津液耗伤，阴液不足，肺失其润而致干咳。《医方集解》亦载有："肺主气，火热伤肺，故气短；金为火制，不能生水，故口渴；气少，故倦怠；肺主皮毛，虚，故汗出；虚火乘肺，故咳。"热邪犯肺，耗气伤津，导致口渴、气短，津液不足，无以化生阴津，虚火内生，伤及于肺，而致咳嗽，因实致虚；热邪犯肺，肺失宣发而咳嗽。《儒门事亲》载有："火乘肺者，咳喘上壅，涕唾出血，甚者七窍血溢，非火咳之云乎？"火热之邪伤肺，肺失宣降，则咳；火热之邪伤及肺络，则咳血，甚至七窍出血，这就是火咳（热咳）。火热伤肺咳血与暑热伤肺之暑瘵病机相同。

热邪与风邪相兼为患称为风热之邪，外感风热之邪犯肺，肺失清肃、宣降之功导致咳嗽。风热之邪，由皮毛而入侵犯于肺，如《诸病源候论》描述："风热病者，风热之气，先从皮毛入肺也。肺为五脏上盖，候身之皮毛，若肌腠虚，则风热之气，先伤皮毛，乃入肺也。"《症因脉治》云"伤风咳嗽之因，肺家伏热，外冒风邪，束于肌表，肺热不得发泄，则肺风痰嗽之症作矣"，指出风热相兼，导致肺失宣发咳嗽发作。热邪犯肺，非其时而有其气（热邪）亦能导致咳嗽，如《症因脉治·卷二》曰"伤热咳嗽之因，湿热行令，热伤肺气，或时令应寒而反温，应凉而反热，皆能令人咳嗽也"。

现代医学的上呼吸道感染、支气管扩张症伴感染、支气管炎、肺炎、肺脓肿等可参照中医的热咳进行辨治。

三、热咳证治

外感热咳通常是指风热咳嗽、湿热咳嗽、燥热咳嗽，后两者在本书第一章已有论述，内伤热咳将在本书第六章进行论述，本节主要介绍风热咳嗽证治。

风热咳嗽临床常见症状：咳嗽，恶寒轻、发热重，汗出，咳吐黄痰，伴有咽痛，鼻塞，流黄涕，大小便调，舌淡红，苔薄黄，脉浮数。《素问·刺热》最早记载了风热犯肺症状："肺热病者，先浙然厥，起毫毛，恶风寒，舌上黄，身热。热争，则喘咳，痛走胸膺背，不得大息，头痛不堪，汗出而寒。"《金匮要略·肺痿肺痈咳嗽上气病脉证治》详细描述了风热犯肺引起肺痈的病因病机及症状特点："风伤皮毛，热伤血脉，风舍于肺，其人则咳，口干喘满，咽燥不渴，多唾浊沫，时时振寒。热之所过，血为之凝滞，蓄结痈脓，吐如米粥。"《时病论》记载："春应温而过热，是为非时之气，所感之风，风中必夹热气，故名风热病耳……其初起寒微热甚，头痛而昏。或汗多，或咳嗽，或目赤，或涕黄，舌起黄苔，脉来浮数。"其描述的风热犯肺症状和现今的基本相同，并提出治疗"当用辛凉解表法为先"。因此，风热咳嗽的治法应为疏风清热，宣肺止咳。病在上焦，用药宜轻，如《温病条辨》曰"治上焦如羽，非轻不举""太阴风温，但咳，身不甚热，微渴者，辛凉轻剂桑菊饮主之"。桑菊饮组成：桑叶、菊花、苦杏仁、连翘、薄荷、桔梗、芦根、甘草。本方是主治风热咳嗽轻证的常用方剂。如果是风热咳嗽重证，笔者常用鱼腥草、金银花、连翘、板蓝根、桔梗、苦杏仁、紫菀、前胡、荆芥（后下）、薄荷（后下）、甘草组方治疗；如果鼻塞、流涕多，加辛夷花、苍耳子宣通鼻窍；如果发热较甚，加麻黄、石膏（先煎）、青天葵；如果黄痰多，加浙贝母。

【名医验案赏析】

疏风清热，宣肺治外感咳嗽

患者姓名：谢某某　　性别：女　　年龄：3岁

就诊日期：2020年8月17日（复诊）　　发病节气：立秋

主诉：咳嗽、发热4天。

现病史：4天前无明显诱因出现发热，最高体温38.3 ℃，伴咳嗽，咳嗽剧烈伴呕吐1次，有痰，流涕，咽痛，无皮疹，无腹泻，精神可，胃纳可，大小便正常。曾于本院发热门诊就诊，现无发热，仍有咳嗽，有痰、黄白相兼，胃纳可，流涕、白色，大小便调，舌红，苔薄，脉浮细滑。

过敏史：无。

体格检查：体重16 kg，神志清，咽充血（+），呼吸平顺，双肺未闻及啰音。

辅助检查：2020年8月13日新型冠状病毒RNA检测为阴性。

西医诊断：急性上呼吸道感染。

中医诊断：咳嗽。

证候诊断：风热咳嗽。

治法：疏风清热，宣肺止咳。

【处方】

金银花10 g	连翘5 g	甘草片5 g	桔梗5 g
板蓝根10 g	苦杏仁5 g	辛夷10 g	苍耳子5 g
僵蚕5 g	防风5 g	浙贝母5 g	鱼腥草10 g

五指毛桃 10 g　　木蝴蝶 5 g　　　麦芽 10 g

　　4 剂，3 碗水煎至 1 碗，分两次温服。

【按】小儿咳嗽有外感和内伤之别。肺为娇脏，不耐寒热，不耐燥湿，小儿肺脏尤甚。感受外邪，小儿为纯阳之体，阳常有余，常为热病。本例经治疗后虽无发热，但仍有咳嗽，黄白痰，为风热之邪伤肺，肺失清肃，肺气上逆。治疗以疏风清热、宣肺止咳为法，以银翘散为主方加减。方中连翘、金银花疏风清热；桔梗宣肺利咽祛痰；板蓝根、木蝴蝶凉血解毒，清利咽喉；苦杏仁祛痰止咳；辛夷、苍耳子通鼻窍；僵蚕、防风同用祛风解表化痰；鱼腥草清热解毒；浙贝母清热化痰；五指毛桃健脾益气。全方轻清宣上，通窍宣肺止咳，扶正祛邪。

第二章　痰邪致咳

咳嗽，既有声又有痰；咳一般指有声无痰，嗽通常指有痰无声。由此看来，咳嗽与痰密切相关。痰在肺病的发生、变化中具有重要作用，有时可能是关键因素，如支气管扩张症的痰，因此认识以及辨治痰在咳嗽治疗中具有重要意义。

第一节　痰邪概念

痰是脏腑病理变化的产物，也是引起多种疾病的因素。故有"百病皆由痰作祟"之说，亦有"百病皆生于痰"的说法。早在《诸病源候论》中，就已揭示了"痰生诸病，其候非一"的病变特点。《杂病源流犀烛》记载痰在体内分布广泛，"上至巅顶，下至涌泉，随气升降，周身内外皆到，五脏六腑俱有"。

痰是人体津液不能输布，停积凝聚而成的。《景岳全书·痰饮》称："痰即人之津液，无非水谷之所化。此痰亦既化之物，而非不化之属也。但化得其正，则形体强，营卫充；而痰涎本血气，若化失其正，则脏腑病，津液败，而血气即成痰涎。"痰的产生主要关系到肺、脾、肾三脏，这是因为人体津液的代谢主要依赖这三脏来完成。如《素问·经脉别论》曰："饮入于胃，游溢精气，上输于脾，脾气散精，上归于肺，通调水道，下输膀胱，水精四布，五经并行。"《景岳全书·杂证谟·痰饮》亦指出："盖痰涎之化，本由水谷，使果脾强胃健，如少壮者流，则随食随化，皆成血气，焉得留而为痰。惟其不能尽化，而十留其一二，则一二为痰矣；十留三四，则三四为痰矣；甚至留其七八，则但见血气日削，而痰证日多矣。"痰也与三焦功能失调有关，如《圣济总录·痰饮》说"三焦调适，气脉平匀，则能宣通水液，行入于经，化而为血，灌溉周身。三焦气涩，脉道闭塞，则水饮停滞，不得宣行，聚成痰饮"。肺、脾、肾三脏功能失调，再加上寒热、情志等原因，影响了津液的正常输布和运行，使其聚而生湿，变而为痰。如《三因方》所说："内有七情阻乱，脏气不行，郁而生痰；外有六淫侵骨，玄府不通，当汗不汗，蓄而为饮；或饮食过伤，嗜饮无度，运动失宜，津液不行，厚为痰饮。"例如，风寒袭肺，肺气不宣，津液不布，凝聚成痰；脾不运化，水湿凝聚，也能生痰，故前人有"脾为生痰之源，肺为贮痰之器"的说法。此外，肾阴不足，内热灼津，或肾阳不足，不能蒸化水津，皆可形成痰。其他如久嗜烟酒厚味等，也能生湿成痰。脏腑功能失调，产生痰浊，有"五脏皆可生痰"之说，但关键在脾肾。如《景岳全书·杂证谟》云："五脏之病，虽俱能生痰，然无不由乎脾肾。盖脾主湿，湿动则为痰；肾主水，水泛亦为痰。故痰之化无不在脾，而痰之本无不在肾。所以凡是痰证，非此则彼，必与上脏有涉。"在痰的生成机理方面，张景岳在《景岳全书》中指出"夫痰即水也，其本在肾，其标在脾。在肾者，以水不归原，水泛为痰也；在脾者，以食饮不化，土不制水也"，阐述了"肾为生痰之根"，且痰的生成与脾密切相关。脾处中焦，主司转输，为津液代谢之枢纽，"脾主湿，湿动则为痰"，故而"脾为生痰之源"。

痰可分狭义和广义两种。狭义的痰，仅指咳嗽咳出来的痰；广义的痰既包括咳出来的痰，又包括引起某些特殊症状的病因。由于痰所在的部位不同，临床表现亦不一样，如痰浊阻肺，则见咳喘痰多、喉中痰鸣；痰浊蒙心，则见神昏、心悸、精神错乱等。痰、饮性质相似，质地不同，稠者为痰，稀者为饮，合称痰饮。

痰邪致病性质及特点：痰为阴邪，易阻气机，痰由水液或津液代谢异常而来，本属阴邪；痰为有形之邪，容易阻遏气机运行，导致气滞；容易导致血行受阻，出现气滞血瘀；痰性黏滞，易于留伏遏阻，导致病势缠绵，不易速去，病程较长；痰致病广泛，变化多端，可随着气机升降，内至脏腑，外至肌肤筋骨皮肉，无处不到。如《丹溪心法》曰："痰之为物，随气升降，无处不到。"

痰邪按形质可分为有形之痰和无形之痰；按性质可分为寒痰、热痰、燥痰、湿痰、风痰，以及伏痰等。

第二节　肺、痰与咳嗽

一、肺与痰

痰的生成与肺密切相关，肺位居上焦，正常情况下，其宣发肃降、通调水道功能正常，《血证论·肿胀》说"肺为水之上源，肺气行则水行"。风寒之邪袭肺，肺失宣发与肃降，津液输布失常，聚而为痰；热邪犯肺，炼液为痰；燥伤肺津，肺失清肃，津凝为痰；肺气郁闭，气滞湿停，聚而为痰，气滞血瘀，津液运行障碍，聚而成痰，如《诸病源候论》云"诸痰者，此由血脉壅塞，饮水积聚而不消散，故成痰也"；肺阳不足，通调水道失常，水聚成痰；悲伤肺气，肺失宣降，水津不布，停聚为痰。肺之宣降和通调水道功能异常，势必影响水液的运行和排泄，导致痰的产生；再者有形之痰大都来自肺，故中医有"肺为贮痰之器"之说。《素问·评热病论》对此早有记载："劳风法在肺下，其为病也，使人强上冥视，唾出若涕，恶风面振寒……咳出青黄涕，其状如脓，大如弹丸，从口中若鼻中出。"

二、痰与咳嗽

痰是导致咳嗽的原因之一，也是咳嗽辨治的重要之处。肺系之中的有形之痰可以咳出，无形之痰则导致气机受阻，从而导致肺气宣发与肃降失调，或通调水道失调，或布津异常，或血行障碍成瘀，形成痰瘀互结；痰邪易于潜伏体内，形成伏痰，从而导致顽咳不止。痰无处不到，但易聚于肺，留于肺，导致咳嗽。如《类证治裁·痰饮》中所说："痰随气升降，遍身皆到，在肺为咳。"痰阻气机，肺气不利而为咳，如《脉因证治·逆痰嗽》中云"痰者，碍清气升降，滞气而不行，遂成诸咳嗽之证"。痰的形成与气逆有关，水饮随气而升犯肺，导致咳嗽，如《血证论》曰"气既逆上，则水液不能随气下布，凝结为痰。在下之水邪，又得随气而升泛为水饮，皆致咳嗽"。痰湿停聚于肺，导致肺失宣降而为咳，如《素问病机气宜保命集·咳嗽论》载"唯湿病痰饮入胃，留之而不行，止入于肺，则为咳嗽"。《四圣心源·咳嗽根源》中写道"胃土上逆，肺无降路，雾气湮塞，故痰涎淫生，呼吸壅碍，则咳嗽发作"，指出痰涎阻碍呼吸，导致咳嗽发作。吴鞠通在《医医病书》中曰"古人有因痰致咳、因咳致痰之辨，二语细确，不可不知"，指出咳与痰相互影响，相互为患。痰饮是咳嗽主要原因，支饮入肺，肺气不利，导致久咳不已，如《医门法律·咳嗽续论》所说"盖以咳嗽必因之痰饮，而五饮之中，独膈上支饮，最为咳嗽根底，外邪入而合之固嗽；即无外邪，而支饮溃入肺中，自足令人咳嗽不已"。

痰致咳嗽临床多见于支气管扩张伴感染、肺部感染、支气管炎、肺脓肿等疾病。

第三节　寒痰咳嗽

一、寒痰概念

痰为阴邪，本性属寒。寒痰多由外感风寒，肺气被郁，通调水道失常，湿聚成痰，如《景岳全书》所说"风寒之痰，以邪自皮毛，内袭于肺，肺气不清，乃至生痰，是即伤寒之类"；饮食寒凉冰冻，寒伤脾胃之阳，无以运化水湿，聚而成痰；肾阳不足，肺失温煦，水泛为痰。寒痰质地清稀，色白量多。

寒痰多见于体弱阳虚之人，阴寒内盛，水湿失于温化，聚而成痰。老年体弱、阳气不足者比较常见寒痰，素有阳虚或再受寒邪侵犯，如在冬季，内外合邪，因而寒痰多在冬季出现或加重，或者饮食冰冻寒凉后出现。夜晚较白天多见，北方较南方多见。

二、寒痰咳嗽证治

寒痰咳嗽主要临床表现：咳嗽，痰色白而清稀，胸闷咳喘，形寒肢冷，口淡不渴，大便烂，小便频多，舌质淡，苔白滑，脉沉滑。寒痰咳嗽是由于寒痰阻肺而形成，是寒与痰互结，阻于肺气，导致肺失宣发与肃降而成咳嗽。《医门法律·咳嗽续论》载："盖以咳嗽必因之痰饮，而五饮之中，独膈上支饮，最为咳嗽根底。"这里的支饮实际就是寒饮（寒痰）内停，上干于肺，而致咳嗽反复发作，缠绵难愈。《金匮要略·痰饮咳嗽病脉证并治第十二》曰"久咳数岁……其人本有支饮在胸中故也，治属饮家"，指出久咳不愈，应为支饮在胸中，阻碍气机，肺失宣降而成。痰饮二字，稠者为痰，稀者为饮，形质类似。寒痰咳嗽多见于慢性支气管炎、咳嗽变异性哮喘等疾病。寒痰咳嗽治疗遵循《金匮要略》之"病痰饮者，当以温药和之"原则，寒得温则散，痰得温则化，辅以健脾、温肾等治疗，如《医学入门》曰："痰源于肾，动于脾，客于肺，水火升降，脾胃调和，痰从何生。"张景岳在《景岳全书》中提出："治痰者，必当温脾强肾，以治痰之本，使根本渐充，则痰将不治而自去矣。"如果是外寒引动痰作咳，出现恶寒、咳嗽、痰稀白量多、口淡不渴，治宜温化寒痰、宣肺止咳，可选用《伤寒论》小青龙汤加减治疗；如果是中阳受损，寒痰作咳，且以咳嗽日久、痰白清稀、背中冷为特征，治宜温肺散寒、化痰止咳，可选用苓甘五味姜辛汤合二陈汤加减治疗；如果是素体肾阳不足，冷痰上泛，阻于肺气致咳，见咳嗽、畏寒肢冷、小便清长、腰膝冷痛，治宜温肾化痰、宣肺止咳，可选用金匮肾气丸合二陈汤加淫羊藿、菟丝子等。

【名医验案赏析】

温肺祛寒，化痰治寒痰咳嗽

姓名：邝某某　　性别：女　　年龄：48 岁

初诊时间：2021 年 6 月 15 日　　发病节气：立夏

主诉：咳嗽 2 周。

现病史：咳嗽较多，每晚洗澡后咳嗽加重，痰白色，稀痰，无鼻塞，无流涕，无腹痛，无反酸，无嗳气，大小便调，舌淡红，苔薄黄，脉弦细滑。

既往史：2019 年乳腺癌手术史、慢性鼻窦炎病史。

药物过敏史：未发现。

体格检查：咽部充血，双肺呼吸音稍粗。

辅助检查：2021 年 5 月 31 日外院 CT 检查示双侧胸腔少量积液。

西医诊断：咳嗽查因。

证候诊断：寒痰咳嗽。

治法：温中化痰，强脾温肾。

【处方】

蜜麻黄 5 g	五味子 5 g	僵蚕 10 g	细辛 3 g
紫菀 15 g	辛夷 15 g	淫羊藿 10 g	苦杏仁 15 g
甘草 5 g	茯苓 15 g	干姜 5 g	姜半夏 5 g
陈皮 10 g	厚朴 10 g	岗梅 15 g	

5 剂，5 碗水煎至 1 碗半，分两次服用。

二诊（2021 年 6 月 21 日）：服药后咳嗽明显减少，白色痰明显减少，大便偏烂，小便调，无胸闷、胸痛、心悸等，胃纳可，舌淡红，苔薄黄，脉细滑。由于患者 5 月复查时发现心肌酶异常，复查后肌酸磷酸激酶（CK）仍高，予参松养心胶囊益气养阴、活血通络、清心安神，并建议心内科就诊。

【处方】

姜半夏 5 g	陈皮 10 g	干姜 5 g	茯苓 15 g
五味子 5 g	细辛 3 g	炙甘草 10 g	苦杏仁 15 g
岗梅 15 g	厚朴 10 g	淫羊藿 15 g	紫菀 15 g
紫苏子 15 g	党参 15 g	芡实 20 g	

5 剂，5 碗水煎至 1 碗半，分两次服用。

【按】 患者咳嗽，时值夏日，难免进食寒凉，寒凉伤及脾阳，继则损及肺阳，脾失健运，运化失司，湿聚成痰；肺阳不足，津失输布，津聚成痰，寒痰阻肺而成咳嗽。夜间洗澡后咳嗽加重、痰白而稀、舌淡、大便偏烂，均为阳气不足、寒痰内阻之证。治疗宜温中化痰止咳之法。方选《金匮要略》温化寒痰方剂苓甘五味姜辛汤合二陈汤加减治疗：干姜温肺散寒以化饮、温运脾阳以祛湿，细辛温肺化饮，茯苓健脾化湿，五味子敛肺止咳，与细辛配伍辛散酸收，炙甘草调和药物；二陈汤之类理气化痰，厚朴降逆燥湿，蜜麻黄、苦杏仁、紫菀止咳平喘，淫羊藿温肾助阳、化痰止咳，岗梅利咽防辛温之过。寒得温则散，痰得温则化，故而获得良效。二诊时由于咳嗽极少故去蜜麻黄、辛夷、僵蚕，加党参、紫苏子、芡实健脾温中。全方具有温阳化痰、补肺强脾温肾之功。寒者热之，虚者补之，阴平阳秘，病却而愈。

第四节 热痰咳嗽

一、热痰概念

痰为阴邪，何来之热？盖因热邪煎熬津液而生痰，或痰郁化热，热与痰相搏结而成热痰。《诸病源候论·痰饮诸病候》曰："热痰者，谓饮水浆，结积所生也。言阴阳否隔，上焦生热，热气与痰水相搏，聚而不散，故令身体虚热，逆害饮食，头面噏噏而热，故云热痰也。"热痰也称火痰，如《杂病源流犀烛·痰饮源流》载："热痰，即火痰也。"热痰亦可由饮食辛辣煎炸生成，如《泰定养生主论》曰"热痰者，因食辛辣烧炙煎煿，重裀厚褥，及天时郁勃而然也"。痰郁日久不散，便可化热，形成痰热互结为患。

二、热痰咳嗽证治

热痰咳嗽（痰热咳嗽）主要临床表现为咳嗽，痰多色黄，或胸闷气促，或兼有发热，口干，大便硬，小便调，舌红，苔黄腻，脉弦滑或滑数。痰热咳嗽是由于痰热阻于肺，肺失清肃而成。《圣济总录》曰"热痰者，由气道壅塞，津液不通，热气与痰水相搏，聚而不散也，若咽喉干燥，或塞或壅，头目昏重，咳唾稠浊，面目热赤，是其证也"，描述了痰热引起咳嗽、头重痛、面红目赤等症状，治疗上用化涎散方，其药物组成为凝水石，铅白霜、马牙硝、雄黄（各等分，研），白矾（熬令汁枯）、甘草（与白矾各等分）。《法治汇》曰："痰为火所逆上者，先泻火，然亦看缓急治，或先降火，或先理气。"痰热咳嗽治宜清热化痰、宣肺止咳，方选《杂病广要》引《医学统旨》之清金化痰方，其药物组成为黄芩、栀子、知母、桑白皮、瓜蒌子、浙贝母、麦冬、橘红、茯苓、桔梗、甘草。《类证治裁》载有"火痰清之，清气化痰丸"。清气化痰丸源于《医方考》，具有清热化痰、下气止咳的作用，药物组成为陈皮、苦杏仁、枳实、黄芩、瓜蒌子、茯苓、胆南星、法半夏。出自《备急千金要方》的苇茎汤亦为好用之方，由苇茎、桃仁、薏苡仁、冬瓜仁组成，具有清热化痰、逐瘀排脓的作用。《本经逢原》谓该方"专于利窍，善治肺痈，吐脓血臭痰"。笔者认为可在苇茎汤基础上加味以达清热化痰、宣肺止咳之效，痰热甚加鱼腥草、浙贝母、天竺黄等；热盛加金银花、连翘；咳嗽严重加麻黄、石膏、苦杏仁、桔梗；胸闷喘促加葶苈子、苦杏仁、瓜蒌皮等泻肺宽胸之品。

【名医验案赏析】

清贮痰之器，杜生痰之源治痰咳

患者姓名：李某某　　性别：女　　年龄：57 岁

就诊日期：2020 年 12 月 28 日（复诊）　　发病节气：霜降

主诉：反复咳嗽数年。

现病史：反复咳嗽，少许气促，曾诊断为"支气管扩张合并感染"，午间有黄痰，予西医治疗后饭后有黄绿痰，仍有咳嗽，无鼻塞，无咯血，无咽痛，胃纳可，无烦躁，大小便调，舌红，苔薄黄腻，脉滑。

过敏史：无。

体格检查：咽部充血，双肺呼吸音粗，左肺可闻及少许痰鸣音。

辅助检查：2018 年 11 月 29 日胸部 CT 平扫示右中肺、左上肺舌段支气管扩张合并两肺多发感染（部分细支气管炎），右中肺不张实变，感染灶较前增多；拟诊肝右叶多发小囊肿。

西医诊断：支气管扩张伴感染。

中医诊断：咳嗽。

证候诊断：痰热蕴肺。

治法：清热化痰。

【处方】

苦杏仁 15 g	桔梗 10 g	布渣叶 15 g	前胡 15 g
壁虎 5 g	桑白皮 15 g	紫菀 15 g	甘草 5 g
苇根 15 g	党参 20 g	茯苓 15 g	黄芩 15 g
葶苈子 15 g	枇杷叶 15 g	白术 15 g	五指毛桃 15 g

7 剂，4 碗水煎至 1 碗半，分两次温服。

二诊（2021 年 1 月 13 日）：服药后、饭后有黄绿痰，咳嗽减少，无鼻塞，无咯血，无咽痛，胃纳可，近来见夜间咳、喷嚏、流涕，无烦躁，大小便调，舌红,苔薄黄腻,脉细滑。服药后患者可能外受风寒,而见夜间咳多、喷嚏、流涕之症,中药在上方基础上去壁虎、五指毛桃、茯苓,加防风、苍耳子、辛夷祛风解表通鼻,继予7剂,同时予酮替芬片、孟鲁司特钠片口服抗过敏治疗。

三诊(2021年1月25日):服药后、饭后有黄绿痰,咳嗽减少,无鼻塞,无咯血,无咽痛,胃纳可,夜间咳减少,无喷嚏,无流涕,无烦躁,大小便调,舌红,苔薄黄腻,脉细滑。患者无鼻部症状,二诊方去防风、苍耳子,继予7剂。

四诊(2021年2月2日):服药后、饭后仍有黄痰,咳嗽少,无鼻塞,无咯血,无咽痛,胃纳可,无喷嚏,无流涕,无烦躁,大小便调,舌红,苔薄黄腻,脉细滑。经过调治,患者病情稳定,自觉体力好转,无急性加重。为了更好地祛痰,西药予加噻托溴铵吸入粉雾剂(1粒,18 μg)吸入,每日一次,中药以下方间中调服。

【处方】

党参20 g	芦根15 g	黄芩15 g	郁金15 g
白术15 g	枇杷叶15 g	葶苈子15 g	甘草5 g
布渣叶15 g	桔梗10 g	苦杏仁15 g	前胡15 g
紫菀15 g	桑白皮15 g	五指毛桃15 g	

【按】患者反复咳嗽数年,既往有支气管扩张病史,中医辨病属于"咳嗽病",中医认为支气管扩张为火邪灼肺,损伤肺络,痰火相结,阻塞气机,久病入络致血瘀。故痰、火、瘀相互夹杂贯穿于支气管扩张整个过程中。该患者痰黄,为肺内有热,舌红、苔薄黄为其佐证。痰浊蕴肺,肺失宣发肃降,发为咳嗽。组方以清肺化痰、健脾止咳为法。方中予芦根、黄芩、葶苈子、桑白皮清热化痰,清肺止咳;以桔梗化痰排脓,引药入肺经;苦杏仁、紫菀止咳降气平喘;布渣叶清热祛湿;前胡、枇杷叶清肺润肺,止咳化痰;壁虎通络化痰,祛胶固之痰;党参、五指毛桃、白术、茯苓健脾益肺,以杜绝生痰之源。痰有虚实,《景岳全书·喘促》言"然痰之为病,亦惟为病之标耳,犹必有生痰之本。故凡痰因火动者,必须先治其火,痰因寒生者,必须先去其寒,至于或因气逆,或因风邪,或因湿滞,或因脾肾虚弱,有一于此,皆能生痰,使欲治痰,而不治其所以痰,则痰终不能治,而喘何以愈哉"。然咳嗽日久,形气俱病,亦有虚痰结聚。脾主湿,湿动则痰生,治以调理脾胃,而无痰湿之患。全方以清肺化痰、健运脾胃为旨,久久为功,缓解病情。

第五节 燥痰咳嗽

一、燥痰概念

燥痰属痰证的一种。由于燥邪耗伤肺津，火邪炼津为痰，形成燥痰。《医学入门·卷五》载："升于肺，多毛焦，面白如枯骨，咽干口燥，咳嗽喘促，名曰燥痰。"燥痰与肺有关，痰量少、质黏难咳为其特点，如《医学心悟·痰饮》曰"燥痰涩而难出，多生于肺"。《杂病源流犀烛·痰饮源流》亦曰"在肺曰燥痰，其色白，咳出如米粒，多喘促，寒热，悲愁，脉必涩，宜利金丸"，指出燥痰色白，状如米粒，可以认为燥痰属寒。《症因脉治》则提出外感燥痰之因为"或亢阳行役，时逢火令，燥热之气，干于肺家，为喘为咳；伤于肠胃，为痰为嗽，此外感燥痰作矣"，亦提出内伤燥痰之因为"五志之火，时动于中，或色欲过度，真水涸竭，或膏粱积热，肠胃煎熬，熏蒸于肺，炼为痰，则燥痰之症作矣"。燥痰者，痰因火动也，火盛则痰多燥黏，又因肺阴亏虚，阴虚内热，虚火灼津生痰，便成之证，因而燥痰可分为外感及内伤两类。

二、燥痰咳嗽证治

外感燥痰咳嗽主要临床表现为咳嗽，干咳无痰或痰少质黏，鼻咽干，咳甚则胸痛，或有恶寒、身热等表证，舌尖红，苔薄黄，脉细涩。《症因脉治》亦指出："发热唇焦，烦渴引饮，喘咳短息，时作时止，吐咯难出。此外感燥痰之症。"其在治疗上则提出"宜清热润燥，降火化痰，竹叶石膏汤、二母石膏汤、二母二陈汤"，实则只注意外感燥热之果，没有顾及外感燥热之因。笔者认为，外感燥痰咳嗽治宜轻宣肺燥、止咳化痰。方选出自《温病条辨》的桑杏汤，药物组成为桑叶、苦杏仁、沙参、淡豆豉、浙贝母、栀子皮、梨皮；如果燥甚，可加百合、玉竹等养肺之阴。

内伤燥痰咳嗽主要表现为干咳，傍晚咳嗽加重，痰少难咳，或带血丝，口干咽干，五心烦热，大便干，舌红，少苔，脉细数。《医宗金鉴》载有燥痰咳嗽症状，如气逆喘咳、夜卧不宁、口干面红、小便黄等，治疗上推荐轻症用清气化痰丸，重症用苏葶滚痰丸，"燥痰肺燥涩难出，气逆喘欸卧不舒，面红口干小便赤，清气化痰滚痰孚。燥痰者，痰因火动也，火盛则痰多燥粘，气逆喘咳，夜卧不宁，面赤口干，小便黄赤，轻者用清气化痰丸清之，重者用苏葶滚痰丸下之"。《症因脉治》则提出"养阴壮水，润肺生津，则火熄燥除，而痰不生；若用燥味消痰，祸不旋踵。真水枯涸，二冬二母汤；膏粱积热，节斋化痰丸"。二冬二母汤药物组成为麦冬、天冬、知母、川贝母，具有养阴润燥、化痰止咳之功。笔者认为，本证应治以滋阴润燥、化痰止咳之法。方用《医方集解》之百合固金汤加减，药物组成为熟地黄、生地黄、浙贝母、玄参、桔梗、白芍、甘草、百合、当归、麦冬；咳嗽甚可加紫菀、款冬花等温润下气止咳；干咳甚，咽干明显，可以加五味子、山茱萸等酸收之品，与甘草配伍，酸甘化阴，生津润燥止咳。

【名医验案赏析】

滋阴润肺，化痰止咳治咳嗽

（出自《方耕霞医案》，选自《倚云轩医话医案集》）

陈　甲木偏于春阳之位，金气受困，故咳嗽特甚，亢龙有悔，宜滋水以养之。

生地、龟甲、麦冬、沙参、牛膝、川贝、百合、杏仁、归身、陈皮、枇杷叶、女贞子。

【按】本病例该属肝阳化风，横逆犯肺，肺失清肃而咳嗽特甚，治疗应养阴壮水，润肺生津。方中龟甲滋阴潜阳，枇杷叶、苦杏仁降逆祛痰止咳；生地黄、麦冬、女贞子、沙参、百合养阴壮水润燥，川贝母润肺化痰；当归养血润燥；牛膝引血下行，助龟甲平抑肝阳，陈皮理气化痰。全方具有滋阴潜阳、生津润燥、化痰止咳之功。

第六节　湿痰咳嗽

一、湿痰概念

湿痰是相对于燥痰而论的，多由于湿邪外袭，犯其所恶，脾被湿困，水湿不运，湿聚成痰；或本有脾虚，运化无力，水湿不化；或肺不布津，津停为痰，又称痰湿。由此可见，湿痰有外感、内伤之分。湿痰其病在脾，故又有脾经湿痰之称。湿痰量多，色白，质稀，容易咳出，痰为阴邪，至夜量多，或咳嗽加重。《症因脉治》认为湿痰由外湿与体内水液积聚而成，如"或坐卧卑湿，或冲风冒雨，则湿气袭人，内与身中之水液，交凝积聚，所云：风雨袭阴之虚，病起于上而成积；清湿袭阴之虚，病生于下而生聚。此即湿痰之因也"。《医学入门》亦认为"湿痰或外致湿滞，或停饮不散"。

二、湿痰咳嗽证治

湿痰咳嗽（痰湿咳嗽）常见临床表现：咳嗽，痰多、稀白，容易咳出，或伴有四肢倦怠，腹痛，口淡，舌质淡，苔白腻，脉濡细滑。《医宗金鉴》曰："湿痰脾湿懒饮食，倦怠嗜卧面色黄，痰多枳桔二陈剂，饮多桂苓甘术汤。〔注〕湿痰者，因小儿过食生冷油腻之物，有伤脾胃，遂致脾土虚湿，不能运化而成湿痰，滑而易出，脾虚不运，故懒食，脾主四肢，故倦怠嗜卧，脾属土，故面色多黄，痰多者，宜用枳桔二陈汤加苍术白术，除湿化痰，饮盛者，须用桂苓甘术汤，扶阳散饮，调治合宜，而痰自化矣。"此文提出湿痰是由于脾胃受伤，不能运化水湿而成，治疗上，痰多者用枳桔二陈汤加苍术、白术除湿化痰，饮盛者须用桂苓甘术汤扶阳散饮。《素问病机气宜保命集·咳嗽论》有云"咳嗽谓有痰而有声，盖因伤于肺气，动于脾湿，咳而为嗽也"及"寒暑燥湿风火六气，皆令人咳。唯湿病痰饮入胃，留之而不行，止入于肺，则为咳嗽"。刘完素认为，痰湿是导致咳嗽的重要病因。《医学入门·卷五》记载："生于脾，多四肢倦怠，或腹痛、肿胀、泄泻，名曰湿痰。"在《杂病源流犀烛·痰饮源流》中则记载了湿痰性状及治疗用药，"在脾曰湿痰，其色黄，滑而易出，多倦怠，软弱喜卧，腹胀食滞，脉必缓，宜白术丸；或挟虚，宜六君子汤；挟食，宜保和丸；挟暑，宜消暑丸；挟惊，宜妙应丸。各宜从脾分治"。《丹溪心法》提出："善治痰者，不治痰而治气，气顺则一身之津液，亦随气而顺矣……治痰法，实脾土，燥脾湿，是治其本也。"《丹溪心法》又提出脾虚生痰，湿痰用苍术、白术治疗，曰"大凡治痰用利药过多，致脾气虚，则痰易生而多。湿痰，用苍术、白术"。治疗宜用燥湿化痰、宽中理气之法，方选二陈平胃汤，出自《症因脉治》，药物组成为半夏、陈皮、茯苓、苍术、厚朴、甘草。《和剂局方》中的二陈汤亦为好方，笔者临证时常在此方基础上加减合四君子汤治疗，药物组成为半夏、陈皮、茯苓、白术、甘草、党参、紫苏子、山药、白前、紫菀。

【名医验案赏析】

益气养阴，理气化痰治咳嗽

患者姓名：潘某某　　性别：男　　年龄：78 岁

就诊日期：2019 年 9 月 18 日（复诊）　发病节气：白露

主诉：咳嗽、咳痰 1 周。

现病史：患者 1 周前无明显诱因下出现咳嗽，有进行性加重，不伴发热，无鼻塞、流涕，有咳痰，咳白黏痰，无痰血，无胸骨后疼痛不适，无呼吸困难，精神欠佳，食欲下降，睡眠欠佳，大便三天未排，小便正常，口干口苦，舌淡嫩，少苔，脉细滑。

既往史：2019年5月，曾因"不省人事3分钟"于我院住院治疗，出院诊断为"①脑梗死；②颈内动脉狭窄；③高血压3级，极高危；④慢性鼻窦炎；⑤肾功能检查结果异常；⑥肺气肿；⑦肺大疱"。现长期服用甲磺酸氨氯地平、氢氯噻嗪片、甲钴胺、氯吡格雷等药物治疗。

过敏史：否认药物过敏史。

体格检查：神志清，对答切题，言语清晰，双肺呼吸音粗，双下肺可闻及明显湿啰音。心脏听诊未见明显异常。双上肢肌力4级，双下肢肌力4级（−）。生理反射正常引出，双侧病理征（+）。双下肢足背见凹陷性水肿。

辅助检查（2019年9月18日）：颅脑及胸部CT示双侧基底节区、放射冠多发腔隙性脑梗死；双基底节区、放射冠及左侧枕叶脑软化灶；脑白质疏松（混合型，Ⅱ级）；双肺肺气肿，并部分肺大疱形成；双侧胸膜增厚粘连；主动脉、冠状动脉硬化。检验报告示降钙素原（PCT，E411）0.092 ng/mL↑，C−反应蛋白 22.75 mg/L↑。血常规未见异常。

西医诊断：急性气管-支气管炎。

中医诊断：咳嗽。

证候诊断：气阴两虚，痰浊内阻。

治法：理气化痰，益气养阴。

【处方】

党参20 g	茯苓15 g	山药15 g	法半夏5 g
陈皮10 g	紫菀15 g	麦冬15 g	白前15 g
紫苏子15 g	石斛15 g	火麻仁20 g	苦杏仁15 g
甘草5 g			

水煎服，4碗水煎至1碗半，分两次服用。

二诊（2019年9月25日）：患者服药后咳嗽大减，痰少，色白，胃纳好转，无气逆，无鼻塞流涕，大小便调，舌淡红，少苔，脉滑。

继守上方，4剂。煎服法同上。服药后患者咳嗽基本消失。

【按】患者咳嗽、咳痰，双下肢水肿，脉滑，乃痰浊内阻所致，且脾为生痰之源，脾主运化水液，故方中用法半夏、陈皮、白前、紫苏子以理气化痰，用党参、茯苓、甘草君子汤健脾补气。患者诉口干口苦，舌淡嫩，少苔，考虑患者长期慢性咳嗽，伤及肺阴所致，且时为秋季，易见肺燥，故用麦冬、石斛滋养阴液。患者大便3日未排，用火麻仁润肠通便。本方之所以能取得速效，在于调节脾之运化功能。脾虚易水湿停滞，化浊生痰，痰浊上壅气道则咳喘痰多，停滞肢体则见四肢水肿。脾胃虚弱易致久咳，肺为娇脏，为五脏之华盖，其受病，始则邪由表及里，致肺气不宣，清肃失司，迁延日久，伤及脾胃，皆可致脾气虚弱，脾失健运，则土不生金，肺气失充，气无所主则咳嗽。脾气健运，则使肺气宣发肃降功能恢复，因此在临床治疗时强调以"培土生金"法为要，注意脾与肺功能之相互协调，相对平衡。

第七节　风痰咳嗽

一、风痰概念

风痰即风与痰合邪。《普济方》曰"风痰者，是短气，好眠头眩，常欲呕逆者是也"，指出了风痰为头晕、好眠、气短、呕逆等症之因。《医学入门·卷五》载："动于肝，多眩晕头风，眼目润动昏涩，耳轮搔痒，胁肋胀痛，左瘫右痪，麻木蹉跌奇证，名曰风痰。"这里的风痰是指肝经之风痰，以上均为内风兼痰。《症因脉治》指出："风痰之因，外感风邪，袭人肌表，束其内部之火，不得发泄，外邪传内，内外熏蒸，则风痰之证作矣。"风痰是由于风邪犯肺，导致肺气不利，水津不布，聚而为痰，此为外风兼痰，风痰交阻，致肺气郁遏，痰阻气道，上逆为咳。痰与风相兼，既有风夹痰行，流窜脏腑经络，如若风痰阻于肺，则咳喘咳痰，喉中痰鸣，若阻于经络，则肢体麻木不仁等；又有痰阻风出，潜伏于内，伺机而作，风痰伏肺，停于肺道，外风引动，痹阻于肺，则肺失宣发肃降咳喘乃作。内风生痰，多因为肝风内动，夹痰上扰，以致气道痹阻，呼吸不利。肺病之风痰临床可以是有形之痰，白色泡沫痰，容易咳出；也可以是无形之痰（潜伏之风痰），发病多无痰咳出，但咳嗽比较沉闷或剧烈，脉多弦滑或浮滑，如《濒湖脉学》所言"寸浮头痛弦生风，或有风痰聚在胸"。

二、风痰咳嗽证治

风痰咳嗽的临床常见症状：咳嗽，时发时至，与异味刺激有关，可有泡沫痰，咳嗽通常比较剧烈，入夜尤甚，或伴有胸闷、气促，口淡，大小便调，舌淡红，苔白，脉弦滑或浮滑。《石室秘录》所述"痰病初起者，伤风、咳嗽、吐痰是也"应该为外风兼痰导致咳嗽。治疗风痰咳嗽当疏风化痰止咳、息风化痰止咳、搜风化痰止咳。朱丹溪在《丹溪心法·痰病》中有述："凡风痰病，必用风痰药。"

疏风化痰止咳，常用于治疗风痰咳嗽兼有表证者，症见咳嗽、咽痒、咳痰不爽，或微有恶风发热，舌淡红，苔薄白，脉浮滑。《医学心悟》之止嗽散便是首选方，药物组成为桔梗、荆芥、紫菀、百部、白前、甘草、陈皮，具有疏风宣肺、止咳化痰之功效；如表邪已解，风痰阻肺之咳嗽仍重，可去荆芥，加胆南星、防风、蝉蜕、僵蚕等以增强祛风化痰之力。

息风化痰止咳，常用于治疗风痰咳嗽兼有肝风者，症见咳嗽、干咳无痰、烦躁，因情绪急躁发作，或伴有胸闷、右胁不舒，舌红，苔薄，脉弦滑。首选《症因脉治·卷一》之加味泻白散，药物组成为桑白皮、地骨皮、甘草、黄芩、柴胡、钩藤、紫苏梗、桔梗、栀子；如热像不明显，可去黄芩、栀子；如容易急躁，加菊花、白芍、枳壳、佛手；如出现口干、咽干，可加枸杞子、百合、女贞子、麦冬等养肝阴息风之药；如咳嗽剧烈，可加款冬花、百部、苦杏仁等。

搜风化痰止咳，常用于治疗风痰内伏之咳嗽者，症见咳嗽，时发时止，与异味刺激有关，咳嗽通常比较剧烈，入夜尤甚，或伴有胸闷、气促、口淡，大小便调，舌淡红，苔白，脉沉滑。《丹溪治法心要》推荐搜风化痰丸："秋冬之间，风痰作喘，搜风化痰丸。"其药物组成为人参、槐角、僵蚕、白矾、陈皮、天麻、荆芥、姜半夏、辰砂（另研）。笔者认为首选动物类药和补肾药合而用之。

动物类药多走窜，大多有搜风通络化痰作用，如叶天士所说"病久则邪风混处期间，草木不能见其效，当以虫蚁疏络逐邪"，常用药物有僵蚕、乌梢蛇、盐蛇、全蝎、蜈蚣等。僵蚕性味咸、辛、平，具有祛风定惊、化痰散结、通络止痛作用，《本草纲目》记载其"可散风痰结核、瘰疬、头风、风虫齿痛、皮肤风疮、丹毒作痒，一切金疮，疗肿风痔"，可用于风痰阻于气道，气道不利之咳嗽。乌梢蛇性味甘、平，归肝经，具有祛风、通络、止痉之功效。其本用于祛风止痉，治疗风湿痹痛。而用乌梢蛇治疗风痰，正因其能搜风通络祛痰，药力外达皮肤，内走脏腑，疏通经络，透骨搜风，以逐藏于皮里膜外、腹腔脏器之痰。盐蛇又称壁虎，性味咸、寒，有小毒，具有祛风、解痉、除痰、散结功效。临床大多用其治疗肿瘤疾病。用其治疗风痰，或痰稠难于咳出，可使痰液易于咳出，痰液明显减少，则疾病容易痊愈。全蝎具有息风止痉、攻毒散结、通络止痛的作用。全蝎入肝经，既平息肝风，又搜风通络，具有较好的息风止痉作用。据2015年版《中国药典》记载：其性味辛、平，有毒，归肝经；常用于肝风内动，痉挛抽搐，小儿惊风，中风口㖞，半身不遂，破伤风，风湿顽痹，偏正头痛，疮疡，瘰疬等。《开宝本草》曰："疗诸风瘾疹，及中风半身不遂，口眼歪斜，语涩，手足抽掣。"风痰阻肺，气道不利，气道挛急，类似气道过敏导致痉挛收缩，因全蝎可以缓解痉挛，故有止咳平喘之功。蜈蚣性味辛、温，有毒，归肝经；具有息风止痉，通络止痛，攻毒散结的功效；用于肝风内动，痉挛抽搐，小儿惊风，中风口㖞，半身不遂，破伤风，风湿顽痹，偏正头痛，疮疡，瘰疬，蛇虫咬伤。《医学衷中参西录》记载："蜈蚣，味微辛，性微温，走窜之力最速，内而脏腑，外而经络，凡气血凝聚之处皆能开之。性有微毒，而转善解毒，凡一切疮疡诸毒皆能消之。"蜈蚣、全蝎为有毒之药，均有息风止痉、通络之功，目前其在缓解气道平滑肌痉挛方面无有效实验研究数据，但其解痉止挛的作用确实存在，因而大多医家用其来治疗顽固性咳嗽、顽固性哮喘等呼吸系统疾病。

补肾药以山茱萸、菟丝子、淫羊藿最为好用。山茱萸味酸涩，微温，归肝、肾经，具有补益肝肾、涩精固脱的功效。它既能平补又能固脱；既能补阴又能壮阳，而且药性平和。呼吸科疾病病变由实到虚，由肺及肾，往往病变已久，久病及肾，导致肾气或肾精不足，人体脏腑失于肾之阳气温煦或肾之阴精濡养，而出现脏腑功能失调，痰病日久不愈；肾气虚，肾不纳气或失于固涩，而出现动则气促，大汗淋漓，甚者咳而遗尿。因而调补肾之阴阳，非山茱萸莫属。淫羊藿味辛、甘，性温，归肝、肾二经，具有补肾阳、强筋骨、祛风湿的功效。临床用淫羊藿温补肾阳，恢复肾阳对人体脏腑温煦功能，同时又复其蒸腾气化作用，使水液代谢正常，顽痰得以渐愈。现代药理研究发现，淫羊藿有镇咳、祛痰、平喘作用，有降低血糖的效果，并能减轻炎症，降低组织胺所致的毛细血管通透性增加，还有明显的镇静作用。淫羊藿的主要成分是淫羊藿苷、淫羊藿多糖，具有激活和提高免疫力作用。菟丝子性味甘温，归肝肾脾经，具有补肾固精、养肝明目、安胎的功效，既补肾阳，又益肾阴，具有温而不燥、补而不峻的特点，为平补阴阳之品。《神农本草经·卷二》记载："菟丝子，味辛，平。主续绝伤，补不足，益气力，肥健人。"《名医别录》记载菟丝子"味甘，无毒。主养肌强阴，坚筋骨，主茎中寒，精自出，溺有余沥，口苦燥渴，寒血为积"。《神农本草经读》指出："菟丝，肺药也，然其为用在肾，而不在肺。"《本草图经》提及其能"治腰膝去风"。因此，菟丝子可能具有祛风散寒除湿的功能。由此可见，三者同用可以补肾填精，温肾助阳，益肺固卫。

风痰内伏之咳嗽，若有干咳、咽痒，则加上酸收之山茱萸、紫苏叶、蜜麻黄祛风止咳，便可起奇效。临床基本方药：蜜麻黄、山茱萸、紫苏叶、苦杏仁、百部、僵蚕、淫羊藿、菟丝子、甘草。咳嗽基本消失时便可以去上方之蜜麻黄、百部，缓缓调治，久久为功。肾气旺，精气足，风痰无以生，顽咳便愈。

【名医验案赏析】

祛风化痰，健脾治久咳

患者姓名：陈某某　　　性别：女　　　出生日期：1994年7月25日

初诊日期：2019年1月7日　　　发病节气：小寒

主诉：反复咳嗽1月。

现病史：患者1月前开始咳嗽，于当地医院予清热化痰等中成药未见明显好转,现仍咳嗽,无夜间咳嗽,咳痰、黄白相兼,无鼻塞,无咽喉痒,无发热,无气促,大小便调,舌淡红,苔微黄,脉细滑。

过敏史:未发现。

体格检查:咽部充血,双肺呼吸音稍粗。

辅助检查:暂无。

西医诊断:气管炎。

中医诊断:咳嗽。

证候诊断:风痰犯肺,脾气亏虚。

治法:祛风止咳,健脾化痰。

【处方】

荆芥 5 g	僵蚕 5 g	苦杏仁 15 g	辛夷 15 g
茯苓 15 g	白前 10 g	白术 15 g	党参 15 g
紫菀 15 g	陈皮 10 g	五指毛桃 15 g	桑寄生 15 g
布渣叶 10 g	甘草 5 g		

5剂,水煎服,4碗水煎至1碗半,分两次温服。

【按】《医宗金鉴》曰:"有声无痰曰咳,有痰无声曰嗽,有声有痰曰咳嗽。《内经》有云:五脏六腑皆令人咳。而大要皆在聚于胃,关于肺也。因胃浊,则所游溢之精气,与脾湿所归肺之津液皆不能清,水精之浊,难于四布,此生痰之本,为嗽之原也。肺居胸中,主气清肃。或为风寒外感,或为痰热内干清肃,有失降下之令,因气上逆而咳嗽也。久劳成,谓久病咳嗽不已,伤肺成劳也。"患者反复咳嗽1个月,予清热化痰等中成药未见好转,盖感病于冬,风寒外邪未解,纯清热而引邪内伏;加之正气不足,肺脾气虚,寒凉之药又伤脾胃之气,故咳嗽缠绵不愈。患者虽有黄痰,但仍不宜投过多寒凉药物,治疗当以祛风化痰为法,以荆芥祛风,僵蚕祛风通络化痰,辛夷开窍,苦杏仁、白前、紫菀止咳,陈皮理气化痰,布渣叶清热祛湿,兼有止咳之用,旨在清利郁久之邪所化之热,加以五指毛桃、党参、白术、茯苓健脾益气,桑寄生补肝肾,杜绝生痰之源。故服药5剂咳嗽便愈。

第三章 瘀血致咳

一、瘀血概念

血是构成人体及维持人体生命活动的基本物质之一，是水谷经过气的作用转化而成，其生成与心、肝、脾、肾有密切关系。而其运行、储藏、统摄，又与心、肝、脾有关，故有"心主血，肝藏血，脾统血"的说法。血与脏腑功能有联系，因而血病就会引起脏腑的功能失调；相反，脏腑疾病亦会导致血病。血的病变较多，但概括起来，主要有血虚、血瘀、血热和出血四个方面。

血瘀是由于某些原因导致血流不畅、血液停滞或凝聚的病理变化。其多由气滞、寒凝、湿困、热郁、跌仆、出血、脉络受损等因素引起。这些因素引起血瘀，形成瘀血。瘀血包括积存体内的离经之血，以及血运不畅，阻滞于经脉及脏腑内的血液。瘀血既是一种病理产物，又是一种致病因素。此即所谓"因病致瘀""因瘀致病"。

二、瘀血与肺

中医理论认为肺主气、司呼吸，肺朝百脉。全身的血液通过百脉汇聚于肺，血液在全身的正常循环运行需要肺的协助，肺朝百脉，助心行血。如《内经知要》曰："淫于脉者，必流于经，经脉流通，必由于气，气主于肺，而为五脏之华盖，故为百脉之朝会。"肺朝百脉，既可主气，又能聚血，其功能是将气血输布全身。肺主气，主一身之气，气行则血行，气滞则血瘀，如《寿世保元·血气论》所载"盖气者血之帅也，气行则血行，气止则血止，气温则血滑，气寒则血凝。气有一息之不运。则血有一息之不行"。《沈氏尊生书》亦曰："气运乎血，血本随气周流，气凝则血亦凝矣。"肺气虚，宗气不足，运血无力而为瘀。如《灵枢·刺节真邪》曰："宗气不下，脉中之血，凝而流止。"《医林改错》亦说："元气既虚，必不能达于血管，血管无气，必停留而瘀。"因而有"肺主一身之气，肺气和，则血脉利；肺气病，则血脉瘀。血脉瘀则肺病益甚。故肺病多夹瘀"这一说法。

三、瘀血与痰

肺为贮痰之器，痰浊阻滞，血脉不畅，也会导致血瘀，《千金要方》载"脉不通则血不流"，血不流则成瘀。《局方发挥》中提出了"自气成积，自积成痰，痰夹瘀血，遂成窠囊"，气滞生痰，痰瘀内阻而变生他病。痰浊的形成与瘀血关系密切，如《血证论》所云："痰水之壅，瘀血使然。"《赤水玄珠》则认为血浊气滞，津聚为痰，"津液者，血之余，行乎脉外，流遍一身，如天之清露。若血浊气滞，则经聚为痰，痰乃津液之变，遍身上下，无处不到"。瘀血阻络，经络不通，气机阻滞，津液输布异常，津液停聚成痰，如《诸病源候论》所言"诸痰者，此由血脉壅塞，饮水积聚而不消散，故成痰也"。《血证论》亦记载"血积既久，亦化为痰水"，又说"所以有痰，皆血分之火，所结而成。然使无瘀血，则痰气有消容之地，尚不致喘息咳逆，而不得卧也"。痰因血而生，瘀因痰而成，如《临证指南医案》所云"近几年宿病，邪必在络，痰因血滞，气阻血瘀，诸脉逆乱"。痰性属阴，且重浊黏滞，不易除去，以致病程缠绵反复。同时痰易阻气机，气机不畅，血脉不利而成瘀，血瘀则痰难化，痰滞日久，又致血瘀，痰瘀互夹为病。

四、瘀血与咳嗽

六淫寒邪，侵犯肺脏，肺气郁闭，经脉不利，血行不畅，停而为瘀，瘀阻气道，肺失宣降而为咳。如《血证论》载："盖人身气道不可有塞滞，内有瘀血，则阻碍气道，不得升降，是以壅而为咳。"《丹溪心法·咳嗽》中又说："肺胀而嗽，或左或右不得眠，此痰挟瘀血，碍气而病。"这里论述了痰浊瘀血导致气机宣降失调而为咳，动则气促。中医有"久病必虚""久病入络"之说，如他脏久病，功能亏虚，导致络病，络病则瘀，在《素问·痹论》中有"病久入深，营卫之行涩，经络时疏，故不通"之记载，《临证指南医案》中则明确提出"久病入络""久病血瘀"。瘀阻肺络，瘀血在肺，导致肺气不利，宣降失调，引致的咳嗽称为瘀血咳嗽。

五、瘀血咳嗽证治

瘀血咳嗽临床常见症状：咳嗽，或为顽固性咳嗽，咳时胸痛、或喉中有血腥味，舌淡暗，苔薄，脉弦涩。若兼有气虚，则伴有疲倦乏力、容易出汗；若气滞，则伴有胸胀闷、呼吸不利；若寒凝，则伴有胸痛遇寒加重、畏寒、肢体怕冷、小便清长。《医学入门·卷五》对瘀血咳嗽治疗的记载颇为详细："瘀血咳，则喉间常有腥气。轻者，泻白散加生地黄、栀子、牡丹皮、麦冬、桔梗；重者，桃仁、大黄、姜汁为丸服。或因打损劳力伤肺，遇风寒则咳，或见血紫黑色者，四物汤去川芎，加大黄、苏木为末，酒调服，利去心肺间瘀血即止，后服人参养荣汤调理。肺胀满，即痰与瘀血碍气，所以动则喘急，或左或右，眠一边不得者是，四物汤加桃仁、诃子、青皮、竹沥、姜汁。"《血证论·咳嗽》对瘀血咳嗽亦有精妙论述："又有咳嗽侧卧一边，翻身则咳益甚者，诸书皆言侧卧一边，乃失血咳嗽不治之证，而不知仍是瘀血为病。盖瘀血偏着一边，以一边气道通，一边气道塞，气道通之半边，可以侧卧，气道塞之半边，侧卧则更闭塞。是以翻身则愈加咳逆也，宜血府逐瘀汤加杏仁、五味子主之。侧卧左边者，以左边有瘀血，故不得右卧也，右卧则瘀血翻动、益加壅塞，宜加青皮、鳖甲、莪术，以去左边之瘀血。侧卧右边者，以右边有瘀血，故不得左卧也，宜加郁金、桑皮、姜黄，以去右边之瘀血。凡此瘀血咳嗽之证。"此文亦有参苏饮治疗瘀血乘肺危急证之描述："瘀血乘肺，咳逆喘促，鼻起烟煤，口目黑色，用参苏饮，保肺去瘀，此皆危急之候。"《赤水玄珠·卷七》记载瘀血咳嗽症状及治疗："怒气积血在胸胁，咳嗽年久不愈，每咳则隐隐而痛。"治疗推荐活血饮，药物组成为滑石、桃仁、红花、桔梗、粉草、瓜蒌、牡丹皮、茜草、川贝母、柴胡、香附曲。

瘀血咳嗽，当以活血化瘀之法治之，或辅以行气、补气、温散之药，以助血行，血行畅，则不留瘀，瘀去则咳嗽止。出自《医林改错》的血府逐瘀汤为好用之方，药物组成为桃仁、红花、当归、生地黄、牛膝、川芎、桔梗、赤芍、枳壳、甘草、柴胡。全方行气活血化瘀，更有宣肺止咳之功，桔梗、甘草之配伍便是其药对，如果咳嗽甚，可以加上苦杏仁、紫菀等；如果疲倦乏力，气短懒言，可以加上党参、黄芪等补气益肺之品。

痰夹瘀血碍气为病，痰浊或痰湿兼有瘀血阻肺导致咳嗽，用《丹溪心法》之芎归二陈汤，药物组成为川芎、当归、半夏、陈皮、茯苓、生姜、甘草。痰浊化热夹瘀，痰瘀热导致咳嗽者用《备急千金药方》之千金苇茎汤。此方为痰、瘀、热三证统治之方，临床应用广泛，适用于诸多证属热毒蕴滞、痰瘀互结所致的疾病。最为重要的是，此方中冬瓜仁和桃仁清热化痰，化瘀通腑，使痰热之邪有出路；薏苡仁的现代医学研究已经证实其可以稀释黏稠分泌物，促进痰液排出；苇茎清热化痰，中空引痰外出，利于排痰，如《本经逢原》曰"芦苇中空，专于利窍，善治肺痈，吐脓血臭痰"。其中，桃仁具有活血化瘀的功效，《名医别录》曰"味甘，无毒，主咳逆上气，消心下坚，除卒暴击血，破癥瘕，通月水，止痛"，使瘀去痰消，意即"但去其瘀，痰水自消"之理。血行则痰易消，痰消则气顺。

【名医验案赏析】

补肾化痰祛瘀治顽咳，中西医协同获奇效

患者姓名：梁某某　　性别：女　　年龄：67岁

初诊日期：2009年4月19日　　发病节气：清明

主诉：反复咳嗽10余年，气促3年。

现病史：患者10年前开始出现咳嗽，咳痰色黄，曾至多家医院就诊，诊断为"支气管炎、肺炎"，服用抗感染、止咳平喘化痰药物治疗，效果不佳，3年前出现气促，活动后为主，仍服用中西药物治疗，咳嗽时好时坏，近来咳嗽、气促明显加重，遂至我院呼吸科住院诊治，诊断为"双肺间质性肺炎、Ⅰ型呼吸衰竭"，经抗炎、平喘、化痰等治疗后症状好转出院，但仍有气促，遂来求诊中医。咳嗽少，有痰、色黄白相兼，心悸，胃纳一般，睡眠可，大小便调，舌淡胖，苔腻黄，脉弦细滑。

既往无特殊病史，否认高血压、糖尿病等病史，否认药物及食物过敏史。患者平素生活无特殊，否认接触粉尘等。

体格检查：神志清晰，神情沮丧，面色微白，形体偏胖，体态自如。头面未见畸形，咽部未有明显充血，胸廓对称，心率90次/分，双肺呼吸音粗，双下肺可闻及少许捻发音。腹部未见异常体征，双下肢未见浮肿。

西医诊断：间质性肺炎。

中医诊断：咳嗽（顽咳）。

中医辨证：肺肾两虚，痰瘀内阻。

治疗：西药继续以强的松抗炎、沐舒坦化痰、茶碱缓释片止咳等对症治疗。由于患者不想服用中药，故给天龙咳喘灵胶囊口服，每次4粒，每日三次。

二诊（2009年5月3日）：咳嗽5天，有痰、色黄，气促微，仍有心慌、心悸不适，大便不畅，无发热，无头晕，小便调，舌淡红，苔腻黄，脉细滑数。查体：咽部充血，双下肺可闻及少许痰鸣音。西药予罗红霉素、阿斯美（复方甲氧那明胶囊）、沐舒坦（盐酸氨溴索片）等抗感染、止咳化痰。中药予二陈汤加减治疗。

【处方】

法半夏 10 g	陈皮 10 g	茯苓 20 g	紫苏子 20 g
紫菀 20 g	桃仁 15 g	山茱萸 15 g	淫羊藿 20 g
五味子 10 g	僵蚕 10 g	莪术 10 g	全蝎 5 g
郁金 20 g	甘草 5 g		

7剂，水煎服，4碗水煎至1碗半，分两次服。

三诊（2009年5月7日）：咳嗽极少，痰色黄，无气促，心悸好转，胃纳一般，大小便调，舌淡红，苔腻黄，脉细滑数。查体：双肺可闻及少许捻发音。继以天龙咳喘灵胶囊口服。

四诊（2009年5月10日）：患者咳嗽极少，有痰、色白难咳出，胃纳一般，无气促，无心慌心悸，大小便调，舌淡红，苔腻黄，脉沉滑。查体：双肺未闻及干湿啰音。患者症状明显好转，加强补肾化瘀化痰之法，在上方基础上去郁金，加菟丝子20 g、黄芩15 g。继予7剂，煎服法同上。

五诊（2009年5月17日）：患者无咳嗽，无气促，痰少色白，大小便调，舌淡，苔腻白，脉弦滑。查体：双肺未见干湿啰音。继予天龙咳喘灵胶囊口服。其后患者均在上方基础上加减调治，随访至今。患者胸部CT示双肺间质性炎症明显吸收好转。

【按】患者为老年女性，患病日久，年老体弱，服药日久，耗伤肺气，金不生水，导致肺肾两虚：肾虚，肾不纳气，而出现气促；肺虚，子盗母气，导致脾虚，脾虚运化无力，湿聚成痰，痰浊阻窍，心失所养，导致心悸、心慌。所以本病例辨为痰浊内阻，肺肾两虚，痰浊内阻日久，气机不畅，气血运行缓慢而成瘀，所以治疗时以二陈汤加减合并补肾化瘀之法。莪术、桃仁既可以化瘀又可以化痰，痰瘀互治，重用山茱萸、淫羊藿等药补肾，以激发人体之免疫力，增强抗病能力。患者症状明显减轻时，用天龙咳喘灵胶囊治疗。天龙咳喘灵胶囊为全国第二、第四、第五、第六批老中医药专家学术经验继承指导老师及广东省名中医邱志楠教授献方制成的院内制剂。该药由青天葵、法半夏、五味子、款冬花、淡附片等12味中药组成，以"调平阴阳，扶正祛邪"为基本思路，方以淡附片振奋肾中元阳，阳生阴长，使肾中元气化生有源，肺气赖以恢复和补充，五味子收敛五脏之气而纳于肾，调理肺气，款冬花、法半夏擅长祛痰降逆平喘，对肺虚受邪致咳之标证有很好的治疗作用。全方功效为温肾化痰活血，调平肾中阴阳，重在扶正祛邪，化痰止咳平喘，对慢性支气管炎、哮喘、肺气肿、肺心病等慢性肺性疾病疗效卓著。运用此药治疗本病，目的在于温肾化痰、祛瘀，因而可以取得好的疗效。

患者目前年近八旬，仍坚持定期前来进行中医辨证调治，仍以化痰祛瘀、补肾纳气为主进行治疗，结合抗心衰等治疗。患者病情稳定，无明显气喘，行走自如，生活状态良好。

第四章 食积致咳

一、食积概念

饮食是人体赖以生存和维持生命活动的必需物质。但如果饮食没有节制，或暴饮暴食，或过食甘肥厚味，或过于偏嗜某种食物，都会影响脾胃的功能，引发疾病，食积是其中之一。食积又称食滞，《诸病源候论·小儿杂病诸候》所记载的"宿食不消候""伤饱候"是本病的最早记载。食积这一病名，最先见于《儒门事亲》。《活幼心书》和《婴童百问》又分别提出了"积证"和"积滞"的病名。过量饮食，超过脾胃的受纳、腐熟和运化能力，导致饮食停积，产生食积病证。饮食所伤，停积胃肠，多见于儿童及婴幼儿，成人也可见。食积一年四季均可发病，尤于节假日后多见。

食积产生的关键因素是过量饮食，其本在脾胃，与脾胃功能关系密切，过量饮食损伤脾胃，导致食积。《素问·痹论》中说："饮食自倍，肠胃乃伤。"《证治准绳·幼科》载有："小儿宿食不消者，胃纳水谷而脾化之，儿幼不知撙节，胃之所纳，脾气不足以胜之，故不消也。"《医宗金鉴·幼科心法要诀》曰："夫乳与食，小儿资以养生者也。胃主纳受，脾主运化，乳贵有时，食贵有节，可免积滞之患。若父母过爱，乳食无度，则宿滞不消而疾成矣。"《诸病源候论·小儿杂病诸候》亦记载过饱伤脾，"小儿食不可过饱，饱则伤脾，脾伤不能磨消于食，令小儿四肢沉重，身体苦热，面黄腹大是也"。饱食后即睡，睡时血归于肝，脾胃得不到血养，而功能下降，导致食积，《婴童百问》云"小儿有积滞……此由饮食无度，多餐过饱，饱后即睡得之，是为食积"。

脾胃虚弱，运化无力，即使不是过量饮食也会导致食积。如《保婴撮要·食积寒热》说："小儿食积者，因脾胃虚寒，乳食不化，久而成积。"脏器虚弱，寒伤脾胃。如《诸病源候论·宿食不消候》指出："宿食不消，由脏气虚弱，寒气在于脾胃之间，故使谷不化也。宿谷未消，新谷又入，脾气既弱，故不能磨之，则经宿而不消也。"

二、食积与咳嗽

食积病在脾胃，咳嗽病在肺，两者看似不相干，但食积却是咳嗽的原因之一。由于食积引起的咳嗽,称为食积咳嗽,又称食咳。食积咳嗽标在肺,本在胃,食积内停,胃气上逆而作咳。《素问·咳论》云:"五脏六腑皆令人咳,非独肺也。"其又曰:"久咳不已,则三焦受之。三焦咳之状,咳而腹满,不欲饮食,此皆聚于胃,关于肺。"《丹溪治法心要·咳嗽》曰:"五更嗽多者,此胃中有食积,至此时流入肺经。"食积咳嗽的概念最早出现于《脉因证治》:"食滞中焦,不能运化,成痰成饮,每至五更,痰火上升,则咳嗽之症作矣。"食积导致痰浊内生,痰阻于肺而咳嗽发作,《医学入门·卷五》亦言:"食咳,因食积生痰,痰气冲胸。"《杂病源流犀烛·咳嗽哮喘源流》亦曰:"食积嗽,伤食生痰,久积发咳也。"食积导致气机不畅,气机上逆,肺气不利而导致咳嗽;食积日久,肠胃积热,上而犯肺而导致咳嗽;食积日久,气机不畅,血行受阻而成瘀,食积夹瘀阻于肺络,导致咳嗽。

三、食积咳嗽证治

食积咳嗽常见临床症状:咳嗽,或五更嗽,有痰,吐后咳嗽减少,或伴有手足心热,腹胀,纳差,口气酸臭,大便不畅或臭,舌苔厚,脉滑或指纹紫滞。治疗宜消食导滞,化痰止咳,兼顾健运脾胃。如《幼幼集成·食积证治》所述:"夫饮食之积,必用消导。消者,散其积也;导者,行其气也。脾虚不运则气不流行,气不流行则停滞而为积。或作泻痢,或作癥痞,以致饮食减少,五脏无所资禀,血气日愈虚衰,因而危困者多矣,故必消而导之……若积因脾虚,不能健运药力者,或消补并行,或补多消少,或先补后消,洁古所谓养正而积自除。故前人破滞削坚之药,必假参术赞助成功。"《程氏家传儿科秘要》亦云:"有因为食痰而咳者,外在必然会伴有呕吐,或泄泻屎糊,这时需要加伤食药治疗。"《杂病源流犀烛·积聚癥瘕痃癖痞源流》载"一旦食积,食物不能消化,成积痞闷也(宜青礞石、鸡内金、枳实、巴豆、香附,方用保和丸、连萝丸、佐脾丸)",提出用保和丸治疗食积。食积咳嗽治疗强调消积化痰,不用肺药,如《景岳全书》载:"王节斋曰:因嗽而有痰者,咳为重,主治在肺。因痰而致咳者,痰为重,主治在脾,但是食积成痰,痰气上升,以致咳嗽,只治其痰,消其积,而咳自止,不必用肺药以治咳也。"《万病回春》曰:"食积嗽者,痰嗽如胶也。咳嗽胸膈结痛者,是痰结也。早晨嗽者,胃中有食积也,上半日嗽多者,胃中有伏火也。栝蒌枳实汤加减。"《杂病源流犀烛·咳嗽哮喘源流》曰:"食积嗽,伤食生痰,久积发咳也。其脉数硬,必兼胸满噫酸,发热,或稠痰壅滞喘满,皆由胃火上炎,冲逼肺气,久而不愈也,此非青黛、栝楼不除(栝楼丸,二母宁嗽汤)。"《儿科萃精》曰:"小儿积嗽,因食积生痰,热气熏蒸,肺气上促痰壅,频频咳嗽。便溏者,古法主曲麦二陈汤(如陈皮、姜半夏、茯苓、生甘草、姜黄连、山楂、炒麦芽、炒神曲、瓜蒌仁、炒枳实,引经药用姜、枣)。

便秘者，古法主苏葶滚痰丸［如炒苏子一两，苦葶苈一两，酒蒸大黄四两，沉香五钱，黄芩四两，青礞石（火如金为度）五钱，共为末，水为丸］，量儿虚实服之，姜汤送下。〔真按〕小儿积嗽，积已化痰，痰壅而后气促，此即咳嗽之根原。"

因此可见，食积不化，积滞日久，可咳嗽，可生痰，可化热，可气滞，可血瘀，可伤及脾胃，导致脾胃虚弱。食积咳嗽临证时，笔者用《世医得效方》之温胆汤加减，药物组成为半夏、竹茹、枳实、陈皮、茯苓、炙甘草、人参，具有理气化痰、和胃利胆之功。纳差加麦芽、山楂、谷芽消食开胃；食积化热，口气酸臭，苔黄腻，可去人参，加布渣叶、鸡蛋花、槐花、冬瓜子清热化湿通腑；纳差口淡、大便稀烂，加藿香、扁豆、豆蔻以醒脾燥湿；呕吐、腹胀、痰多色白，加紫苏子、莱菔子、白前、白术健脾降逆化痰；咳嗽甚，加苦杏仁、紫菀、百部等宣肺化痰止咳；咳嗽日久，纳差、腹胀、舌下络脉曲张显露，加桃仁；食积化热，烦躁不安，去人参，加钩藤、白芍、淡竹叶等清心肝之火。

【名医验案赏析】

疏风清热，开胃消滞治咳嗽

患者姓名：许某某　　性别：女　　年龄：3岁

初诊日期：2021年4月26日　　发病节气：清明

主诉：咳嗽3天。

现病史：3天前开始咳嗽，有痰，伴有鼻塞，流涕淡黄色，胃纳一般，无发热，无咽痛，无气喘，腹痛，咽喉不适，大小便调，舌淡红，苔薄黄，脉细滑。

既往史：否认有蚕豆病等先天性疾病。

过敏史：否认有药物、食物过敏史。

体格检查：神志清，面色如常，形体偏瘦，体态自如。头面五官无畸形，咽部充血，双扁桃体肿大，双肺呼吸音消。腹部胀满，双下肢无浮肿。

辅助检查：暂缺。

西医诊断：上呼吸道感染。

中医诊断：咳嗽。

证候诊断：风热夹食滞。

治法：疏风清热，消滞止咳。

【处方】

防风5 g	僵蚕5 g	布渣叶10 g	苦杏仁5 g
紫菀10 g	五指毛桃15 g	麦芽10 g	桔梗5 g
辛夷5 g	前胡10 g	连翘10 g	柠果核10 g
稻芽10 g	木蝴蝶5 g	茯苓10 g	

5剂，水煎服，3碗水煎至1碗，分两次服用。

建议及注意事项：忌煎炸肥腻食物，随诊。

二诊（2021年5月11日）：患儿服药后无发热，无咳，无鼻塞，无流涕，咽喉不适，间有腹痛，大小便调，舌淡红，苔薄黄，脉细滑。

【处方】

连翘 5 g	僵蚕 5 g	杧果核 10 g	稻芽 10 g
辛夷 5 g	布渣叶 10 g	茯苓 10 g	五指毛桃 15 g
麦芽 10 g	香附 5 g	白芍 10 g	玄参 10 g
甘草 5 g			

5剂，煎服法同上。

三诊（2021年5月11日）：患儿服药后无咳，无腹痛，咽喉不适，有痰，夜睡不宁，胃纳可，大小便调，舌淡红，苔薄黄，脉细滑。

【处方】

麦芽 10 g	五指毛桃 15 g	茯苓 10 g	玄参 10 g
布渣叶 10 g	僵蚕 5 g	连翘 5 g	甘草 5 g
辛夷 5 g	稻芽 10 g	杧果核 10 g	龙骨 10 g
桔梗 5 g	钩藤 5 g	太子参 5 g	

4剂，煎服法同上。

【按】患儿素有食滞，感受风热后，风热侵犯肺卫，肺失宣降，咳嗽发作，鼻窍不利，出现鼻塞、流黄涕。肺主通调水道，肺失清肃，则肺不布津，凝聚为痰则咳痰。小儿"脾常不足"，运化乏力，加上饮食不节，食滞胃脘，出现腹胀痛，故该病例为食滞胃脘，兼有风热，肺失宣降。食滞日久容易化热，或生痰浊，如《症因脉治》曰"食积咳嗽之因：食滞中焦，不能运化，成痰成饮，每至五更，痰火上升，则咳嗽之症作矣"。本方以防风、前胡、桔梗、苦杏仁、连翘、前胡、木蝴蝶疏风清热，化痰止咳；杧果核、布渣叶、麦芽、稻芽开胃消滞；五指毛桃、茯苓健脾益气；僵蚕息风化痰。全方疏风清热、消滞化痰止咳，首诊之方获效后，继以健脾益气、消食导滞、清热利咽等法调治而获得痊愈。其中布渣叶为岭南药材，《本草求原》载其性味甘淡、微寒，具有清热消滞、清利湿热的作用，可以消食、化痰止咳。《岭南采药录》载杧果核"健胃消食，化痰行气。主治饮食积滞，食欲不振，咳嗽，疝气，睾丸炎"。食滞为有形之邪，滞久易结，治疗时可适当加清热散结之药，如连翘等，同时注意行气通便，腑气通，邪有去路，也就不易成积，中医理论认为"六腑以通为用"。或有儿童服药后呕吐，吐出食物残渣或痰涎也可邪祛咳止。

第五章 情志致咳

一、情志概念

七情,通常是指情志,内涵不一。如《礼记·礼运》以喜、怒、哀、惧、爱、恶、欲为七情,《普济方》以喜、怒、忧、思、悲、恐、惊为七情。教科书中多以喜、怒、忧、思、悲、恐、惊七种情志活动为七情。七情是人体对外界客观事物和现象的不同情志反映,是生命活动的正常现象,正常情况下不会导致疾病。但受到突然、强烈或持久的情志刺激,超出了人体正常生理调节范围及适应能力时,会导致脏腑气血功能失调,造成气机紊乱,这才是导致疾病发生的原因,此时的七情便成为致病因素,因七情异常直接影响脏腑,病自内生,故又称为内伤七情。

五脏与情志活动有着相对应的密切关系,情志异常会导致脏腑气血紊乱而发病。情志太过之时,则损伤五脏,怒伤肝,喜伤心,思伤脾,悲、忧伤肺,恐、惊伤肾。《素问·举痛论》指出:"百病生于气也。怒则气上,喜则气缓,悲则气消,恐则气下……惊则气乱……思则气结。"

二、情志与咳嗽

情志内伤以心、肝、脾三脏功能失调多见。情志过激,耗伤阴血,耗散心气,血脉运行不利,津聚成痰,血滞成瘀,痰瘀互结,阻于肺络而成咳嗽,称为心咳。《三因极一病证方论》认为七情所伤导致咳嗽,"喜伤心者,咳而喉中介介如肿状,甚则咽肿喉痹,名为心咳"。《素问·阴阳应象大论》亦有"怒伤肝""悲伤肺"的记载。情志失调,肝失疏泄,肝气郁结,郁久化火;或郁怒伤肝,怒则气上,怒导致肝的疏泄功能异常,肝气横逆犯肺,肺失清肃而导致咳嗽。忧悲伤肺,可使肺气被郁,不得宣降而导致咳嗽;意志消沉,耗伤肺气,肺失宣降亦会导致咳嗽。脾主运化,思伤脾,脾失健运,水湿不化,痰浊内生,上贮于肺,肺失宣降而导致咳嗽,如《王旭高临证医案》描述的咳嗽病机"操劳思虑,阴津元气内亏,脾失运而生痰,肺失降而为咳"。《丹溪心法》提出:"气血冲和百病不生,一有怫郁,诸病生焉。"情志影响脏腑气机,人体的气机升降出入与肝主疏泄、肺主宣降、脾主升清、胃主降浊，以及小肠大肠主泌别传导功能有关。情志不畅，则易气滞，多与肺、肝、脾、胃等脏腑功能失调有关。肝主疏泄，具有疏通、畅达全身气机，使气通而不滞、散而不郁。若肝失条达，气机郁结，血行不畅而成瘀；津液输布代谢障碍，形成痰饮。痰饮、瘀血阻于肺或停于肺都会导致咳嗽。《杂病源流犀烛·咳嗽哮喘源流》亦提到"久咳者，属虚属郁"。《医述》载："七情郁结，五脏不和，则邪火逆上，肺为气出入之道，故五脏之邪，上蒸于肺而为嗽，此自内而发者也。"此为七情郁结，郁而化火，火热上犯，肺失清肃而为咳嗽。七情所伤，气机不畅，津聚成痰致咳，如《杂病广要·痰涎》载"故痰之为病，或由脾土虚弱，不能摄养金肺，或为四气七情所干，气壅痰聚，发而为喘为咳"。

三、情志致咳证治

情志致咳主要临床症状：咳嗽，干咳无痰，与情绪有关，情绪激动后咳嗽发作或加重，伴有烦躁，或情绪低落，胁肋不舒，口苦咽干，睡眠差，舌红，苔薄黄，脉弦细滑或弦数。《伤寒论》用小柴胡汤治疗："伤寒五六日中风，往来寒热，胸胁苦满、嘿嘿不欲饮食、心烦喜呕，或胸中烦而不呕，或渴，或腹中痛，或胁下痞硬，或心下悸、小便不利，或不渴、身有微热，或咳者，小柴胡汤主之。"本病用小柴胡汤治疗，"但见一证便是，不必悉具"，条文中有"或咳者"，则说明该方可用来治疗咳嗽。小柴胡汤能理气解郁、抑肝扶肺，具有寒温并用、攻补兼施的特点，以达疏利三焦、调达上下、宣通内外、和畅气机的作用，从而咳嗽自愈。小柴胡汤药物组成为柴胡、黄芩、人参、半夏、甘草、生姜、大枣。如咳嗽严重，可加苦杏仁、百部、款冬花等止咳平喘药。《伤寒百证歌》中有句口诀"小柴治咳值千金"，对小柴胡汤治疗咳嗽给予了高度的评价。如肝火旺盛，见目赤肿痛、脉弦数，可选《景岳全书》之柴胡疏肝散合《素问病机气宜保命集》之金铃子散，药物组成为陈皮、川芎、香附、枳壳、甘草、柴胡、白芍、金铃子、延胡索。恐其清肝热力度不够，可以加上菊花、栀子、桑叶等清泄肝火明目。如果肝郁日久，伤及脾，导致脾虚咳嗽，与情绪有关，症见腹隐痛、口苦、疲倦乏力、大便偏烂、舌淡红、苔薄、脉弦细，可用《太平惠民和剂局方》之逍遥散加减。《辨证录·内伤门》载："人有怀抱素郁，闷闷昏昏，忽然感冒风寒，身热咳嗽，吐痰不已，虽似外感，谁知是肝气不舒，因召外感邪……尤宜舒肝之郁，则火息而风尤易散也。方用逍遥散加味治之。"逍遥散药物组成为柴胡、当归、茯苓、白芍、白术、甘草。该方具有疏肝健脾、养血安神的作用，通过疏肝可以调畅气机，通过健脾可杜生痰之源，气机畅顺，痰浊不生，肺主宣降正常，则咳嗽不作。

临证咳嗽时，如患者出现弦脉或有情绪问题，急躁易怒，梦多，心烦或叹息等，均应注意情志致咳的治疗，特别是慢性咳嗽，患者久治不愈，愈治愈咳，不知其因，难为其效，往往会兼有情志郁闷之象，临床辨证时可以加上舒肝理气之药，如白芍、合欢皮、郁金、钩藤、佛手等，便可获其效。

【名医验案赏析】

清肝疏肝，降逆止咳治久咳

患者姓名：刘某某　　性别：女　　　年龄：66 岁

初诊日期：2021 年 2 月 23 日　　发病节气：雨水

主诉：咳嗽 1 月。

现病史：1 个月前开始咳嗽，痰黄质黏，浊涕，声嘶，大便干结不畅。曾于外院中医科就诊，仍咳嗽，气紧，呼吸不畅，痰少，间中咳，无发热，无反酸，大小便调，舌红，苔薄黄，脉弦滑。

过敏史：无。

体格检查：咽部充血，双肺呼吸音清。

辅助检查：暂缺。

西医诊断：咳嗽查因（支气管炎？）。

中医诊断：咳嗽。

证候诊断：肝火犯肺。

治法：清肝泻火，降气止咳。

【处方】

柴胡 5 g	枳实 15 g	佛手 10 g	菊花 15 g
姜半夏 5 g	竹茹 10 g	钩藤 15 g	紫苏梗 15 g
海螵蛸 15 g	白芍 15 g	甘草 5 g	苦杏仁 15 g
厚朴 10 g	茯苓 15 g	百部 15 g	

5 剂，4 碗水煎至 1 碗半，分两次温服。

二诊（2021 年 3 月 2 日）：服药后咳嗽基本消失，无明显气紧，心慌，无发热，无反酸，上腹部不适，大小便调，舌红，苔薄黄，脉弦滑。胸片示肺、心、膈未见病变，主动脉硬化。

【处方】

柴胡 5 g	枳实 15 g	佛手 15 g	菊花 15 g
姜半夏 5 g	竹茹 10 g	钩藤 15 g	紫苏梗 15 g
海螵蛸 15 g	白芍 15 g	甘草 5 g	茯苓 15 g
百部 15 g	枸杞子 15 g	柏子仁 15 g	麦冬 15 g

7 剂，4 碗水煎至 1 碗半，分两次温服。

【按】该例患者咳嗽，伴气紧，呼吸不畅，结合脉象，为肝气不疏；肝郁日久化火，木火刑金，肺气失降，故咳嗽。治疗以清肝泻火、降气止咳为法，予柴胡、钩藤疏肝泻火行气，配佛手舒肝理气，菊花平肝疏肝；姜半夏既可以化痰燥湿，又可和胃除痞；肝气不舒者，常伴有肝气犯胃的表现，正如"见肝之病，知肝传脾，当先实脾"，先安未受邪之地，予海螵蛸、紫苏梗制酸和胃降气，枳实、厚朴下气通便止咳，茯苓健脾化湿；百部与苦杏仁同用，利气止咳。投5剂后，患者咳嗽基本消失，无气急、呼吸不畅等表现，效不更方，方守前方加减，继续以清肝养阴、降气止咳为法治疗，肝体阴而用阳，阳旺则阴不足，故加枸杞子、麦冬、柏子仁滋养肝阴，平逆肝阳。

第六章 脏腑咳嗽

"五脏六腑皆令人咳,非独肺也"(《素问·咳论》),"肺病"是五脏失调的结局,咳、喘、痰等呼吸道症状,并非简单与"肺"相关,此处的"肺"不仅不等同于现代医学解剖概念上的"肺",还不限于中医藏象中的"肺",可引申理解为"五脏六腑皆令人肺病"。五脏六腑各藏其阴阳,脏腑自身及脏腑之间的阴阳失调是疾病发生的根本。五脏各在一定的时令受病而后传肺脏,如"乘春肝先受邪,乘夏心先受邪,乘秋肺先受邪,乘至阴脾先受邪,乘冬肾先受邪"。各脏又传胃、大肠、胆、小肠、膀胱、三焦。而六腑又可传五脏,以及脏象间横传。因此,邪犯各脏经脉,使各脏经脉气血逆乱,都可出现相应肺病症状。

"五脏六腑皆令人咳,非独肺也"的理论是中医整体观念的典型体现,是一个指导肺系疾病诊疗的重要理论,现代医学也已认识到许多脏腑的疾病均可造成咳嗽,如鼻后滴漏综合征、咽炎、心功能不全、胃食管反流、肾功能不全等均可致咳。外感六淫邪气从皮毛而入,导致肺咳,这一病因病机非常容易理解,而寒饮、冷食之邪气循经脉伤肺的观点已在影响现代医学思维,如慢性咳嗽的类型包括胃食管反流性咳嗽及鼻后滴漏综合征。同时,应从经络、非肺脏腑辨证入手,提高辨证治咳的水平。

治肺可以和调五脏,调他脏亦可获理肺之功。五脏一体整体观,在处理慢性呼吸疾病,尤其是难治性咳喘上,具有协调全身、整体调治的突出优势。五脏之间生克乘侮互为影响,密切相关。《万病回春·虚劳》在论述五脏之间的病机关系时明确提出:"肾水空虚,不能平其心火,心火纵炎,伤其肺金,是绝肾水之源,金水衰亏,不能胜其肝木,肝木盛则克脾土而反生火……"咳喘诸证,虽以肺的症状为多,但并不能机械地认为属于肺部病症就专治肺,而应从整体入手,在清肺理肺之中兼他法以调之,实可获相得益彰之功效。

第一节 肺咳证治

咳嗽的发生总与肺有关,如《医学三字经·咳嗽第四》所云"诸气上逆于肺则呛而咳,是咳嗽不止于肺,亦不离于肺也"。《素问·宣明五气》亦对此进行论述,"五气所病:心为噫,肺为咳",明确指出咳嗽的病位在肺。外邪犯肺,或脏腑内伤,累及于肺,影响肺的宣发与肃降功能,均会导致咳嗽。肺咳为五脏咳之一,病名首见于《素问·咳论》,其记载肺咳的证候为"肺咳之状,咳而喘息有音,甚则唾血"。《景岳全书·咳嗽》亦云"咳嗽虽多,无非肺病",认为咳嗽种类繁多,都是由肺脏功能异常所致。

一、肺的生理与咳嗽

(一)肺的生理功能

1. 肺为气之本

《素问·六节藏象论》明确指出,"肺者,气之本",肺主气之"气"包括一身之气和呼吸之气。

首先,肺主一身之气,为人体气的根本,肺对全身之宗气、营气、卫气及脏腑之气均有主持和调节的作用。"诸气者,皆属于肺"(《素问·五脏生成》),明代马莳注"吾身之气,皆属于肺",张景岳谓"肺主气,气调则营卫脏腑无所不治"(《类经·藏象类一》)。若肺的呼吸功能失常,则会影响气的生成和运行;若肺司呼吸的功能丧失,则清气不能吸入,浊气不能排除,体内外之气不能进行交换,生命也随之而告终。

其次,肺主呼吸之气,肺所吸入之自然清气与水谷之气相汇聚而生成宗气。"盖谓吸入之气,虽与胸中不相通,实能隔肺膜透过四分之一以养胸中大气。"(《医学衷中参西录·升陷汤》)肺气化合是生成营卫的关键,脾胃中化生出的水谷精微只是合成营卫的原料,不经肺气化合,便不能称作营气。对于宗气、卫气、营气的循行,现代医家认为均与肺气有直接关系。王洪图等指出"宗气积聚于胸中,靠肺气宣降布达上下……以发挥贯心脉、行呼吸之作用",而"营卫需要肺气推动运行全身,营气循经脉,卫气走玄府孔窍,腠理油膜",从而使宗气、卫气、营气发挥正常的生理功能。所谓肺主呼吸之气,是指肺是体内外气体交换的场所,通过肺的呼吸,实现体内外气体的交换,保证人体正常的新陈代谢。后世对肺主呼吸进行传承发挥,如明代赵献可的《医贯·内经十二官论》说"喉下为肺,两叶白莹,谓之华盖,以复诸脏,虚如蜂窠,下无透窍,故吸之则满,呼之则虚,一吸一呼,本之有源,无有穷也,乃清浊之交运",述及呼吸的具体形式。清末唐宗海的《血证论·脏腑病机论》认为"肺开窍于鼻,主呼吸,为气之总司。盖气根于肾,乃先天水中之阳,上出鼻,肺司其出纳……凡气喘咳息,故皆主于肺"。

2. 肺主治节

《素问·灵兰秘典论》曰:"肺者,相傅之官,治节出焉。"张景岳的《类经·藏象类》谓："肺与心，皆居膈上，位高近君，犹之宰辅，故称相傅之官。肺主气，气调则营卫脏腑无所不治，故曰治节出焉。"唐宗海的《血证论·脏腑病机论》也指出："肺之令主行治节，以其居高，清肃下行，天道下际而光明，故五脏六腑皆润利而气不亢，莫不受其制节也。"肺对全身各脏腑组织具有治理调节的作用，肺的多种生理功能都可统属于"肺主治节"之中，具体包括以下几个方面。

（1）协调全身之气。随着肺的呼吸运动，肺治理和调节着全身宣发肃降。一方面，通过肺气宣发，使精微物质如"雾露之溉"滋养五脏。另一方面，通过肺气肃降，平抑诸脏亢逆之气，调节各脏腑自身气机升降以及脏腑之间气机升降的协调，例如，肺之肃降可制约肝气升发太过。"脾气散精，上归于肺"，肺将脾胃受纳运化的水谷精微转输全身。肺之收敛能滋助肾之封藏，使之主水和纳气功能正常。

（2）肺朝百脉，助心行血。肺推动和调节血液的运行，全身的血和脉虽统属于心，但血液在全身的正常循行尚须肺气协助推动；由肺吸入的自然界的清气与脾胃运化的水谷精气相结合而生成宗气，其在肺中生成并积存于胸中，贯心脉以助心行血。

（3）通调水道。肺能疏通调理全身水液输布、运行和排泄道路，后世提出"肺为水之上源"：一是通过肺气宣发，将津液由肺布散到皮毛和腠理，气与津液向上、向外运行；二是通过肺气肃降，将津液由肺到中、下焦，气与津液向下、向内运行。两者相辅相成，即《血证论·肿胀》所谓"肺为水之上源，肺气行则水行"。

（4）协调人的生理节律与自然阳气消长统一。肺气协调人体阴阳与自然相统一，例如，夏季汗多尿少而适应外界阳热，冬季汗少尿多而减少散热、保持身体温暖。另外，"肺主治节"的"节"可理解为"节律"，肺统管人体各项生理活动的节律，并维持节律与自然节律相统一。《素问·五脏生成论》指出："诸血者，皆属于心，诸气者，皆属于肺，此四肢八溪之朝夕也。""朝夕"，潮汐之谓也。潮汐是天地阳气起落在河流中的体现。肺朝百脉中的"朝"也有"潮"之意，意为肺气能使血脉潮动，协调人体阴血潮动的节律与自然潮汐节律相统一。

3. 肺的系统联属

肺在志为悲、忧。"在脏为肺……在志为忧"（《素问·阴阳应象大论》），"精气……并于肺则悲"（《素问·宣明五气》）。悲哀或过度忧伤均属于非良性的情志变化，悲伤忧愁的主要影响是耗伤肺气，即所谓"悲则气消"（《素问·举痛论》）。在肺气虚衰或肺失宣降时，人体气血不足或滞涩，对外界不良刺激的心理承受力下降、较为容易产生悲忧情绪；反之，若过于剧烈或者持续时间过长的悲忧，可引起肺气宣降失常，进而肺气亏耗，引起反复咳嗽喘息、呼吸气短等病症。

肺在体合皮，其华在毛。《素问·五藏生成》载："肺之合皮也，其荣毛也。"皮毛为一身之表，是机体抵抗外邪的第一屏障，依赖于肺所宣发的卫气和津液的温养、润泽。肺与皮毛相互为用，肺主气，肺气宣发，具有宣发卫气、输精于皮毛等生理功能。肺功能正常，则皮肤致密，毫毛光泽，对外邪的防御能力亦较强；若肺气虚，宣发卫气、输精于皮毛的功能低下，则卫气的防御和固摄功能下降，可出现畏风寒、自汗，或易感冒，或皮毛枯槁等现象。

肺开窍于鼻，在液为涕。"肺主鼻……在窍为鼻"（《素问·阴阳应象大论》），"肺气通于鼻，肺和则鼻能知臭香矣"（《灵枢·脉度》）。鼻为呼吸道的最上端，具有主通气、主嗅觉和助发音的功能。鼻的通气、嗅觉与助喉部发音等功能，都必须依赖肺气的宣发作用。肺气通利，呼吸均匀，则嗅觉灵敏、声音能彰；肺失宣发，则鼻塞不通，呼吸不利，嗅觉亦差，音哑或失音。喉为肺之门户，鼻为肺之外窍，鼻和喉是呼吸之气出入的通道，外邪袭肺，多从鼻喉而入；肺的病变，也多见鼻、喉等肺系之症，如鼻塞、流涕、喷嚏、喉痒、音哑和失音等。

《素问·宣明五气》载："五脏化液……肺为涕。"鼻为肺窍，鼻涕由肺精所化，经肺气的宣发作用布散于鼻窍：若肺气充足，则鼻涕润泽鼻窍而不外流；若肺寒，则鼻涕色白或透明，质地清稀而量多；若肺热，则鼻涕色黄、质地稠浊；若肺燥，则鼻中干燥。

（二）肺脏生理特性与咳嗽的关联

1. 肺气宣发肃降

宣和降基本概括了肺气活动的基本形式，肺主气、司呼吸，是肺的宣发和肃降的结果，呼即宣发，吸即肃降。肺的宣降正常、散敛有度，则呼吸调匀；若肺失宣降，肺气不利，则会出现咳、喘、气逆等呼吸异常表现。

肺气宣发，是指肺对气机和津液具有向上升、向外推动输布的作用。肺气的宣发，能将浊气排出体外；将脾上归于肺的水谷精微布散全身，外达皮毛，以濡养脏腑经络、四肢百骸；同时，将卫气宣发到达肌腠，护卫肌表、调节腠理开合，并促进汗液的正常排泄。若肺失宣发，可出现咳嗽气逆、呼气不利，多可兼见胸闷、呼吸滞涩、鼻塞喷嚏、无汗或汗出不利等症。

肺气肃降，是指肺对气机和津液具有向内、向下清肃通降的作用。肺气的肃降，使肺能充分吸入自然界之清气，同时肃清肺和呼吸道内异物，保持呼吸道洁净；将肺吸入的清气和脾转输至肺的津液、水谷精微向下向内布散于全身；将水中精气下藏于肾，同时下输代谢产物和废水并通过二便排出体外。若肺失肃降，则可出现咳喘、咳痰、呼吸短促或表浅等症。

肺的宣发和肃降相反相成，维持肺中阴阳的升降出入，高下相召，升降相因，并行不悖，才能生生不息，生命如常。肺气有宣有降，才能使气正常出入，气道通畅，呼吸均匀，保持内外气体的交换，同时能使各个组织器官得到气血津液营养灌溉，而又免除水湿痰浊停留，并从整体上保持肺脏的清虚状态和五脏的功能协调。因此，宣降作用不仅是肺脏本身正常功能调节的表现，也是保持五脏功能协调所必需的。

病理状态下，肺气的宣发肃降中任何一方的病变，都可影响到相对的另一方，没有宣发便没有很好的肃降，而肺失肃降也必然影响正常的宣发，二者之协调关系的破坏，则会出现呼吸失常和津液代谢障碍的临床表现，如呼吸不利、气喘、咳嗽、咳痰等症。

在咳嗽辨治中，肺气升降失常有主次不同，如外邪犯肺的咳嗽，多以肺气不宣为主，肺气不降为辅；内伤咳嗽则多以肺失肃降为主，肺气不宣为辅。然而肺气宣肃是对立统一的，咳嗽治疗中要权衡宣肃治法的轻重，把握好宣肃治法之时机。如清代石寿棠的《医原》所云："外感者其气多滞，当于散邪中兼利气；内伤者其气多逆，当于养阴中兼纳气，久咳者其气多虚，当审其由。"

2. 肺五行属金，其性肃敛

肺五行属金，与秋相应，金曰从革，金性肃敛，火与水之间气机从上炎转向下沉全凭金气收敛之力。因此，尽管肺既主宣发又主肃降，但就全身气机而言，肺气对一身之气的作用是以肃降、收敛为主。

肃为清肃、宁静，降为下降。肃降即清肃下降之意，有向下、向内、收敛的特点。肺主肃降是指肺气以清肃下降为顺，通过肺气之肃降作用，才能保证气和津液的输布，并使之下行，才能保证水液的运行并下达于膀胱而使小便通利。肺气必须在清肃下降的情况下，才能保证其正常的机能活动。

从全身气机升降通路的角度来看，肝升肺降，升与降处于和谐状态。只有肝主升发、肺主肃降的功能正常，全身气机升降的道路才能通行。《内经》曰"左右者，阴阳之道路也"，前人所谓"肝左肺右"，是从气化分布的角度提出"肝生于左，肺藏于右"。这从本质上也是为了说明在左为升、在右为降，而不是指形态上的肝、肺的解剖位置。

3. 肺为娇脏，不耐寒热

《鸡峰普济方·咳嗽》载："古人言肺病难愈而喜卒死者，肺为骄脏，怕寒而恶热，故邪气易伤而难治。"这是"肺为娇脏"最早的记载之一。《顾氏医镜·格言汇撰》谓："人之声音，出自肺金……盖人肺金之气，夜卧则归藏于肾水之中……此一脏名曰娇脏，畏热畏寒。"元代滑寿的《难经本义·四十九难》提出"肺主皮毛而在上，是为嫩脏"。

关于"肺为娇脏"，可以从肺脏形态娇虚和不耐寒热两方面理解。

从肺的形态结构特点上看，肺脏与其他四脏具有明显差别，《素问·太阴阳明论》和《难经·三十三难》均提出"肺得水而浮"，肺脏质软而轻，湿润光滑，内含空气，吸之则满、呼之则虚，富有弹性与延展性，充气时尤见空虚、单薄，可见肺脏娇柔清虚的形态。

从肺不耐寒热的特性上看，一方面，肺对寒性、热性的病邪都易感，正如吴敦序所说"肺叶娇嫩，通过口鼻直接与外界相通，且外合皮毛，易受邪侵，不耐寒热，故有'娇脏'之称"；另一方面，肺对寒性、热性药物都较为敏感，过寒、过热都易伤肺气，如徐灵胎的《医学源流论·伤风难治论》指出"肺为娇脏，寒热皆所不宜，太寒则邪气凝而不出，太热则火烁金而动血，太润则生痰饮，太燥则耗精液，太泄则汗出而阳虚，太涩则气闭而邪结"。清代程钟龄在《医学心悟·咳嗽》中也指出"肺为娇脏，攻击之剂，即不任受"。故肺系疾病的防治须遵循"治上焦如羽，非轻不举"，用药以轻清、宣散为贵，过寒、过热、过润、过燥之剂皆所不宜。尤其是久咳气喘之人，治疗多使用滋润调和之剂，缓而图之。

4. 肺易受邪，肺气易损

无论外感、内伤或其他脏腑病变，皆可波及于肺而引发多种肺系病症。

首先，肺易受外邪。五脏之中，肺是唯一与外界相通的内脏，外邪入侵，肺必首当其冲。肺开窍于鼻，外合皮毛，直接与天气相通，故六淫、疠气、毒雾、粉尘等外邪侵袭机体时，无论外邪从口鼻，还是从皮毛而入，均能犯肺而为病。肺为清虚之体，不容纤芥。故肺为诸邪易侵之脏。叶天士的《温热论·温病大纲》开篇即指出"温邪上受，首先犯肺，逆传心包"，其《临证指南医案·肺痹》还指出"凡六淫之气，一有所着，即能致病，其性恶寒恶热、恶燥恶湿，最畏火风。邪着则失其清肃降令，遂痹塞不通爽矣"。由此可见，肺之易损并非仅仅指外邪易犯，亦是言其发病因素及致病途径之多重。

其次，其他脏腑病变易损及肺。肺居高位，为华盖而覆盖诸脏，又为百脉之所朝。陈修园在《医学三字经·咳嗽第四》中说："肺为脏腑之华盖，呼之则虚，吸之则满，只受得本然之正气，受不得外来之客气，客气干之则呛而咳矣；只受得脏腑之清气，受不得脏腑之病气，病气干之亦呛而咳矣。肺体属金，譬若钟然，一外一内，皆所以撞之使鸣也。"清代程钟龄的《医学心悟·咳嗽》也说："肺体属金，譬若钟然，钟非叩不鸣，风、寒、暑、湿、燥、火六淫之邪，自外击之则鸣，劳欲、情志、饮食炙煿之火，自内攻之则亦鸣。"临床上他脏乘侮肺的情况较为常见，如肝气横逆犯肺而致咳嗽，肾虚水饮犯肺而致咳喘等。

肺中虽然常有大量气血周流，但不若肝能藏血、肾能藏精，又不似脾胃能化生气血，肺本身的气血阴阳有赖于脾肾的化生滋养，这也是肺脏易虚的机理。"邪之所凑，其气必虚"（《素问·评热病论》），多种慢性咳喘性疾病都存在

"肺虚夹邪"的基本病机，无论是急性发作期，还是缓解期或迁延期，补肺祛邪始终重要。

二、肺咳的病机探讨

1. 外邪犯肺之咳嗽

"皮毛者，肺之合也，皮毛先受邪气，邪气以从其合也"（《素问·咳论》），外邪犯肺是咳嗽最基本的病因病机。肺司呼吸而与天气相通，因此，肺开窍于鼻。肺主皮毛，病邪每每从鼻咽、皮肤侵犯人体而产生疾病。肺为娇脏，不耐寒热，易被邪侵，外感六淫之邪直接影响肺气升降引起病变，其易感性和发病程度远远超过其他脏腑，这与肺的生理特性及功能直接相关。肺为华盖之脏，从上而统下，肺合皮毛，由外而包内，可见肺主司周身之气、宣行周身之血、敷布周身之津，即《素问·平人气象论》所谓"脏真高于肺，以行荣卫阴阳也"。因此，外感咳嗽不仅会影响周身气血津液的输布代谢，还可能进一步累及其他脏腑的功能。

外感诸邪均可以引起咳嗽，例如：风邪客肺，"肺风……多汗恶风……时咳短气"（《素问·风论》）；暑热伤肺，"炎暑流行，肺金受邪，民病疟，少气咳喘"（《素问·气交变大论》）；湿邪犯肺，"秋伤于湿，冬生咳嗽"（《素问·阴阳应象大论》）；燥邪伤肺，"阳明司天，燥淫所胜……大凉革候……咳"（《素问·至真要大论》）。外感犯肺最常见的是风寒、风热与燥邪三类。

（1）风寒犯肺咳嗽。此证是因寒邪束表，引起肌表腠理收缩，以致卫气不能出表，水津不能输布，气郁津凝、肺气宣降不利而咳嗽气逆。病因属于外感寒邪；脏腑定位属于卫表或肺系，可累及胃肠、三焦、膀胱等；病性属于表寒实证。

本证咳嗽特点以咳嗽气逆、痰稀不黄为主，多伴有恶寒，喷嚏连声，鼻塞流涕，咽痒，或兼见发热，无汗或汗多，吐泻腹痛，或小便不利等；以舌淡苔白，脉象浮紧或浮缓为本证依据。寒邪外束，卫阳不能达表，则恶寒，且咳嗽可因受寒、受风诱发加重；卫阳被遏，正邪相争则可兼见发热；肺窍不利，多伴见鼻塞、喷嚏、流涕；肺中津凝不布，则可见流涕、咳痰，色白质黏为主，若郁而化热或本有内热也可见痰涕略黄；肺气被风寒所郁闭，宣降失常，则咳嗽气喘。有受寒病史和兼见舌淡苔白、脉浮不数，则可佐证此为外寒侵袭。风寒束表之证，虽然病在肺卫，却可涉及五脏，累及胃肠则纳差、吐泻，累及肾与膀胱气化则小便不利，累及肝胆气机则胸胁胀闷。素体阳旺者易使寒邪入里化热而成表寒里热，素体气虚、阳虚者则困倦少神且易成寒饮伏肺。

（2）风热犯肺咳嗽。此证是因风热或温热病邪由肺系而入，肺气宣降失常，卫外功能失调，气郁化热或素体阳热，津液损伤而致咳嗽。病因属于外感热邪；

脏腑定位属于卫表或肺系，可累及脾胃、大肠、三焦、膀胱等；病性属于表热实证。

本证咳嗽特点以咳声重浊、咳剧时伴胸中灼热感、痰黄质黏为主，多伴有发热、头痛、咽干痛或痒，或腹胀、大便干结，或小便不利等，以舌红、苔黄、脉浮数或滑为其证依据。肺气闭郁，宣降失常则咳嗽；热邪内扰胸中血络则咳嗽伴胸痛或有胸中灼热感；温邪内郁，邪从热化，肺中津液受热蒸灼，故见痰黏稠、色黄而难咳出；热邪侵表，营卫受扰，故见恶寒发热；津为热耗，引水自救，故口渴思饮；邪热循经下移大肠则见大便干结。

（3）外燥犯肺咳嗽。此证的本质是由于天气干燥损及肺中津液，或影响肺津输布，使肺气不利的病变。传统中医将外燥分为温燥与凉燥，两者都有鼻燥咽干、干咳无痰之症，但二者的区别不仅在于发病季节，还在于前者属水津亏损、后者属水津不布的病机区别。温燥伤肺多见于初秋酷暑未消之时，燥伤上焦气分，肺中津液受灼；凉燥犯肺则多见于深秋久晴无雨，气温骤降，肺气及肺中津液因感凉燥而束敛，出现水津不布、气失宣降。

燥邪伤肺之咳嗽以干咳无痰，或痰少而黏、不易咳出，咳则胸痛为其主要特点，可兼见头痛身热、鼻燥咽干等。温燥伤肺，多因初秋久晴无雨，空气干燥，肺因吸入燥气而津液耗伤，影响肺气正常宣降，津为燥热所伤，水津亏损，则鼻燥咽干，干咳无痰或痰少而黏，不易咳出。上述证象凉燥、温燥均可出现。若其兼见舌尖红，苔薄黄，脉微数，可辨为温燥；若舌不红、苔不黄，以寒象为主，可辨为凉燥，不一定拘泥于发病季节。

外感的寒、热、燥均属邪犯肺卫，均可引起气和津液发生病变，治疗上均体现宣肺散邪的基本思路，但在病因、病机等方面又同中有异：第一，从传变规律上看，风寒之邪外侵，导致皮毛闭塞，肺气郁而不宣，主要反映了邪气由外入内；温热之邪，自上而受，首先犯肺，影响肺气的正常宣发，变生咳嗽，主要反映了疾病由上而下；外燥致病则有较显著的季节性，影响部位也主要局限在皮肤、肺，部分损及胃津。第二，从气与津液失常上看，风寒束表，是肺气宣降不利、肺气不能正常推动津液输布，而导致水津凝滞；风热和燥邪犯肺，是燥热之邪耗伤阴津，阴津损耗而影响肺的功能。

2. 内生诸邪，肺失宣降

"肺者，气之本"（《素问·六节藏象论》），肺气的宣与降相互依存、相互制约，相反相成。肺气宣降不仅是肺脏自身功能协调的表现，也是保持五脏六腑及经络功能协调的必需。肺气宣降失常，必然引起津液输布失常而生痰饮，津液的盈虚通滞，又必然影响肺气宣降，可见肺中"气"与"津"是互为因果的一个整体。咳嗽一证总不离肺中津、气两方面的变化，由气津升降出入逆乱使然。津气为病，或为气郁湿滞，或为气虚津亏，临床上新病、实证以前者多见，久病、虚证则以后者多见。

五脏病变皆能致咳。肺朝百脉，脏腑气血皆朝向肺中，五脏功能失调或脏腑中的邪气，均可以直接影响肺脏津气正常宣降。《素问·咳论》明确指出"五脏六腑皆令人咳，非独肺也"，并进一步指出病邪入伤五脏，不同季节所产生病邪各不相同，并分别伤及与其所主时节相应的脏腑，"五脏各以其时受病，非其时，各传以与之。人与天地相参，故五脏各以治时，感于寒则受病……乘秋则肺先受邪，乘春则肝先受之，乘夏则心先受之，乘至阴则脾先受之，乘冬则肾先受之"。可见，咳嗽虽与肺紧密相关，但其他脏腑发生病变也可影响到肺，或可理解为咳嗽是其他脏腑功能失调表现在肺气宣降上。如脾虚生痰，痰湿上犯于肺；肝火上炎，气机上逆犯肺；肾虚水泛，寒饮上泛凌肺；等等。

讨论肺中邪气时常须关注"内外合邪"，或称为内外邪气相引，尤其是慢性咳嗽缠绵难愈或反复发作，多与"内外合邪"相关。《素问·咳论》载"其寒饮食入胃，从肺脉上至于肺，则肺寒，肺寒则外内合邪，因而客之，则为肺咳"。例如，肺中寒饮多由风寒诱发，肺中伏痰多因外感风寒或接触发物而诱发。清代张璐的《张氏医通·诸气门》亦云"歧伯虽言五脏六腑皆令人咳，其所重全在肺胃，而尤重在外内合邪四字"。

由此可见，治疗咳嗽不仅着眼于调治肺中气津，还须兼顾其他脏腑邪正盛衰及气血通滞，依据脏腑经络的关联拟定整体治法。

（1）肺寒停饮咳嗽。《黄帝内经》对于实证咳嗽，首重寒邪客肺。《素问·宣明五气》谓"五脏所恶：肺恶寒"，《素问·咳论》指出"其寒饮食入胃……感于寒则受病，微则为咳，甚则为泄为痛"。《灵枢·邪气脏腑病形》也指出"形寒寒饮则伤肺，以其两寒相感，中外皆伤，故气逆而上行"。可见在《内经》所述病因病机体系中，肺部疾病的核心病机是"寒"，而"内外相合"则是寒邪伤肺的重要形式，肺、胃是寒邪侵袭的主要病位。一方面，肺合皮毛，外感寒邪侵犯肌腠，从肺卫之表逐步深入，影响到肺脏的正常宣发肃降功能；另一方面，肺胃经脉相通，脏腑位置毗邻，寒饮食入胃，寒邪既可影响到胃之本腑，亦可影响到肺气宣降。寒性凝滞，饮邪入胃亦可循经传肺，留聚日久化为痰涎，进一步阻塞肺气的正常运行，因此，肺中寒邪多伴有津凝不布而呈肺中寒饮停滞。诚如巢元方在《诸病源候论》对寒邪如何导致肺病所言："气为阳，流行脏腑，宣发腠理，而气肺之所主也。咳病由肺虚感微寒所成，寒搏于气，气不得宣，胃逆聚还肺，肺则胀满，气遂不下，故为咳逆。"

肺寒停饮之咳嗽，以咳嗽、痰稀色淡、遇寒加重为其主要特征，兼见恶寒、口不渴或渴喜热饮、舌淡苔滑、脉象弦紧。此证得之于风寒或饮食之寒从外入里，或阳虚内生寒邪，或内外之寒相合，肺气被寒气郁迫而宣降失常，水津升降出入失司，变生痰饮，津气交阻，遂见上述诸证。脾肾阳虚，气化不行，饮邪犯肺，也可致喘咳痰稀之证。

（2）肺热气逆咳嗽。肺热咳嗽是指肺气宣降失常、气逆作咳而病性属热的病变。

肺为娇脏，不耐寒热，火性上炎而肺居高位，因此，不论外感之邪，或七情过极、房事、劳倦内伤化火，均易为害于肺，扰乱肺气宣降。火热具炎烈之性，为害最速，且伤津劫液，不论是伏逆之火，还是君相之火，均可灼伤肺金。明末医家汪绮石在《理虚元鉴》中指出"唯肺之一脏属金，金畏火克，火喜烁金，故清肃之脏最畏火，此言其脏质也。肺居膈上，其气清，其位高，火若上冲则治节失令，而痰滞气塞，喘嗽交加，故至高之部极畏火，此以部位言之也"，并提出对虚劳肺病以"清金保肺"为主旨。

肺热气逆证之咳嗽，以咳嗽声重、咳嗽伴胸中灼痛或滞闷为主要特征，兼见面赤、汗出身热，口渴思冷饮，舌红苔黄，脉滑而数。多因外邪犯肺，郁结化热，或受肝火、心火、胃肠之火、肝肾阴虚之火，肺气宣降失常，见咳嗽、胸痛之症；若肺中津液凝结不布，气郁津凝，痰与热结，则可兼有痰稠等症。

（3）痰热壅肺咳嗽。本证多因温热之邪从口鼻而入，热邪壅肺，煎熬津液成痰，痰热郁阻，肺气宣降失常；或脏腑内热久郁于肺，肺中津凝生痰，热与痰搏结难解，故见咳喘气促，痰黄稠。

痰热壅肺之咳嗽，以咳嗽、气喘、咳痰黄稠为主症，可兼见呼吸急促甚则鼻翼扇动，或痰中带血，或咳腥臭脓血痰，或胸痛，或烦躁不安，口渴喜冷饮，小便黄，大便秘结，舌红苔黄腻，脉滑数。痰热阻滞肺络则胸痛，血败肉腐化脓，则咳腥臭脓血痰；热邪郁遏于里，肺热炽盛，痰热内灼阴津，故口干；肺热下移大肠，故多兼见大便秘结；痰热内扰心神，则烦躁不安。

依据痰涎质地颜色判断寒热，许多临证细节需要详细分析。一般而言，质稠者为痰，清稀者为饮；色黄黏稠为热，色白质清为寒。从病机上分析，气郁化热、津液受其煎熬故痰质浓稠；阳气不足、无力浓缩津液故饮邪清稀。但是，如果津液未在肺内停留片刻即逆而上出，虽热盛亦不能骤变为痰；津液在肺内停留较久，虽为寒亦可变稠而偶吐一口浓痰。因此，临床上不可仅仅着眼于痰来辨寒热虚实，务必体察舌脉、四诊合参，要在细微处反复推敲，才能真正辨明寒热。

3. 肺虚

（1）肺气不足咳嗽。肺气不足是肺生理功能低下甚至衰弱，出现表卫不固、肺气升降不利与津气输布失常的病变。

本证主要成因一是耗气太过，二是化源不足，多因久咳、久喘，或禀赋不足，或由他脏变化影响及肺，致使肺气乃至全身机能活动减弱。久咳失敛，汗出过多，气随津泄，均属耗气太过；脾虚不能输精于肺，肾虚而元气无根，则属化源匮乏。

肺气不足的咳嗽，以咳嗽无力、劳累加剧为主要特点，可兼见声低息短，动则气短，面色㿠白无华，体倦乏力，痰清稀，或有自汗畏风、易于感冒，舌淡，脉虚弱。

肺气虚弱，宗气生化不足，故咳嗽无力、动则气促；劳则气耗，故咳嗽症状在劳累后容易加重；气虚功能低下，故声低、气短、面色㿠白无华；气虚卫外不固，腠理不密，故自汗、易于感冒；肺为水之上源，肺气虚则无力输布水液功能，水液停聚于肺，故见痰多而质清稀；舌淡、脉虚，均为肺气虚之症。

（2）肺阴亏虚咳嗽。肺阴虚证是肺阴不足、虚热内生所表现出的证候。

肺阴亏虚之咳嗽，以呛咳、痰少而黏，或咳痰带血，声音嘶哑为主要特征，伴有以鼻燥口干，或咽喉干痛、干痒，或兼见潮热、盗汗、颧红颊赤、五心烦热，形体消瘦，舌红少苔，脉细或细数为其阴虚辨证依据。

本证多因久咳伤阴，或内伤五志化火伤阴，或肾阴亏虚不能上滋肺阴，或痨虫袭肺导致邪热恋肺、耗伤肺阴。肺为水之上源，主输布津液以濡润全身。肺阴不足，虚火内灼，肺为热蒸，气机上逆，则为咳嗽；肺系濡养不足而见鼻燥口干或喉痛声哑；肺津被灼，炼液成痰，故痰少而质黏稠，甚至虚火上炎，灼伤肺络，迫血外溢，可见咯血或痰中带血。其基本病变为津枯、有热、肺功能失常，阴虚与虚热常常互为因果并加重肺气失常。如兼肺肾阴虚，阴不制阳，虚火上炎，可见潮热、盗汗、颧红。

（3）肺脏阳虚咳嗽。肺阳虚是肺中阳气亏虚、寒从中生，阳虚不能布散津液的病变。其主要成因有三，一是由皮毛感受寒邪，从表入里，日久不愈，损及肺阳；二是恣食生冷，损伤脾阳，中焦虚寒使肺阳无所化生；三是肾阳衰惫，元阳不足使肺阳无根无依。肺阳虚的咳嗽以咳嗽痰稀、受寒或寒凉药食诱发加重为主要特征，或吐涎沫、遗尿、咳嗽伴小便失禁；以无外感寒邪而见舌淡或淡暗、苔白而润、脉弱或沉为辨证依据。

《灵枢·决气第三十》载："上焦开发，宣五谷味，熏肤，充身，泽毛。"《灵枢·痈疽第八十一》曰："上焦出气，以温分肉而养骨节，通腠理。"卫气通于肺，肺主卫阳，因此，卫阳的部分生理功能及病理变化当为肺阳所属。而卫气出下焦，卫阳出肾阳，肺阳的根源也在肾阳。广东省名老中医邱志楠教授指出，对于咳喘性疾病，尤其是慢性、难治性咳喘，患者均有不同程度的背冷怯寒、面色㿠白、自汗、鼻流清涕、鼻头清冷、痰白质稀如泡沫状，甚或有发绀、颜面浮肿等寒象，这些都属于肺阳虚衰或肺肾阳虚的表现。

肺气宣降能控制和调节水液代谢输布，三焦水液失调，可因肺失宣降，水湿停滞而见咳痰清稀或吐涎沫；也可因肺不布津，治节无权而直趋下走，症见小便数、遗尿、失禁等症，虽与肾阳虚衰不能蒸腾气化、脾气下陷不能制约转输、肝气虚寒不能疏泄调节有关，但肺气虚冷，上虚不能制下，亦为病变机理之一。

古籍较少立"肺阳虚损"之说,然五脏都有功能衰弱的阳虚,肺脏自不例外。这主要是由于肺合皮毛、主表,外寒相侵多见,因此较少称为"肺阳虚"而多称为"肺寒";另外,肺阳虚多与脾阳虚或肾阳虚兼见,治疗上也多从温补脾肾论治,因此较少单列肺阳虚。但辨识肺阳虚对于分析咳嗽病机、拟定咳嗽治法均有较大临床价值,因此单列于此。

4. 咳嗽高敏综合征的中医辨证探讨

慢性咳嗽在经过严格的现代医学诊断程序后仍有约10%的患者病因未明,这类患者目前被诊断为咳嗽高敏综合征。由于诊断不明,尚无针对病因的特异性治疗,这类病例已成为西医诊治慢性咳嗽的"新难题",并逐渐引起临床医生的关注和思考。这恰恰是能发挥中医辨证论治的优势领域。笔者针对慢性咳嗽不明原因及咳嗽高敏综合征病例的临床症状和中医证候特点开展研究,以资借鉴。

咳嗽高敏综合征在症状上以阵发性、刺激性咳嗽为主,多见无痰或少痰,多有咽痒或气道不顺畅等主观感觉,不少病例的初发因素与感冒有关,部分病例咳嗽加重与进食寒凉药物食物、月经来潮的关系比较明确;在中医证候上,绝大部分病例为虚实夹杂,病位主要涉及肺、脾、肝,以气虚、阳虚、风邪、痰湿、气滞等证候要素多见,热证(包括痰热、湿热、燥热、肝火等)病例远远少于寒证。

常见证候包括以下类型:

(1)肺气虚夹风痰。咽痒明显,因咽痒而作咳,干咳多见,或少量白色泡沫痰,咳痰不爽;多数是感冒后迁延不愈的反复咳嗽;可伴有自觉体力欠佳,易疲劳,易感冒或自汗等;舌淡或淡红,脉弦缓。

(2)肺脾虚寒夹痰。咳嗽敏感性很高,咳嗽遇寒加重(包括咽喉或背部受寒、接触冷水、饮用冷饮、进食性质寒凉的食物药物等);咳嗽时喜饮温热饮,往往得热咳减;痰白质稀、量少;多伴有便溏、口淡;舌淡胖、有齿痕,脉虚乏力。

(3)肝气郁结犯肺。咳嗽与情绪相关,情志抑郁不畅时咳嗽加重;咳嗽有气逆感,咳嗽剧烈时伴有胸胁胀闷或隐痛;女性患者大多伴有月经不调,或咳嗽加重与月经期相关,男性患者多见性情急躁;舌淡红或红,苔薄黄或白,脉弦。

咳嗽高敏综合征患者的咳嗽以干咳为主,但不同于常见的干咳(主要责之于肺阴亏虚或燥邪犯肺),此类干咳在证候和病机上有一定的特殊性。

(1)干咳以气虚、阳虚居多,阴虚少见。按照一般的中医思维习惯,干咳多属于阴虚或肺燥,而在慢性咳嗽不明原因病例中,患者虽多见干咳、痰少、痰黏难咳出,或伴有口干、咽干、咽痒等类似阴虚表现的症状,但纯粹属于阴虚的不足一成,大部分患者属于肺气虚、肺脾气虚或气阳虚,部分患者兼有肺阴虚。这类患者的咳嗽特点为:气道敏感性高,吸入冷空气、刺激性气味或在空气混浊处容易诱发咳嗽；咳嗽遇寒加重；咳嗽时喜饮温热饮，往往得热咳减；咳嗽乏力，劳累时咳嗽加重，常伴有易疲劳、反复感冒、自汗、恶风等全身症状；多见舌淡或淡白，舌胖大，或见齿痕，苔白或白滑，脉虚缓。

一般气虚和阳虚者多见痰多、痰白清稀，但若为慢性咳嗽的患者，多见干咳、少痰、口干红，从病机上分析，主要是肺气虚弱，无力布津上承所致。肺为娇脏，不耐寒热，肺虚则无力御邪，故临床上肺虚患者多见气道敏感性增高。提示治疗上可加强培补中气，培土生金。

咳嗽高敏综合征的干咳不可一味地从滋阴润肺方面考虑。临床上，不少患者虽干咳而仍能用干姜、细辛、法半夏等温药，若用玄参、麦冬等滋阴清热之品，虽咽部舒缓但容易出现口淡、便溏，可见其肺脾虚弱、气阳不足方为根本。所谓"久病必虚"，对于慢性咳嗽患者，久咳肺虚虽可能有阴虚津伤的一面，但气虚、阳虚可能更需要重视。

（2）症状上无痰，病机上有痰。在慢性咳嗽不明原因病例中，患者自诉为干咳无痰或少痰的占九成以上，但仔细追溯病史，患者其实还是有"痰"：部分病例会在晨起咳出黏痰，之后就一整天都无痰；部分患者虽然大部分时间是干咳，但偶尔咳出痰后咳嗽能明显缓解；部分患者自觉喉间有痰但不能将痰咳出；少数特殊病例确实一直是干咳，但服药后吐出黏稠痰块后咳嗽痊愈。

肺主气，又主通调水道，肺中的"津"与"气"密切关联，气行不畅则津液输布郁滞。咳嗽者肺气不利，使肺中津凝不布、郁而成痰，痰阻气逆则作咳。若有肺中虚冷或肺脾俱虚，则痰之为患更甚。这提示临床上即使是干咳的患者也要注意其病机上有"津凝成痰、痰气交阻"的一面，治疗上可遵张仲景"病痰饮者当以温药和之"之法以及干姜、细辛、五味子（或加法半夏）的配伍用药。前人所谓"若要痰饮退，不离姜辛味"确为良言，热性不显者用之效著。

三、肺咳治法及代表方药

围绕肺脏本身拟定治咳之法，始终不离辨表里和寒热虚实。

辨外感内伤：外感咳嗽，病程较短，多伴表证，根据外邪性质，有风寒、风热、燥热之分；内伤咳嗽，多属久病，容易反复发作，有痰热、湿浊、寒饮、气虚、阴虚、阳虚等寒热虚实之别。当代中医专家提出，咳嗽的病因已不局限于外感与内伤，尤其是亚急性和慢性咳嗽，涉及疾病范围广，外感、内伤症状均不明显，且外感和内伤咳嗽之间相互关联，有时难以截然分开。

辨标本虚实：慢性咳嗽常反复发作、耗伤肺气，故无论外感还是内伤，多属正虚与邪实并见。标实为热、寒、风等无形之邪与痰浊、水饮、瘀血等有形之邪搏结，须详加辨析，并辨别相关的其他脏腑；本虚主要责之肺、脾、肾（本章主要讨论肺虚为主的治法），有气虚、阳虚、阴虚之分，同时须注意虚实之间尚有先后主次的不同。

（一）外感宜宣

外感六淫之邪及疫疠之气，均可引起肺气宣降失常。外感咳嗽，大多咳声高扬，白昼为主，兼见恶寒、鼻塞喷嚏、咽痒咽痛、脉浮等症状，为邪气外束肌表，内郁肺气所致。

所谓"善治者，治皮毛"（《素问·阴阳应象大论》），病宜早治，迟则生变，病浅易治，病深难医。治疗表证总宜祛邪外出，阻断病邪深入。"其在皮者，汗而发之"（《素问·至真要大论》），若能及时使外来之邪从表而外出，则能在病情初浅阶段恢复肺脏功能，使气血津液升降出入仍能协调有序。因此，外感咳嗽，当用辛散解表药物，使腠理毛窍宣通，津气能够宣发敷布于外，肃降运行于内，营卫二气恢复正常运行，则表证可解，咳嗽可愈。

总之，"宣肺"一法寓于治肺诸法之中，关乎五脏六腑与气血津液的升降出入。

宣肺之法可以治疗各种以外邪入侵为主要病机的肺系病变。宣肺与散寒、清热、祛湿、解暑、润燥等法相合，可以疏散风寒、风热、风湿、暑邪、燥气等。宣通肺窍，可以治鼻塞流涕；泄肺利咽，可以治咽痒咽痛及咽部异物感；宣降肺气，可以治咳嗽气喘；宣肺利气，可以治失音声嘶。例如，风寒犯肺之咳喘，常用麻黄汤、三拗汤等，麻黄、苦杏仁一宣一降，以宣气为主，使升降得宜；风热犯肺之咳嗽，常用桑菊饮等，选桔梗、前胡等一升一降，使肺气畅通；燥邪犯肺之咳嗽，常用桑杏汤等，以桑叶、苦杏仁等宣肺、润肺降气。同时，表卫疾病除因六淫致病以外，疥之疾、皮肉灼伤也属表病范畴。

宣肺之法还可以治疗其他脏腑疾病：宣肺行水法可以"提壶揭盖"，治小便不利；宣肺降逆法可以治肺胃不和的呕吐、恶心、呃逆嗳气；宣肺通腑泄热法可以治脏腑同病的大肠热结、大便秘结；宣肺行滞法可以改善气血运行，调理营卫，治疗心肺同病，使营卫气血和谐；宣肺理气法可以疏畅气机，治肝脾肺气郁的胀满不适。例如，痰阻气机，肺失宣降，症见咳嗽连声重浊、痰白或黄，或兼胸闷，治以理气化痰而宣畅气机为先，宜用瓜蒌皮、枳实导滞等法使气行痰化；肝郁气结，郁久化火，逆乘于肺，症见咳嗽气逆、咳则连声，每因情志波动而增减，治当疏肝泻肝与舒达肺气相合，酌加桑叶、菊花、柴胡等。

治疗外感咳嗽有三忌：一忌闭门留寇。对于外感邪气所致咳嗽，尤其注意不可"见咳止咳"，包括中药收敛止咳、过用降气或苦寒，也包括中枢性镇咳药等抑制咳嗽反应的西药，以免邪气流连不去，变生他证。二忌开门揖盗。对于邪尚在表，不可滥用清里、攻下之法以免引邪深入，也不可于体虚卫外不固的患者过用发散之法。三忌寒热不分，尤其对于外感咳嗽。若从西医辨病角度来看，外感咳嗽大多统属于感染性疾病，治疗上以抗病毒、抗菌为主；但从中医辨证角度来看，寒热之分是辨证论治的核心纲领之一，寒热是机体对病原体的综合反应，如果仅仅针对病原体用药（包括用中成药、西药），对于病情则难免雪上加霜或火上浇油。临床上误用清热解毒类中成药导致感冒后咳嗽迁延不愈者不乏其人，不可不慎。

1. 针对外邪犯肺的基本治法

（1）宣肺散寒。此证常用麻黄、细辛、桂枝、紫苏叶、生姜、荆芥、防风等发汗解表药物组合成方，如麻黄汤、桂枝汤、三拗汤等，共呈辛温解表、宣肺散邪之功效。

风寒束肺，宣降失常，气血津液运行障碍可见喘咳、有痰、身痛、鼻塞等证。用辛温解表药物针对病因、疏散风寒之余，还常配伍舒达气血、兼顾其他脏腑的药物。例如，桔梗、苦杏仁宣降肺气；桂枝、川芎温通血脉；半夏、茯苓输布津液等。

（2）清宣肺热。外感风热虽然仍属表证，病性属热而不属寒，误投辛温解表药物则有以热助热之弊。"治上焦如羽"是清宣肺热的配方法度，治外感风热，总宜辛扬宣散，清轻宣达，宜用金银花、连翘、桔梗、薄荷、桑叶、菊花等辛凉解表药物组合成方，如银翘散、桑菊饮等。

使用本法时，要注意几点：一是清热要凉而不郁，不可一味苦寒直折，以防凉遏冰伏、邪气难散，如银翘散中重用清热的金银花、连翘，辅以疏风散邪的荆芥、薄荷、淡豆豉，即寓清中有宣，凉而不郁之意。二是清热要轻重有度，须分清是外来热邪、外邪入里化热，还是本有内热，或疫戾之气热毒较盛。据此法能准确选择药物、衡量用药轻重，既要避免病重药轻、鞭长莫及，又要避免滥用苦寒、损伤阳气。温病辛凉解表方有"轻剂""平剂""重剂"，就是清热层次和进退法度的示例。

（3）宣肺润燥。外燥有凉燥、温燥之分，但燥性伤津，证候中以夹热、夹津伤为主，故此处着重讨论温燥咳嗽。治燥之方何以多配清热药物？"燥之为病，皆为燥金之化，然能令金燥者，火也。故系辞曰：燥万物者，莫熯乎火……戴人有云：休治风兮休治燥，治得火时风燥了。斯治燥之要，亦一言而终矣。"（《张氏医通》）温燥伤肺，治宜清热、宣肺、润燥三者兼顾，常用桑杏汤、清燥救肺汤等，宜用石膏、知母等药清其燥热；桑叶、苦杏仁、枇杷叶等药宣降肺气；沙参、麦冬、玉竹、天花粉等药润肺生津，滋阴增液。

2. 外邪犯肺的综合治法

（1）益气解表。该法主要针对气虚外感，尤其是患者素体肺气不足，外感后咳嗽迁延不愈者，西医诊断多为感染性咳嗽等亚急性咳嗽、过敏性咳嗽、上气道咳嗽综合征、咳嗽高敏综合征等慢性咳嗽，慢性迁延性呼吸道感染（常见于患有慢性呼吸系统疾病或长期患病而体质虚弱的患者）。以表证初起即见咳嗽有痰，伴见自汗、畏风寒、舌淡脉弱等特征。肺脾气虚者，一遇外邪相侵，立即影响肺脾功能，肺虚而不能布散津液，脾虚而不能转输津液，遂呈咳嗽有痰等证。常用人参败毒散、参苏饮，或在方中配伍玉屏风散、四君子汤等。

（2）扶阳解表。该法针对阳虚外感，尤其针对素体脾阳或肾阳不足的患者（疾病诊断除了应治以益气解表的疾病，还多为咳嗽变异性哮喘急性发作等变态反应性疾病），以及长期应用苦寒食物、药物（包括抗生素）而体质虚寒的患者。此证常以咳嗽由寒加重，伴有畏寒、嗜卧、肢冷、脉象沉弱为主要特点。此证有自身阳虚和外寒相加两种病理存在，宜扶正祛邪，双管齐下，既体现表里同治的助阳解表法则，也体现宣上温下的肺肾或肺脾同治法则。常用方剂如麻黄附子细辛汤，或在方中配伍麻黄、细辛之属疏散外邪，四逆汤、淡附片、干姜之属振奋阳气等。

（3）解表清热。该法针对里有热邪、复感外邪而设，此证之热可以是外邪入里、郁而化热，也可能是本有里热，常以恶寒、脉浮与烦躁、口渴并见为特征，临床上主要见于素体阳盛、患急性呼吸系统感染的患者，或慢性呼吸系统疾病患者因外感而复发或加重。治疗上常须分清"里热"的来由。若为表邪内郁化热，宜以解表为主，稍加辛寒清热，注意以清宣郁热为主，不宜苦寒直折，如大青龙汤即属治表寒郁热的代表性方剂，于解表法中加入辛寒的石膏以化胸中蕴蓄之热。若为本有里热，则应将解表与清热同用，尤其需要考虑表邪具体性质、衡量表邪与里热之轻重。

（4）解表化饮。该法针对素有寒饮、复感外邪而设，多因肺气素虚或有痼疾，卫阳不足，外邪乘虚而入，诱动肺中伏饮而成表寒里饮的证候。临床上主要见于多种反复发作的呼吸系统变态反应性疾病及慢性迁延性呼吸道感染。以咳嗽阵作、痰稀量多为主要特征。治疗上宜表里同治，辛温散寒以治其标，常用麻黄、桂枝等；开宣肺气复其宣降，如麻黄、苦杏仁等；温中散寒以化痰饮，如半夏、干姜、细辛等。例如，小青龙汤外散表寒、温肺化饮以表里双解。

（二）内邪宜理

肺主气，司呼吸，与外界气候变化息息相关。肺居最高，由上统下，肺合皮毛，由外包内，不仅外邪相侵肺卫首当其冲，五脏功能失调也直接影响肺气与津液正常宣降。咳喘机理总不外乎气津升降出入逆乱。因此，治疗喘咳应当注意气津的盈虚通滞，调和肺中气血阴阳，不用止咳药而咳嗽可止。如果不深究病机，仅仅见咳止咳，则难有良效。

肺中病邪包括痰浊、水饮、热邪、寒邪、风邪、瘀血等，肺脏受邪有寒有热，肺中精气有虚有实，所以根据病性又可分为寒、热、虚、实四类。然而，肺为娇脏，不耐寒热，肺气易虚，因此治疗上既要祛邪安正，又要调平寒热，在温清攻补之间权衡进退。

针对肺中邪气的治法，主要包括以下几个方面。

1. 化痰理气

主治病证：痰浊蕴肺之证。症见咳嗽反复发作，痰多，痰黏腻或稠厚成块，色白或带灰色，因痰而嗽，痰出咳平，尤以晨起或食后咳痰甚多，进甘甜油腻食物加重，咳声重浊，可伴有胸闷或滞涩感，胃脘痞闷，肢体倦重，舌苔白腻或滑，脉滑。

相关疾病：多见于嗜酸性粒细胞性支气管炎、上气道咳嗽综合征、胃食管反流性咳嗽、感染后咳嗽、慢性支气管炎等。

五脏六腑皆令人咳，而五脏病变皆能生痰。外邪、七情内伤、饮食不节等都是痰证成因。痰与肺、脾、肾三脏关系密切，肺的通调涩滞，脾之转输无权，肾之蒸化失职，三者互为影响，均为痰证之因。中医所讲的"痰"不仅仅是肺和气道排出的病理性黏液，而是与多个脏腑功能相关的病理产物和继发性病理因素。

痰气交阻是多种肺系疾病的共同病机，在内伤杂病中更是易有痰饮作祟。肺通调水道，是气津输布的关键，肺气不利，肺中津凝不布，使痰饮内生，一旦痰浊内阻则进一步阻碍气机升降，形成肺中痰气交阻的恶性循环。痰浊为有形质之阴邪，既与热、寒、风等无形之邪搏结，又可与瘀血、水饮等阴邪互生互化，进一步加重病情。因此，清肺不离理痰，这几乎是古今医家对肺系疾病的基本认识，即使有形之痰尚未形成，也务必注意是否有痰浊生成的病机，要及时调畅肺中津气以防痰饮内生。无形之痰作祟怪异，多隐匿，多变化，多夹风，或与气血相搏，流注经络，而成瘰结；或伏于脏腑，顽而不化，而成"顽痰"，在慢性发作性咳喘病症中尤其需要重视。

治痰当遵张仲景之法，在"病痰饮者，当以温药和之"和"痰为阴邪，非温不化"经典理论指导下，注重温散、温化等治痰之法。对痰盛气实者，可用三子养亲汤（紫苏子、莱菔子、白芥子）、二陈汤（半夏、陈皮、茯苓等）等；对寒痰者，取张仲景温化寒饮之法，用干姜、细辛合五味子，或加法半夏，或改干姜为生姜；热痰者，可用清气化痰丸、小陷胸汤、千金苇茎汤等方，葶苈子、车前子、瓜蒌皮、桔梗、浙贝母等药；燥痰者，可用瓜蒌贝母散等。

2. 温肺化饮

主治病证：寒饮伏肺证。症见咳嗽痰多，痰色白或清稀，鼻、咽喉或背部受凉诱发，进食生冷或寒凉食物、药物咳嗽咳痰加重；喜饮温热，咳嗽时往往得热则咳减，或兼见口鼻气冷，肢冷恶寒，舌淡胖，脉沉迟。

相关疾病：可见于多种嗜酸性粒细胞性支气管炎、上气道咳嗽综合征、咳嗽变异性哮喘、变应性咳嗽、慢性咳嗽高敏综合征等多种慢性咳嗽，包括痰多咳嗽、痰少甚或无痰干咳，主要从症状、痰液特点及舌脉上把握，不宜拘泥于干咳、湿咳。

水饮犯肺是慢性肺病急性发作或加重的重要证候，也是治疗的重要切入点。对于慢性咳喘患者，在急性加重期若只从痰论治，往往力有不逮。肺为气之主，司通调水道，若金气失其下降清肃，一方面不能为脾布散精微，另一方面水津阻滞，泛积成饮，而变生他病。寒饮内停成为喘咳，自当温散寒邪，祛其水饮，恢复肺气宣降之常。喻昌在《医门法律》中言："夫形寒者，外感风寒也。饮冷者，内伤饮食也。风寒无形之邪入内，与饮食有形之邪相合，必留恋不舍。治之，外邪需从外出，内邪需从下出，然未可表里并施也。"

张仲景治疗肺中寒饮咳喘，不离细辛、五味子、干姜、法半夏的基本配伍，不论张仲景诸方之变化，还是后世创立的新方，大抵不离小青龙汤之大法。射干麻黄汤、厚朴麻黄汤等，用药上不离姜辛夏味，大青龙汤、苓甘五味姜辛汤等其他治疗痰饮肺疾的名方也是以小青龙汤为基础进行加减化裁。

肺中痰饮，其本在脾，其根在肾。肺、脾、肾是参与水液代谢运行的三个中心环节，不能截然划分。寒饮内停并非单纯归咎于肺，还需要考虑脾虚不能转输津液，肾虚不能气化蒸腾。肺寒停饮，治疗上尚需逐步配合温中健脾、温肾利水等综合治法，可配伍干姜或生姜振奋脾肺阳气，恢复脾阳的输运和肺气的宣降，或配伍桂枝、肉桂、附子等温心、肾阳气，恢复肾阳的气化和心阳的温煦。例如，张仲景治疗痰饮病的五苓散、苓桂术甘汤、金贵肾气丸等，以及后世的参苓白术散、济生肾气丸、金水六君煎等方，能从根本上治疗水饮咳喘。

3. 清热安肺

主治病证：肺中火热或痰热诸证。症见咳嗽伴有气息粗促，胸胁胀满，咳引胸痛，或痰稠色黄，或咳吐不爽，或有热腥味，或咳血痰，口渴欲饮凉水，舌红，舌质偏干，苔黄或腻，脉滑数。

相关疾病：多见于慢性支气管炎、支气管扩张或支气管肺癌等合并急性感染，也可见于心因性咳嗽、不明原因慢性咳嗽等。

对于肺中热邪，要区分外感邪热（或热毒）、热邪壅肺、痰郁化热、瘀血化热、阴虚内热等不同病机，还要考虑西医治疗的干扰，如使用糖皮质激素产生的热象等，都要详加辨析。

许多呼吸道感染性疾病都呈现热象，表现为痰黄稠、咳嗽伴胸痛或咽喉及胸中灼热感、口干、舌红苔黄等。尽管按照现代医学抗感染治疗已有针对性药物，但抗生素主要针对病原体，对于机体炎症反应，中医药仍然大有可为，并不是使用抗生素就不需要中医药"抗邪"。常用清肺热的药物包括黄芩、金银花、鱼腥草、蒲公英、桑白皮等，还可结合应用岭南中草药，如青天葵、半枝莲、半边莲、白花蛇舌草、岗梅等。

清肺热时要考虑肺脏易寒易热的特点，不可过用苦寒，一则避免寒遏冰伏、邪气难除，二则避免苦寒折损脾胃阳气。选药时可以尽量选择主入肺经的清热药，或以甘寒清热为主，苦寒直折之品当用则用、中病即止。

清热法具体运用可包括以下方面。

（1）清热化痰。痰热壅肺导致咳嗽咳痰，要分清"痰"与"热"孰重孰轻、孰因孰果，方能治病求本。如果是热盛导致津液被灼成痰，清热是关键，常用清泻肺热的石膏、知母、栀子、黄芩等；如果是痰浊郁久化热，则以化痰理气为本（详见前文），此时尚可配合化痰泄浊而药性寒凉之品，常用如瓜蒌、浙贝母、胆南星之类。清热化痰的同时仍需兼顾肺气宣降和肺中津液流通，常选用宣降肺气的药物组合，如麻黄与苦杏仁，桔梗与前胡、枳壳等，综合体现清热宣肺、降逆化痰的基本治法。常用方如清气化痰丸、定喘汤、越婢加半夏汤。

临床所见痰热证候之咳嗽，未必都见痰多色黄。或因邪热初成，痰浊未成而已有内生之机变，如麻杏甘石汤即属此种机理。或因热盛痰稠、痰难咳出，虽症状无痰而实质为痰浊内盛，此时宜合用天花粉、生地黄等清热生津之品，以及苇茎、瓜蒌皮、桔梗等有助排痰之品。总之，只要苔黄而腻则属于津气壅阻，投以清热宣肺、降逆涤饮之方，使热去、气降、饮化而咳逆自平。

（2）清热化湿。上焦气郁津凝，变生湿热，此证多因外感湿热传里，或因岭南地区地低湿盛，临床所见部分慢性咳嗽反复难愈，是与湿性黏滞缠绵有关，症状上可因湿滞体表而见肢体重痛、沉重倦怠，也可因湿滞脾胃而见胸闷不舒、脘腹胀闷不饥、口淡或甜腻；常见舌苔腻黄或白腻化黄，腻苔不易清除是本证的重要提示。本证多见于慢性咳嗽合并胃肠道疾病的患者，如胃食管反流性咳嗽、慢性咳嗽或慢性呼吸系统感染合并消化不良、便秘等的患者。

治宜清其气郁之热，以开宣肺气与清利肺脾湿浊合法，成为清轻宣达、利水导湿的上下分消法，必要时再配燥湿、芳化药物，成为肺脾同治或三焦并调法。因此，此法常用麻黄、桔梗、枇杷叶、淡豆豉、薄荷、苦杏仁等药开宣肺卫、舒展气机，用黄芩、连翘、栀子、金银花等清其气热，用冬瓜仁、薏苡仁、滑石、通草、淡竹叶、木通之属淡渗利水，用豆蔻、藿香、石菖蒲、半夏、苍术、厚朴之属芳化燥湿，共呈清宣湿热之效。常用方如苇茎加滑石杏仁汤、甘露消毒丹、三仁汤等。

（3）清肺化饮。古今论述肺中水饮者，从寒饮着手者较多。然而若肺为伏火蒸灼，肺中气津不通，水饮夹热者也需要注意。吴鞠通就指出，"饮病当温者十有八九，然当清者亦有一二"，并提出用麻杏石甘汤治疗热饮，"喘咳息促，吐稀涎，脉洪数，右大于左，喉哑，是为热饮，麻杏石甘汤主之"（《温病条辨》）。根据张仲景《金匮要略·痰饮咳嗽病脉证并治》所述"咳家，其脉弦，为有水，十枣汤主之"，治疗饮邪犯肺的咳嗽，可以合用利水平喘止咳之法，在清肺止咳方中加入顺应清肃之品，如葶苈子、泽泻、牛膝、车前子等导水下行之品，既能清导肺中水饮下行，又能使郁滞之火从下而泻，还能使补益之品得其前导，补而不滞，一举而三得，其中，葶苈子为泻肺平喘专药，《本草纲目》谓其"肺中水气满急者，非此不能除"，临床运用治疗老年咳喘每获良效，尤其是应用于慢性咳喘急性发作、水饮上泛的标急之证，效果尤佳。

4. 祛风理肺

主治病证：风痰伏肺之证。症见咽痒作咳，遇冷空气、异味刺激可加重，或伴有容易喷嚏、鼻痒、目痒，或伴有皮肤瘙痒，或伴咳痰不爽，或痰带泡沫，舌苔薄白，脉浮缓或弦。

相关疾病：多见于咳嗽变异性哮喘、变应性咳嗽、感染后咳嗽迁延不愈等。

风性主动，善行数变，多种慢性咳嗽都有夹风之证，表现为鼻咽或气道瘙痒、遇风加重、对异味或冷空气过于敏感、伴有风疹等。风痰相夹，也是慢性咳喘常见证候。从中医角度，顽咳顽喘常有顽痰内伏，而顽哮则多有伏痰夙根，顽痰伏痰藏匿于脏腑经络，郁久生风，痰夹风行则病症变化百端。

久患肺病，潜藏之风非一般之草本风药如紫苏叶、荆芥、防风之辈所能疏泄，临床上可以用虫类药剔络搜风，如乌梢蛇、地龙、壁虎等通络祛痰；伏痰因外风诱动而发，则以细辛、乌梢蛇合用，共散内外风邪；也常取升降散中的僵蚕与蝉蜕药对以祛风化痰散结。

临床治疗过敏性咳嗽、咳嗽变异性哮喘等变态反应疾病时，常担心使用虫类药会引起过敏，往往投鼠忌器，只用草木之品而病重药轻。但临床上许多患者同时口服糖皮质激素、吸入表面激素，患者对虫类药发生过敏反应的概率大大降低，这时候完全可以大胆使用虫类药，待中西医合用将症状有效控制之后，患者机体已经适应了这些药物，故而也不容易再有反应。

5. 化痰润肺

主治病证：燥邪夹痰内伏肺络之证。症见咳声短促，或声音逐渐嘶哑，或咽喉燥痛，无痰或痰少而黏白，或痰中带血丝，大便干结，可伴有午后潮热、颧红、盗汗，舌红少苔，脉细数。

相关疾病：多见于痰量较少的慢性咳嗽，如上气道咳嗽综合征、变应性咳嗽等，也常见于肺结核、肺癌等病。

注意区分肺阴虚证与燥热犯肺证，前者属本虚，以滋阴润燥为主，以沙参麦冬汤、麦门冬汤等为代表方，后者属标实，以外感风燥为主，以杏苏散、瓜蒌贝母散为代表方。常用贝母瓜蒌散、沙参麦冬汤、麦门冬汤等，以润肺化痰药物为主，配伍清热、养阴、理气之品，燥痰郁肺常用川贝母、瓜蒌、桔梗、玉竹、麦冬、生地黄等品；热伤血络，痰中带血，酌加牡丹皮、白茅根、藕节等清肺凉血止血之品。

6. 化瘀理肺

久病入络，久病多瘀，不少难治性、反复发作性咳嗽，其缠绵难愈与痰瘀胶结有关。痰与瘀都属于阴性凝滞之邪，胶结难化，仅去其一，病难根除。因此，必须痰瘀同治，治痰必治瘀，瘀去痰易化；治瘀必治痰，痰化则瘀易除。

临床常表现为面色晦暗，唇色暗紫，舌色暗或瘀点瘀斑、舌下静脉紫黑等。治疗上可以酌加活血化瘀之品，可使疗效显著提高，尤其是久病顽咳顽喘患者，可配伍辛散温通之品，酌情配伍桃仁、丹参、地龙、大黄等以活血化瘀。

（三）脏虚宜补

慢性肺病尤其应重视"正气亏虚"的根本。气虚无权，肺失宣降，临床主要表现为咳嗽无力，动则气短，容易反复外感，自汗，舌淡脉虚。此乃气虚不固，无以主呼吸及宣发肃降，治当补益肺气。

肺为清虚之脏，其气血总赖他脏滋养，肺虚多兼夹脾肾之不足，须灵活运用培土生金、金水相生等法。本章主要讨论针对肺脏本身的补肺治咳，具体治法主要包括以下方面。

1. 补益肺气

肺气不足是多种慢性呼吸道疾病及反复呼吸道感染的常见证候，根据"虚者补之"的治疗原则，法当补虚以复其正。肺气虚弱，无力布散气津，容易出现气阻津凝而咳嗽咳痰；部分患者因气虚津不上承反而见干咳无痰，其实质仍为虚实夹杂，若只补益肺气而不化痰降气，治法未臻完善，需要补中寓泻。针对上述病机，当用人参、茯苓、五味子、黄芪、白术之属组合成方，体现益气补肺之法。在补益肺气的同时，兼配款冬花、紫菀、桔梗、苦杏仁、瓜蒌皮、川贝母等宣降肺气，止咳化痰，共呈补肺宁嗽功效。

2. 滋阴润肺

这是针对肺阴亏损病机拟定的治法。本证在证候特点上主要包括肺阴亏虚、阴虚化火、肺气宣降不利三个方面，而根本原因在于肺阴亏虚。因此，治疗时应该立足于滋阴润肺这一根本，配合清热、理气等法。核心治法是滋阴润肺，复其受损之阴，常用生地黄、天冬、麦冬、百合、阿胶、蜂蜜等药。配合的治法一方面是清肺热（包括外来邪热或内生虚热），常用石膏、知母、白薇、玄参、地骨皮、牡丹皮等药；另一方面是降肺理气、止咳化痰，常用苦杏仁、前胡、紫菀、款冬花、川贝母等药，共呈滋阴、清热、化痰、止咳功效。不配合清热、化痰、降气等药，则不可能通调津气、恢复肺气宣降；不用滋阴清热之品，则不可能打破热盛与阴伤这一恶性循环。常用方剂有麦门冬汤、沙参麦冬汤、补肺阿胶汤、百合固金汤等。

需要区别的是，外感热邪、燥邪或肺热内盛也可损伤阴津，可在清热治法之中稍用生津药物，其意在于热去津回，虽不生津而其津自复；如果津伤较重，可加入天花粉、知母等药，以生津而不滞邪为宜，这与补益肺阴之理相异。

3. 温阳补肺

这是针对肺中阳气功能衰惫、不能布津的阳虚证的治法，该证临床主要表现为咳痰清稀、畏寒肢冷、舌淡暗、苔白润等。内生之寒，温必兼补，本证治疗上以温阳补肺为大法，一方面要振奋阳气，宜用桂枝、干姜、胡椒之类；另一方面要益气补虚，常用人参、白术、黄芪、甘草之类。再配燥湿渗水之品以治痰饮，如半夏、陈皮、茯苓之属。常用方如甘草干姜汤、苓甘五味姜辛汤、治冷嗽方等。

《灵枢·决气第三十》曰："上焦开发，宣五谷味，熏肤、充身、泽毛……"《灵枢·痈疽第八十一》云："上焦出气，以温分肉而养骨节，通腠理。"卫气通于肺，肺主卫阳，因此，卫阳的部分生理功能及病理变化当为肺阳所属。而卫气有赖脾土化生气血，其根源在下焦肾元，因此，温补肺阳总不离温补脾阳、肾阳。治疗中焦虚寒之理中汤、建中汤等，可治疗肺中虚寒。治疗肾阳亏虚之肾气丸、右归丸等，也可用之。

（四）咳嗽治法的综合运用思路

1. 寒温并用

鉴于肺脏易寒易热，咳嗽，尤其是慢性咳嗽常见寒热兼杂，大多阴阳乖违、寒热错杂，同一机体内同时存在截然相反的病理现象。《素问·玉版要论》指出："阴阳反作，治在权衡相夺，奇恒事也，揆度事也。"所谓权衡相夺，即是权衡寒热之轻重，用性能相反的药物治疗阴阳反作混杂的病证，于寒热错杂之中斡旋用药。

治疗上常有寒温并用治法，遵孙思邈的《千金方》中"寒温并用，阴阳互调"之意。一方面，以清热、化痰之品对抗外邪（也包括短期合理应用抗生素）；另一方面，稍佐温性药物以温助肺卫阳气，既能协助抗邪外出，又可防止外邪深入。清热药不可过用苦寒，既避免损失阳气，也避免苦寒降泄不利肺气宣发。广东省名老中医邱志楠教授清热毒常用蒲公英、金银花、鱼腥草、青天葵等药物。另外，肺中有热，尤其是痰郁化热者切不可肆用寒凉；咳喘或哮病在急性发作期时常有白黏痰或兼黄脓痰，但痰热为标，肺虚为本，仍应坚持以温为主的原则，酌情配伍青天葵、黄芩等清化之品即可。

2. 宣降相合

肺的宣发与肃降，相反相成，用药要注意宜权衡宣降。气机升降失调，用升提之品，以避免肃降之过，用肃降之品，以防宣发太过，宣中有降，降中有升，使气机上下畅通调和而咳嗽自止。

对以外邪为主的咳嗽宜宣肺达邪、宣中带肃。运用宣发为主的宣肺治法，患者的咳嗽大都伴有"气逆"或"气滞"之象，如咳嗽之声闷咳不扬、咳声嘶哑，咳嗽时觉有痰难以咳出，咳嗽伴有鼻窍不通之症，等等。

对内伤咳嗽宜肃降清润，肃中带宣，以肃为主。该法的降肺治法主要包括针对痰湿咳嗽的燥湿化痰肃肺，如用二陈汤、三子养亲汤、苏子降气汤等方；针对痰热咳嗽的清热化痰理肺，如用清金化痰汤等方；针对咳喘伴有肠燥腑实的从肠治肺，肠腑得通，则肺气肃降正常，如用宣白承气汤等方。

3. 攻补兼施

清代叶天士的《叶选医衡》云："万病不出乎虚实两端，万方不越乎补泻二法。顾治实之法，犹易知易行，姑置弗论。惟是治虚之法，自古难之。"由此可见"补虚"在实际运用中的困难，临床上咳嗽以虚中夹实、病证错杂多见，补法用之不当则常有助邪生变之虞。处理扶正与祛邪的关系时，力求揆度虚实，进退有度，补中有通，并且要充分协调不同脏腑之间的关系，达到机体整体体质的提升。

对虚实夹杂的患者使用"祛邪"治法时，常"衰其大半而止"，并需要尽早地酌情使用扶正补虚药物，正如《叶选医衡》所道，"因虚致病者……与其去病而虚不可保，毋宁补虚而病可渐除"。清热、利水等药过用则伤正，必须注意调整药量、中病即止。

四、古代名家医案启发

1. 咳嗽辨治，首辨内外

咳嗽表里虚实之辨

（选自《续名医类案》）

沈明生治金斐文，夏患咳嗽，清痰续续不已。时风热嗽甚多，金谓所投之剂，非疏风化痰即清金涤热。及诊曰：是非温补不痊。金骇愕问故。曰：君以外感盛行之际，必无内因者耶？初得之症，必无属虚者耶？是则时有一定之方，症有一定之药，人皆可以为医矣。夫嗽属外因，必肺气胀满，咳嗽相属。或兼头疼鼻塞，涕唾稠厚，声壮气壅，脉浮数有力，或人迎脉大，此为外因。今脉不浮而沉，非风也；不数而缓，非热也；按之不鼓，非有余也。嗽虽频而气短不续，痰虽多而清薄不厚，若疏解则徒耗肺家之金，清则转中州之土，是微去病而反重病也。宜用补中益气与六君子，参合复方，藉参、苓、术以补肺之母，使痰无由生，藉橘、半、升、柴以升清降浊，则嗽可不作。一二剂嗽微减，再服淡旬而愈。

【按】辨证论治以八纲为先，证候有虚实之分，病因有内外之别，若有失当则无异于南辕北辙。案中所言"外感盛行之际，必无内因者耶？初得之症，必无属虚者耶？"既是对"固执一方通治一病者"的责问，也是临床习惯性思维的反映，诚当引以为戒。

2. 肺寒须辨在表在里

小青龙汤治饮冷伤肺咳嗽

（选自《素圃医案》）

张其相兄未出室令爱，首春咳嗽，乃恣食生冷，肺受寒邪，所谓形寒饮冷则伤肺也。前医初作伤风，以苏、前解表。殊不知邪不在表，而直伤肺，不知温肺，致寒不解，咳甚吐血。前医见血，遂改用归、芍、丹皮、苏子、杏仁、贝母，以清滋肺热。服二剂，遂发寒战栗，手足厥冷，身痛腰疼，咳吐冷水，脉沉细紧，表里皆寒，正合小青龙加附子证。用麻黄、桂枝、细辛、赤芍、干姜、附子、半夏、茯苓、杏仁、甘草，二剂手足回温，四剂通身冷汗大出，咳止大半。再去麻黄、附子，二剂全意。若泥吐血阴虚，迟疑其间，安得有此速效耶。

【按】本例详细讲述了一个反复误治的患者，对咳嗽证候鉴别是重要提示，包括寒邪在表还是在肺，咳血是阴虚内热还是寒盛于内。本例患者恣食生冷，寒邪直伤肺脏而咳嗽，之前的医生辨证不明，误投解表，又固执"见血投凉"，遂使表里皆寒而见寒证、寒脉。

3. 肺中寒饮误用滋润

小青龙汤治外寒内饮

（选自《温氏医案》）

丁伯度司马之子，年甫一龄，于冬日患咳嗽之症，时医用润肺止咳之剂，愈服愈咳，一连十余日，更易数医，形沉重夜间尤甚，一咳百余声，大有不起之势，始延余诊视。见其经纹，直透三关，色黯而沉，吼喘不止，鼻孔扇动，神识昏迷，已濒于危。余云：此症系寒入肺窍，因医误用滋润之品，以致寒邪闭锢，清道壅塞，是以如此。斯时急宜用小青龙汤驱寒外出，其咳自止。伯度晚年得子，见有麻黄细辛恐其过于发散，意尚犹豫，余力肩其任，斯时病至危笃，非此方不能挽回，若再用寻常套方，不可救药。伯度见其言之确凿，始行与服，一剂而减去大半，因闭锢太深，三剂全愈。盖小儿之病，除痘麻而外，与大人无异，仲景之方，只要认症的确，用之无不神效。然医不难于用药，而难于认症。又况时医，并不读仲景之书，何由知仲景之方，误人不少，良可慨叹。

【按】医案中所云"医不难于用药，而难于认症"切中临证关键。本例患儿咳喘日甚、鼻煽、神识昏迷、指纹直透三关，是寒邪深重直入所致，治疗当"驱寒外出"而非滋腻之品闭门留寇。外寒内饮之咳喘，治用小青龙汤屡获卓效。

4. 咳嗽宜戒寒凉食物

寒嗽误服雪梨致久咳

（选自《锦芳太史医案求真初编》）

直隶居于北坎，最属寒地，凡人生于是处，或有感冒，即当大为发表，不当早用凉药，引邪入内为殃。况肺最属娇脏，邪一内入，则咳嗽无已。非若南方体气稀疏，邪气易于出入，而不致经年屡月有莫解之患也。

岁乾隆甲子，余同余父上北，有一河间姓吴与余早晚同寓，日夜咳嗽不宁。余见其人连咳不止，且有痰饮，色白如雪。余问：嗽已多时？渠曰：已经月余。又问：是否服药？答曰：余药未服，只是雪梨每日服数枚而已。余曰：此属寒嗽，切勿服之。渠曰：雪梨清火润肺，如何不服？余曰：雪梨味甘性寒，凡有火无水而作干咳者最宜服此。余见嗽出痰下之水，牵有如胶如饴，系联不断，更即问其背心，定属恶寒。渠曰：实恶寒耳。余曰：既已恶寒，如何日食雪梨不厌，岂不使寒益寒乎？当即进用麻黄二钱、桂枝二钱、杏仁二十粒、生姜三钱，嘱其日服一剂。其人因余言服雪梨咳嗽无已，只得依服二剂，汗出而愈。若再泥作火嗽，日服雪梨，必致滋甚。

【按】慢性咳喘类疾病，饮食宜忌务必注意，"形寒饮冷则伤肺"同样适用于病后饮食调护。雪梨有甘寒清热润肺之功，对于肺中燥热或阴虚内热者是较好的食疗之品，但对于肺中有寒或肺脾虚寒者，服用雪梨就属于雪上加霜，诚如本医案之按语所云"嗽属中寒，又食雪梨甘寒不厌，岂不雪上加雪乎？"。临床上，因进食寒凉饮食诱发哮喘、慢性咳嗽等复发或加重者屡见不鲜。慢性咳嗽者不宜进食寒凉食物，包括西瓜、雪梨、香蕉等寒性水果，不宜用瓜菜、菜干等煮汤，也不宜冷饮冷食。

5. 从顽痰郁火治

顽痰郁火蕴肺咳嗽验案

（选自《醉花窗医案》）

邻人郭某之女，再醮于邻村，归宁恒数月不返。一日忽患咳嗽，初略不为意，久而增盛，延人治之，则曰：此虚劳也。始而补气，继而行瘀，又转而理脾疏肝。药屡易而病不减。一日其母偕之来，俯余治。因问曰：嗽时作时止乎？抑咳则面赤气急声声接续乎？曰：急甚。观其面色红润，知非虚证。乃诊其脉，则右寸浮滑而数，余则平平。告曰：此痰火郁在肺经，常苦胸膈满闷，发则痰嗽俱出，不但非虚劳，且大实热证也。进以连二陈丸加桑皮、木通以疏之，三日而嗽减。再请余治，则数象减而滑则依然。余曰：热退而痰仍在，不去之，恐复作。因用平陈汤加枳实、大黄下之。凡二进，下顽痰数碗，胸膈顿宽，而嗽亦止矣。

【按】咳嗽辨清虚实，是临证重点，更是临床难点。本例起初按"虚劳"论治，虽然患者有虚弱之征象，然"大实有羸象"，若不能认识证候本质，治疗上就会南辕北辙。本医案指出了辨识痰火蕴肺之实证的一些关键症状，"抑咳则面赤气急声声接续"说明咳嗽是火热上冲、肺气上逆，此处侧重症状细节（抑咳）的问诊技巧值得借鉴；"面色红润，知非虚证"强调了望面色对辨虚实的意义，此处面色红润当为满面通红而非阴虚之两颧潮红或虚阳外越之面红如妆；"右寸浮滑而数，余则平平"，用右寸与其他各部相比较，进一步确认是肺中痰热之证，故清泻蕴肺之痰热而愈。

6. 大黄治郁热咳嗽

大黄祛火消痰通郁治咳验案

（选自《过氏医案》）

　　王公少谷，吾邑之贤宰也。其署有石某者，患咳嗽证，春夏晏然，交秋则发，至冬更甚，咳呛而不能着枕，求治于余。余曰：内证非所长，不敢强作解人也。石某信余甚笃，再四固请，辞不获已，遂为之诊。视其脉沉数，系郁热不舒之故。

　　方用生大黄一钱，当归五钱，川贝母、薄荷、荆芥、黄芩、桔梗各二钱，天花粉、白术各三钱，生甘草一钱，陈皮、神曲各五分，水煎服。

　　二剂，咳呛平，四剂已全愈矣。值余进署，石某道谢王公。问故，余道其所以然。王公笑曰：大黄亦能止咳嗽乎？余曰：此古方也，是病必藉大黄之力能治。夫人身之气血，一有闭塞，则凝滞而变为热矣。热欲出而寒欲入，邪则乘间以进。时当春夏，肌肤疏而热易外宣；时届秋冬，腠理密而热难外达，所以春夏安而秋冬发也。治宜通其内部之热，散其外入之寒，则永无咳嗽之证矣。大黄走而不守，祛火消痰通郁最速，用为前驱，则味味得力，后遇证之同者，以此方投之，无不愈。

【按】临证上治疗热邪壅滞，或上焦热盛，或痰热壅肺，或阳明腑实，但见气郁火热，尤其是热邪与有形实邪相搏结者，用大黄均可获效。本医案指出大黄

"祛火消痰通郁"的功效,"通郁"二字正得张仲景"承气汤"的"承气"之意。

7. 苇茎汤治痰热咳嗽
肺热咳嗽验案
(选自《王氏医案三编》)

赵菊斋外孙华颖官,易患痰嗽,幼科治之,渐至发热口渴便泻,汗多烦哭,以为将成慢惊。参入温补,日以加剧。孟英视之曰:肺热也。投苇茎汤加滑石、黄芩、枇杷叶、桑叶、地骨皮。旬日而愈。

【按】"肺为贮痰之器",痰存肺内,日久不出,郁久化热,而致痰热。苇茎汤的用意正是清肃贮痰之器。苇茎汤由苇茎、薏苡仁、冬瓜仁和桃仁组成,具有清肺化痰、逐瘀排脓的功效,主治肺痈咳嗽。本方临床应用甚为广泛,适用于诸多证属热毒蕴滞、痰瘀互结所致的疾病,临床历验不爽。

8. 房事不节"真阴损,热内生"之虚劳咳嗽
甘温补中治劳损咳嗽
(选自《名医类案》)

江篁南治一少年,患咳嗽潮热。诊之,曰:病得之好内。饮以四物减芎,加麦冬、紫菀、阿胶、地骨皮,嗽热良已。既而不谨复作,他医以寒凉之剂投之,胸痞满,食减下泄。江以甘温助其中气,病旋已。所以知病得之好内者,切其脉芤而驶,真阴损,热内生也。后缓而弱,脾重伤于苦寒也。

【按】本例患者因色欲过度而患咳嗽潮热,又因房事不节使旧疾复作,证属内伤致咳,阴精亏耗、虚热内伤是病机关键。房劳主要耗伤肾精,肾精亏损则肺中精气不充,久则成为劳损咳嗽。当以养血滋阴、润肺止咳为治,需要辨识其热乃是真阴亏虚所生之内热,不可苦寒直折,否则更伤脾胃中气。本医案也提示,慢性咳喘患者当节欲保精,须知金水相生且久病伤肾,应避免纵欲过度而耗伤肾精、加重病情。

9. 补养气血治产后外感咳嗽
产后气血亏虚外感咳嗽验案
(选自《类证治裁》)

张氏,产后感风咳嗽,用辛散轻剂不效。改用阿胶、五味、当归、潞参、茯苓、甘草、甜杏仁(炒研),一啜而安。可知橘、桔、芎、苏,虚体

慎用。

【按】本例患者因产后外感风邪而咳嗽，如果不顾及产后气血亏虚，纯用辛散解表药则难以见效。因为辛散解表发汗治法，全赖患者自身气血鼓动方能祛邪外出，产后气血大亏，需遵循"虚人外感建其中"的思路。医案中指出"橘、桔、芎、苏，虚体慎用"，也体现了顾护正气，以免动气动血之品折损气血之意。

在产后病的治法中，朱丹溪明确指出"产后无得令虚，大补气血为先，虽有杂症，以末治之"，就是在补益气血的基础上配合治标之法。如本医案中治法以补养气血为主，略佐化痰止咳，一剂而愈，对产后外感咳嗽的治疗，有一定参考价值。

五、名医验案赏析

1. 干咳未必属阴虚

患者姓名：廖某　　性别：女　　年龄：62 岁

初诊日期：2012 年 2 月 18 日　　发病节气：立春

主诉：咳嗽 2 月余。

现病史：患者 2 个月前开始反复咳嗽，先后接受抗组胺药、抗生素、吸入性糖皮质激素、质子泵抑制剂加促胃动力药、镇咳药、中药等治疗未见好转，糖皮质激素吸入加小剂量口服可使咳嗽减轻但不能彻底治愈，患者拒绝继续使用，停药后服用川贝母、南北杏仁炖雪梨 1 次，咳嗽进一步加重而就诊中医。

患者形体偏瘦，面色偏黄，以刺激性干咳为主，每当吸入冷空气或油烟、辛辣等刺激性气味则诱发较为剧烈的咳嗽，严重时伴有尿失禁，间中咳出少量黏稠白痰，痰难咳出，咽干明显且饮水不能缓解，时有咽痒，日夜均咳，日咳较频繁，夜咳 1～2 次而影响睡眠，胃纳可，二便调，舌淡，苔薄白，脉弦。

体格检查：咽充血（＋），余无特殊。

辅助检查：行胸片、诱导痰细胞学检查、肺通气功能加支气管激发试验未见异常，胃镜提示"慢性浅表性胃炎，HP（＋）"。

西医诊断：咳嗽高敏综合征。

中医诊断：顽咳。

证候诊断：肺气虚夹风痰。

治法：补肺益气，祛风化痰止咳。

【处方】以止嗽散加味

百部 15 g	紫菀 15 g	荆芥 10 g	陈皮 10 g
桔梗 10 g	白前 10 g	炙甘草 5 g	白术 10 g

姜半夏10 g　　　干姜8 g　　　　五味子10 g　　　细辛6 g。

5剂，日1剂，水煎服。嘱患者戒生冷、辛辣。

二诊（2012年2月25日）：患者诉服上方当晚无咳，一夜安睡，服药5剂后咳减六七成，仍为刺激性干咳，无痰，咳嗽时感觉气紧，咽干明显，时有咽痛，余大致同前。予前方去白术、炙甘草，加玄参10 g、麦冬10 g、甘草5 g以利咽。3剂，日1剂，水煎服。嘱患者若有口淡、便溏则去麦冬。

三诊（2012年3月1日）：患者咳嗽进一步减轻，咽部舒适，间有咽干口干，大便稍溏。仍予一诊方药，干姜减至5 g，加茯苓10 g、玄参10 g。5剂，日1剂，水煎服。

四诊（2012年3月8日）：患者基本已无咳嗽，偶因吹冷风诱发轻微干咳，咽喉无不适，稍口干、口淡，大便稍溏。予理中汤加味：党参10 g、白术10 g、干姜5 g、炙甘草10 g、五味子10 g、细辛6 g、茯苓10 g、紫菀10 g。5剂，日1剂，水煎服。药后痊愈。

五诊（2012年3月15日）：患者受凉感冒咽痛，自行服用抗病毒口服液后感冒缓解，仍有咽痒咳嗽，予止嗽散原方：百部15 g、紫菀15 g、荆芥10 g、陈皮10 g、桔梗10 g、白前10 g、甘草5 g、生姜3片。3剂治愈。

【按】本例患者干咳、痰少质黏、咽干口干，看似阴虚肺燥，但舌脉不符，用川贝雪梨等凉润之品咳嗽反增，可见此干咳并非单纯的肺阴虚。肺虚气弱、风痰留恋，故咳嗽迁延两月有余，治以止嗽散合"姜、辛、夏、味"温肺化痰、疏风理气；久咳耗伤肺津故见咽干痛，辨证上略兼肺阴不足，酌情予玄参、麦冬以润肺利咽。止嗽散为清代程国彭创制，他对止嗽散及肺脏生理特性的一段论述值得反复揣摩，"药不贵险峻，惟期中病而已……盖肺体属金，畏火者也，过热则咳；金性刚燥，恶冷者也，过寒亦咳。且肺为娇脏，攻击之剂既不任受，而外主皮毛，最易受邪，不行表散则邪气留连而不解……本方温润和平，不寒不热，既无攻击过当之虞，大有启门驱贼之势。是以客邪易散，肺气安宁"。治咳必须恢复肺气升降，止嗽散中虽有桔梗、白前的升降相配，但对于久咳顽咳，尚嫌药力轻浅，因此合用张仲景的"姜、辛、味"之法，以干姜、细辛在内温化痰饮、在外辛散风寒，五味子酸温收敛肺肾之气。此配伍散中有收，其开阖的幅度和力度非一般治咳之药所能及。

本病案提示了对于"慢性咳嗽不明原因病例"的干咳不可一味地从滋阴润肺考虑。患者虽干咳而仍能用干姜、细辛、法半夏等温药，稍用玄参、麦冬虽咽部舒缓但见口淡、便溏，可见其肺脾虚弱、气阳不足方为根本。所谓"久病必虚"，对于慢性咳嗽患者，久咳肺虚虽可能有阴虚津伤的一面，但气虚、阳虚可能更需要重视。

2. 月经期咳嗽须顾护肝肾

患者姓名：王某　　性别：女　　年龄：35 岁

初诊日期：2018 年 5 月 11 日　　发病节气：立夏

主诉：反复咳嗽 3 年余，加重伴胸闷、咳痰 3 周。

现病史：3 年前患者患"左下肺炎"，经治疗后，肺病炎症好转，但反复出现发作性咳嗽，偶有喘息，夜间可平卧，无咳嗽、咳痰，傍晚咳嗽较明显，多于月经期咳嗽发作，每次持续 6～7 天可缓解，无心悸、胸闷、胸痛，无咯血，双下肢无浮肿，无嗳气反酸，无畏寒、发热、盗汗，曾在当地医院就诊，诊断为"支气管哮喘"，予解痉平喘（具体用药不详）治疗后症状好转，仍易反复发作。

2015 年外院胸部 CT 提示左下肺轻度支气管扩张；鼻窦 CT 提示鼻旁窦慢性炎症，鼻内镜示鼻咽部充血、淋巴组织稍增生，可见分泌物；血常规提示嗜酸性粒细胞 15.3%，总 IgE 122 IU。给予"孟鲁司特钠片 10 mg qn，茶碱缓释片 0.1 g bid，布地奈德福莫特罗粉吸剂 164.5 μg 1 吸 bid"治疗，出院后患者继续进行规律药物治疗，每月月经期咳嗽发作一次，月经干净后喘息可停止。

2015 年外院检测总 IgE 232.56 IU，嗜酸性粒细胞升高（具体不详），支气管舒张试验阳性，给予"顺尔宁 10 mg po qn，倍氯米松福莫特罗吸入气雾剂 100 μg∶6 μg 2 吸 bid，强的松 10 mg qd"治疗，患者喘息无缓解，仍每月咳嗽发作 1～2 次。

3 个月前患者感咳嗽胸闷加重，发作次数较前增多，伴咳嗽、咳痰，咳中等量白色黏液痰，无发热、畏寒，无咯血、盗汗，无双下肢水肿等症状，多次在当地医院治疗，症状无缓解，3 天前患者来月经时咳嗽加重，就诊于当地医院，给予"左氧氟沙星、甲强龙、氨茶碱"治疗后症状稍减轻。患者有生育要求，希望能减少口服糖皮质激素、抗生素等西药用量，因此到中医科就诊。

现症见：咳嗽频发，阵发性剧烈咳嗽，傍晚尤其明显，时有胸闷，有较多白色黏痰，月经周期正常，月经量偏少、色鲜红、夹血块，行经腹痛较明显，腰酸软，二便调，纳可，睡眠较浅，入睡难，舌淡嫩，苔白腻，脉弦细滑。

过敏史：对虾、蟹、杧果过敏。

体格检查：听诊双肺呼吸音粗，可闻及呼气相哮鸣音。

西医诊断：咳嗽变异性哮喘。

中医诊断：顽咳。

证候诊断：风痰伏肺，肺肾两虚。

治法：平喘降逆，祛风化痰。

【处方】

射干 15 g	炙麻黄 15 g	款冬花 10 g	紫菀 15 g
姜半夏 10 g	细辛 6 g	五味子 5 g	青天葵 10 g

茯苓 15 g　　　　当归 10 g　　　　白芍 10 g　　　　白术 10 g
桑寄生 15 g

5 剂，日 1 剂，水煎服。嘱患者戒生冷、避风寒，月经后复诊。

二诊（2018 年 5 月 17 日）：月经已净，精神好转，咳嗽咳痰明显减少，仍诉腰酸痛，月经后小腹隐痛，余大致同前。续前方去姜半夏，加陈皮 10 g、女贞子 15 g、巴戟天 15 g、紫河车颗粒 1 包（相当于成药 3 g）。之后随证加减，西药治疗逐步改为表面激素吸入为主。至下次月经期咳嗽虽有发作，但症状较前减轻，痛经明显减轻。仍以祛风化痰为基础，按月经周期进行调养，月经前佐以疏肝理气（当归芍药散或逍遥散随证调整），月经后加强补益肝肾精血。调理 3 个月后停用西药，维持中药治疗，咳嗽发作较少，仅在月经期间有少许咳嗽，可自行缓解，患者坚持于月经前服用逍遥丸，月经后服用中药汤剂，药方以益气养血、补益肝肾为基础，随证佐以化痰、理气、止咳之品。2 年后该女子顺产 1 名男婴，母子体健。

【按】追溯病史，患者 3 年前肺病炎症后发展为咳嗽变异性哮喘，可能与气道表面修复异常有关。傍晚及月经期好发，乃经期气血不足、卫外无力，使得邪气直入、深伏脏腑。患者证候考虑风痰内阻、肝肾不足。因脏腑精气亏虚，内生风邪，邪气伏于血络，若遇风寒、温热、药毒、虾蟹发物等刺激，引动伏邪，内外相挟，上阻气道则喘咳不止。患者就诊时恰逢月经期咳嗽加重，以祛风化痰、调和气血为主，予射干麻黄汤、当归芍药散化裁。月经后顾护肝肾精血以治其本。

此例咳嗽变异性哮喘与月经期关系密切，从现代医学角度看可能与月经期体内性激素波动有关，从中医角度看，肾主生殖，肾主天癸，辨证上须考虑肾精不足。患者月经量少、行经腰酸，是肝血虚弱、肾精不足之象，补法以精血为着力点，配伍紫河车血肉有情之品补肾益精，随证配伍女贞子、桑寄生、巴戟天等，既能针对本虚之证，且能顺应患者生育要求以调经助孕。

第二节　脾咳证治

脾咳病名首见于《素问·咳论》，为五脏咳之一。《素问·咳论》曰："脾咳之状，咳则右胁下痛，阴阳引肩背，甚则不可以动，动则咳剧。"脾咳因脾病而致咳，脾咳是由于脾脏的功能异常及肺，导致肺宣发与肃降功能异常而致咳嗽。肺主气，脾益气，脾气虚，土不生金，导致肺气虚而致咳嗽；脾失运化，水湿聚而成痰，贮于肺，影响肺之宣降而致咳嗽；脾阳不足，中阳虚，肺中冷，肺气不利，宣降异常而致咳嗽；等等。

一、肺与脾的生理联系

1. 同属太阴、五行相生

手太阴肺经与足太阴脾经同属"太阴"，经脉相通，同气相求。《灵枢·经脉》言"肺手太阴之脉，起于中焦，下络大肠，还循胃口，上膈属肺"；《灵枢·动输》言"胃为五脏六腑之海，其清气上注于肺，肺气从太阴而行之"，太阴与阳明互为表里，即肺与大肠、脾与胃互为表里。正因为如此，肺与脾、胃、大肠在病理上相互影响。

脾胃与肺在生理上是相生关系。肺属金，脾属土，按五行生克关系，则土能生金，脾为肺之母，肺为脾之子。肺金在生理功能上依赖脾土，脾气健旺是肺脏功能正常的前提。《医碥》载："饮食入胃，脾为运行其精英之气，虽曰周布诸脏，实先上输于肺，肺气先受其益，是为脾土生肺金。"肺主气，脾益气，肺所主之气来源于脾土所化水谷精气，脾胃健运则气血充旺，肺气得充方能使腠理卫外固密，贼邪难以侵入。这种五行上的相生关系为培土生金治疗肺病提供了理论依据。

2. 参与气的生成

肺为主气之枢，脾为生气之源。肺主一身之气，通过它的呼吸作用，由肺吸入的清气和脾所化生的水谷之气，两者结合起来积于胸中汇为宗气。脾所化生的水谷精微及气血，有赖于肺气宣发、肺朝百脉才能输布全身。肺主皮毛，脾主肌肉，共同防护人体免受外邪的侵袭。"肺主气，脾生气，故伤风虽肺病，而亦有关于脾。脾虚则肌肉不充，肺虚则六府不闭，皆风邪之所由以入也。"（《杂病源流犀烛》）

3. 同司营卫

营卫二气的生成和运行与肺、脾有密切联系，营气与血行于脉中，滋养全身；卫气行于脉外，温煦机体，固护肌表。脾与营属阴，肺与卫属阳，在营卫之气的生成与运行过程中，脾肺协调统一，因此有"肺主卫，脾主营"之说。"人受气于谷，谷入于胃，以传与肺，五脏六腑，皆以受气，其清者为营，浊者为卫"，"营出于中焦……此所受气者，泌糟粕，蒸津液，化其精微，上注于肺脉，乃化而为血……命曰营气。卫出于上焦，上焦出于胃上口，并咽以上，贯膈而布胸中"（《灵枢·营卫生会》）；"谷始入胃，其精微者，先出于胃之两焦，以灌五脏，别出两行，营卫之道"（《灵枢·五味》）。上述经典论述，说明了营卫之气来源于饮食水谷，营气出自中焦脾胃，卫气出自上焦肺脏，营卫二气相互依存，不可分割。

4. 同司水液

"饮入于胃，游溢精气，上输与脾，脾气散精，上归于肺，通调水道，下输膀胱，水精四布，五经并行"（《素问·经脉别论》），表明脾、肺共同参与水液代谢和输布。脾主运化水液，而肺主通调水道，肺主行水，肺为水之上源，脾为水液运行的枢纽，脾转输水谷精微于肺，通过肺的宣发肃降、通调水道的功能，敷布水谷精微到达全身，调节水液代谢。

二、肺与脾的病理联系

1. 母子正气互损，病气相传

脾属土，肺属金，土能生金，肺为脾之子，脾为肺之母，两者为母子关系。肺、脾在病理上存在着"母病及子"和"子病犯母"的关系。若脾胃升降失常、气机壅滞，将影响肺气宣降，导致肺气不利，出现咳嗽、气逆等证；若脾胃失运，水谷不能正常运化，也使肺中津液难以正常输布，导致痰饮伏肺，出现痰饮诸症；若脾气虚弱，肺气失去母气充养，则卫外不固，易受外邪侵袭，出现畏风、自汗、易患外感等，此为肺系咳喘长期反复、缠绵难愈之主要内在原因。若肺气久虚，子病犯母而累及脾，则可致脾气虚，导致肺脾两虚证，临床可出现食少、腹胀、便溏、消瘦、懒言、咳嗽等症。气虚证最常见于肺、脾，四君子汤是中医学治疗气虚的代表方剂，方中的人参、白术、茯苓、甘草都是入脾经和肺经的。

2. 生痰之源，贮痰之器

痰饮为水液代谢失常，停聚而成，与肺、脾关系密切。"饮入于胃，游溢精气，上输于脾，脾气散精，上归于肺，通调水道，下输膀胱，水精四布，五经并行。"（《素问·经脉别论》）人体正常生理情况下，水液输布与肺、胃、脾、肾四脏有关。四脏中又以脾胃为主，脾胃运化失职，不能输布水精，上归于肺导致肺气不足，肺气不足，则肃降无权，不能下交于肾，肾气不足，则气化失常，水液停滞，聚为痰饮，这说明痰饮来源于脾胃。尤在泾说："痰者食物所成，故痰质稠而饮质稀也。"而痰饮又是导致咳嗽之有形病邪，故有"脾为生痰之源、肺为贮痰之器"（《证治汇补·痰证》）之说。

三、脾咳治法及代表方药

肺与脾在经脉、主司、气的生成、水液代谢等方面有密切联系，肺脾同治是肺系疾病中最为常见的脏腑并治治法，尤其是慢性疾病、虚性疾病，几乎都是从治脾入手，正如《石室秘录》所曰"治肺之法，正治甚难，当转治以脾"，李中梓也提出"肺气受伤者，必求之与脾土"。

《杂病源流犀烛·咳哮喘源流》曰"肺不伤不咳,脾不伤不久咳",对于慢性咳喘,尤其在疾病的缓解期或慢性期,培土生金之法更是必不可少,借以调补中州,益气生血,充实后天,于是中气足,气血旺,从而使肺脏受益。另外,脾为生痰之源,"因痰而致嗽者,痰为重,治在脾"(《证治汇补·咳嗽》),脾虚湿停,乘肺而咳,土衰则金衰。采用培土生金法,则能治本以绝生痰之源。

1. 健脾补肺(培土生金)

肺脾气虚的咳嗽,多表现为呼吸道敏感性增高,风、冷空气、异味等容易诱发咳嗽,常见容易反复感冒且感冒后咳嗽迁延不愈,常伴见自汗、气短、四肢不温、纳呆、便溏等症状。此类咳嗽多由于脾气虚损,脾土不能生养肺金。咳嗽标证为急时,酌情配伍健脾益气固表之品;肺脾气虚本证为主时,可予四君子汤、玉屏风散、补中益气汤等培土生金。

补中益气汤加味(张灿理)

【组成】黄芪 30 g,白术 12 g,陈皮 6 g,升麻 10 g,柴胡 12 g,人参 10 g,当归 10 g,甘草 6 g,天冬 10 g,麦冬 10 g,五味子 6 g,川贝母 6 g。

本方益气健脾,止咳平喘,适宜于肺脾气虚之咳喘,症见体质较弱、劳累后咳嗽加重,气短,懒于言语,舌淡,苔白滑,脉细或虚。

本方以补中益气汤为主方,天冬、麦冬润肺止咳;川贝母清化热痰;麦冬、五味子与人参又成生脉散,以壮心肺之气。

咳嗽若兼见自汗,或过敏性鼻炎、荨麻疹等反复发作证属肺气虚者,常用玉屏风散加减实卫固表止汗,方中黄芪补肺实卫,得防风则使邪去而外无所扰,得白术以培中固里,所谓"发在芪防收在术",内外兼顾,肺脾共调。

2. 健脾化痰

咳喘等证离不开痰,"脾为生痰之源,治痰不理脾胃,非其治也"(《医宗必读》),故治咳嗽不仅要宣肃肺气、促进痰液排出,更需要健脾补气、促进水液运化,才能杜绝生痰之源。《医宗必读》曰:"治痰先补脾,脾复健运之常,而痰自化矣。"清代林佩琴有"因痰致咳者,痰为重,主治在脾"之说,健脾培土,可杜痰源,痰少咳自减。临床上痰湿相关咳嗽,除了选用二陈汤、涤痰汤等化痰祛湿,还要充分考虑肺脾气虚之本。

健脾止咳汤(李振华)

【组成】党参 12 g,白术 9 g,茯苓 15 g,橘红 9 g,半夏 9 g,桂枝 6 g,厚朴 9 g,桑白皮 12 g,苦杏仁、紫苏子、桔梗、枳壳、炙甘草各 9 g。

本方健脾温中,祛痰止嗽,主要适用于慢性咳嗽证属脾虚痰湿之证,症见咳嗽痰多,痰白质滑易出,多食油腻、甜食或生冷则痰量增多,或伴胸脘痞闷,纳食不香,体倦无力,舌淡,舌偏胖大,多见齿痕,苔白腻,脉象滑或濡。

本方以陈夏六君子汤为基础,温中健脾以治本,祛痰止嗽以治标,标本兼治，加桂枝温中通阳，配厚朴降逆和胃，紫苏子、枳壳、苦杏仁、桔梗、桑白皮宽中理气，止嗽祛痰。若脾阳虚弱、痰涎过盛，酌加温中健脾散寒之品。

香砂六君子汤加减（李振华）

【组成】党参15 g，白术10 g，茯苓15 g，橘红10 g，半夏10 g，薏苡仁20 g，香附10 g，砂仁8 g，焦山楂、焦神曲、焦麦芽各12 g，厚朴10 g，干姜10 g，炙甘草3 g。

本方健脾益肺、止咳化痰，主治肺脾气虚、痰浊内阻之咳嗽，以久咳不愈、痰多色白而黏为主症，兼见纳差、脘腹胀满、便溏、面色无华，体倦乏力，舌胖偏淡，苔白腻或白滑。

肺气耗伤，虚者补其母，治疗宜健脾益气兼化痰祛湿。其中，四君子汤为补脾胃气虚之要方，橘红化痰利气，半夏燥湿祛痰，砂仁、香附、厚朴行气以助运化，配干姜温中健脾，薏苡仁利湿，焦山楂、焦神曲、焦麦芽和胃消滞以助脾胃运化，健脾益气以治本。对于肺虚及脾、"子盗母气"者，或由脾及肺、因虚致实者，均可使用。

3. 健脾利水渗湿

肺失治节，通调水道功能失常，脾失健运，水液停滞，水湿泛溢肌肤，导致喘咳、痰饮、痞满、水肿、便溏等病症。其治法应宣肺利水与健脾化湿并举，可用五苓散、参苓白术散等。

参苓白术散加减（张镜人）

【组成】党参10 g，白术10 g，茯苓10 g，陈皮10 g，山药10 g，白扁豆10 g，砂仁3 g，薏苡仁30 g，大腹皮10 g，莲须3 g，甘草6 g，半夏10 g，陈皮10 g，浙贝母10 g，僵蚕10 g。

本方健脾除痰，肃肺止咳，适宜于肺脾两虚夹湿之慢性咳嗽，症见平素易咳嗽、便溏，多兼见面色不华或萎黄，倦怠乏力，或兼湿疹反复发作证偏虚寒，舌淡胖、有齿痕，苔腻或水滑，脉濡滑。

脾虚聚湿生痰，痰生于脾而储于肺，肺虚常受痰湿内扰，清肃失令，咳嗽多反复发作。本方以参苓白术散为基础，合半夏、浙贝母加强化痰清肺，合僵蚕祛风通络，尤其适用于咳喘本虚标实之证而以本虚为主的阶段。

4. 温脾暖肺

水液运行，有赖脾气转输与肺气敷布的协同。如中焦阳虚，土不暖金，肺中虚冷，水液敷布无权，以致水液内停，痰涎壅塞影响肺气宣降而生咳嗽。《金匮翼》云："内生之寒，温必以补。"肺脾两脏均主气与水的升降运行，虚证用药本就相近，因此本治法实质为温补脾肺阳气，主要针对咳嗽痰稀而无寒热外证，以收散寒、化饮、止咳之效。

甘草干姜汤（《金匮要略》）

【组成】干姜10 g，炙甘草20 g。

本方温肺扶阳，《金匮要略》用此方治肺中虚冷的肺痿。据原文，本方所治主症为吐涎沫、遗尿、小便数、不渴，或阳虚吐血。原文虽言"不咳"，实为说明本证非寻常肺系疾患而病根在脾阳，并非指咳嗽病证不可用之。肺为水之上源，肺中虚冷，不能约束水液，上虚不能制下，故遗尿、小便数。此证虽以肺气虚寒为主，亦与脾气虚寒有关。干姜温脾肺之阳，炙甘草补脾肺之虚，使脾能散精，肺能布津，则水液不致聚成涎沫；肺气能够治节水液，则遗尿、小便数等证亦可痊愈。炙甘草之量重于干姜一倍，原书用至四两。重用之理有三：一是补中益气，二是甘以缓急，三是延缓水津下行归肾。此方对于气不摄津而呈遗尿、小便数，气不摄血而呈吐血，中焦虚寒而呈呕吐、腹痛，都可兼顾。治疗肺脾虚寒之方多由此方加味而成。

冷嗽方（《朱氏集验方》）

【组成】人参、白术、干姜、炙甘草、五味子各10 g。

本方温补脾肺，主治脾肺虚寒、咳嗽痰稀、饮热汤暂止者。"咳时饮热汤暂止"是脾肺阳虚的重要提示，临床上患者咳嗽如能因热饮、热性药物食物稍缓解，或因冷饮、寒凉药食而加重，均可提示肺脾阳气不足；同时，舌淡、脉沉也是阳虚的重要指证，即使患者咳嗽不能因饮热汤暂止，也可选用本方。

本方实为理中汤加五味子，全方不止咳而咳嗽可止。人参、白术、炙甘草补脾肺之虚，干姜温脾肺之寒，五味子收敛耗散之气，脾阳振奋则可使津液输布归肺，肺气得复、水津得布，则津行无阻，肺气宣降亦渐趋正常。若兼见腰膝冷痛、尺脉沉弱肾阳虚证，可合淡附片加强温阳化气，使肺、脾、肾三焦并调。

四、古代名家医案启发

1. 脾土虚而不能生肺金

培土生金治疗咳嗽及外感后调治

（选自《校注妇人良方》）

　　一妇人久咳嗽，面色萎黄，或时呃，肢体倦怠，饮食少思，稍多则泻。此脾土虚而不能生肺金，朝用补中益气汤，夕用六君子汤为主，间佐以八珍汤，三月余渐愈。后感寒邪喘嗽，胸腹作胀，饮食不入，四肢逆冷。此中气尚虚，不能充皮毛、肥腠理、司开阖之所致也，遂用六君加生姜、桔梗而愈。

【按】根据书中医案记载，此妇人面色萎黄、肢体倦怠、纳少易泻，显然是脾气亏虚之证，脾虚失运，痰饮内生，痰饮阻肺而成久咳，先后用补中益气汤、六君子汤等健脾补气以治其本。

2. 上下交损，当治其中

从脾论治三焦俱损久咳

（选自《问斋医案》）

久嗽不已，三焦受之。每咳痰涎、白沫盈碗，食减形羸，苔白厚，脉双弦、中虚。水湿浸淫于脾、肺、肾之间，三焦不治，为可虑耳。真武汤主之。

赤茯苓　冬白术　大白芍　制附子　生姜

连进真武虽效，亦非常法。第三焦不治，脾、肺、肾俱伤，从乎中治可也。崇土既能渗湿，亦可生金。脾为生化之源，补脾即是补肾。再以归脾、六君合为偶方为丸，缓缓图痊可也。

人参　黄芪　冬白术　炙甘草　云茯苓　当归身　酸枣仁　远志肉　广木香　制半夏　新会皮

生姜、大枣、龙眼肉煎水，叠丸。早晚各服三钱。

【按】文中所言"崇土既能渗湿，亦可生金。脾为生化之源，补脾即是补肾"与叶天士提出"上下交损，当治其中"（《临证指南·卷一·虚劳》）同理，其思想在仲景小建中汤等方中已有源溯。本病例旧患痰饮咳嗽，肺脾肾均有虚损，医者先予真武汤，后改归脾丸、六君子汤合方缓补其中，脾为生化之源，五脏六腑皆赖此以生，故补脾既能补肺，亦能补肾。慢性咳喘确实多见三焦上下俱损，且多有寒热虚实错杂，从健脾补中着手的治疗策略深具启发性。

3. 治痰而不兼理其气，非法也

健脾清痰理气治疗老年咳嗽黄痰

（选自《南雅堂医案》）

高年阳虚，咳嗽经年未愈，痰作黄色，结成顽块，常阻滞胸膈间，尽力始得吐出，此虚阳上冲，煎熬津液，故结为黄浊老痰。今索阅诸方，前医徒用消痰清肺之品，安能奏效？岂知年老孤阳用事，元气多虚，气虚则痰盛，痰盛则气愈闭，若治痰而不兼理其气，非法也，宜补阳调气，佐以化痰之剂，庶合方法，用六君加减治之。

人参五分　炒白术三钱　白茯苓二钱　炙甘草八分

陈皮八分　柴胡五分　炒白芍三钱　川贝母八分

【按】本例患者咳嗽痰黄而黏，是肺中痰热之象，但其热是痰浊久郁化热，根本在肺中痰阻，本患者高龄、素体阳虚，肺脾阳虚不能布津方是根本；"尽力始得吐出"是肺脾亏虚之力证。若仅仅着眼肺中痰热，以清热消痰、苦寒降泄之法则中阳更伤，方以六君子汤加减，且和白芍、柴胡柔肝疏肝，以防木火刑金，甚为精巧。原文谓"若治痰而不兼理其气，非法也，宜补阳调气，佐以化痰之剂"，非常值得借鉴。

五、名医验案赏析

冷嗽方治疗慢性干咳

患者姓名：韩某　　性别：男　　年龄：27 岁

就诊日期：2011 年 12 月 5 日　　发病节气：夏至

主诉：咳嗽半年余。

现病史：患者于 2011 年 6 月暑天受凉感冒经治后咳嗽迁延不愈。患者为办公室文员，长期在空调下工作，形体适中而不壮实，怕吹冷风，咽部或背部受凉则咽痒作咳，咳嗽呈阵发性连声咳，难以自止，自诉在西医科室就诊后已服用多种药物，疗效不显（具体用药未见病历资料），吹冷风或饮冷水会使咳嗽加重，影响正常的生活工作。自诉"用很烫的开水烫一下喉咙"才能逐渐缓解咳嗽，以日间咳为主，基本是干咳，偶尔在晨起时咳出少量白稀泡沫痰，口淡，喜热饮，纳眠可，大便 2～3 日一行、不干结，舌淡胖、有齿痕，苔薄白润，脉滑。

过敏史：无。

体格检查：无特殊。

辅助检查：胸部 CT、诱导痰细胞学检查、肺通气功能加支气管激发试验未见异常。

西医诊断：慢性咳嗽。

中医诊断：顽咳。

证候诊断：肺脾虚寒夹痰。

治法：温补脾肺，化痰止咳。因其咳嗽符合"饮热汤暂止"的特点，予冷嗽方加味。

【处方】

党参 15 g　　　白术 15 g　　　干姜 5 g　　　炙甘草 10 g

五味子 10 g　　细辛 6 g　　　款冬花 15 g

3 剂，日 1 剂，水煎服。嘱患者严戒生冷饮食及寒性药物食物，注意避风寒。

二诊（2011 年 12 月 9 日）：患者诉服药 2 剂后次日晨起咳出大块灰白色带有黑点的胶冻状痰，自觉痰液很冷，痰咳出后感觉舒畅，下午再服药 1 剂，发现痰液明显增加，每次咳嗽都能咳出白稀痰，咳嗽次数较前增多，但痰咳出后咳嗽可止而无须再饮热水，余症和舌脉大致同前。予前方加茯苓 15 g，4 剂，日 1 剂，水煎服。

三诊（2011 年 12 月 15 日）：咳嗽好转八九成，间有轻微咽痒咳嗽伴少量稀白痰，口淡明显减轻，大便基本一日一行，舌淡胖，齿痕减轻，苔薄白，脉滑。欲予理中汤加味以善后，患者要求停药，嘱患者痊愈后务必增加户外体育锻炼，达到运动后微微汗出的效果，以此增强肺气卫外的功能。半年后随访，咳嗽无再发。

【按】冷嗽方出自《朱氏集验方》，原治脾肺虚寒、咳嗽痰稀、饮热汤暂止者。本例患者以干咳为主，并无咳吐清稀痰涎，主症有异但病机切合。肺主皮毛，最易受邪，患者长期在空调下工作，缺乏运动，平素毛腠不开，肺气不宣，人身之气与自然之气沟通不足，日久则肺气虚弱，空调阴冷之气从皮毛而入，日久则肺中虚冷。咳嗽迁延不愈，与肺气无力宣发御邪、邪气流连而不解有关。正是由于中气不足，津凝成痰而无力上承，才出现了肺脾气阳不足却不见痰多清稀、反见干咳无痰的特殊表现。治疗予冷嗽方加细辛合为张仲景"姜、辛、味"配伍之法，另外酌加款冬花温肺止咳、茯苓甘淡渗湿以绝生痰之源。意在振奋脾阳而输津归肺，肺气恢复而能布散水津，津行无阻则肺气宣降能渐趋正常。本例患者服药后从无痰到有痰、再到痰出咳减的特殊变化，提示了对于慢性咳嗽的患者，即使是干咳或少痰，也需要重视其病机上的"痰"，治疗上注意痰不化则气不行。

第三节 心咳证治

心咳病名首见于《素问·咳论》，为五脏咳之一。《素问·咳论》记载了心咳证候："心咳之状，咳则心痛，喉中介介如梗状。"《三因极一病证方论》沿承《内经》旨意提出"喜伤心者，咳而喉中介介如肿状，甚则咽肿，喉痹，名为心咳"，认为心咳是内伤引起的喉痹，也就是目前所说的咽喉源性咳嗽。笔者认为此解释具有片面性。《素问·标本病传论》曰"心病先心痛，一日而咳"，《中藏经·论心脏虚实寒热生死逆顺脉证之法》记载"心病则先心痛，而咳不止"。心咳是由于心脏功能异常导致肺气不利，宣降失调所致。

一、肺与心的生理联系

《类经·二十二卷》载："心肺居于高上，二阳脏也，心为阳中之阳，肺为阳中之阴。"心肺同居膈上，位于胸中。《素问》载有"诸血者，皆属于心；诸气者，皆属于肺"。《脉简补义·卷下》曰："百脉皆由肺以聚于心，由心以达四肢百骸。"心主血，肺主气，肺气有贯心脉的作用，肺又朝百脉，百脉朝会于肺，心肺相佐，相互协同完成其生理功能。主要表现在心主行血与肺主呼吸两者功能上的配合。两者在病理上也主要体现在气与血的关系上。宗气是积聚胸中之气所成，贯注于心肺之脉。《灵枢·五味》曰："其大气博而不行者，积于胸中，命曰气海，出于肺，循喉咽，故呼则出，吸则入。"

1. **肺主气，助心行血**

肺主气包括主一身之气和呼吸之气，肺气正常是血液正常循行的必要条件。《灵枢·邪客》曰"宗气积于胸中……以贯心脉，而行呼吸焉"。宗气贯注于心脉之中，促进心推动血液运行。《血证论·阴阳水火血气论》说："运血者，即是气。"故而有"气为血之帅""气行则血行"之说。

2. **心主血，血能载气**

《难经·三十二难》亦曰："心者血，肺者气。血为荣，气为卫，相随上下，谓之荣卫。"肺吸入的清气必须依附于血液，靠心血的运载才能布达周身，与此同时，浊气到达于肺，呼出体外，协助完成肺主呼吸之功能。可见血是气的载体，气存在于血中，故而有"血为气之母""血以载气"之说。

3. **心阳温煦肺阳**

《医经精义·上卷》亦云："人之五行，心火温肺而后胸中阳和，无寒饮咳瘅之证，故心火者，乃肺之主也。"心阳足，可以温煦肺金，而不致寒饮内停于肺产生咳嗽、肺痹等。

二、肺与心的病理联系

《素问·咳论》曰"心咳之状，咳则心痛，喉中介介如梗状"，说明心脏之病也可出现咳嗽等肺病症状，临床上如扩张型心肌病出现心力衰竭时必然会出现咳嗽、气喘及呼吸困难等肺病症状。《素问·标本病传论》曰"夫病传者，心病先心痛一日而咳"，指出心病不已，传之于肺，可引起咳嗽的症状。

1. **心火乘肺**

《冯氏锦囊秘录·卷九》曰："心火太盛，必克肺金。"火克金，心火旺则会消灼肺脏气阴，出现肺热伤津症状，如咽干、口干、鼻出血、干咳等症。《理虚元鉴·心肾不交论》亦曰："心肾不交，心火突而乘金，天突急而作痒，咯不出，咽不下，喉中如有破絮黏塞之状，此劳嗽已成之状也。"《医镜·咳嗽》曰："咳为在肺，嗽为在脾；合而言之，总归于心。是何也？盖肺主气，声之所从出也；脾主受，痰之所由藏也；心主热，火之所由生也。火克金者也，而肺之所属者金。心火未甚，则肺无伤；甚则至于干肺，肺受火邪则热而气沮，不能不发而为声，是以嗽也。"这说明心火干肺，肺受火犯，炼液为痰而为嗽。

2. 火不克金

心火衰微，肺阳得不到温煦，亦可致火衰金冷，肺金失于温煦，肺为寒邪所闭，饮邪所犯，则发生喘息、咳唾。《素问·气厥论》云："心移寒于肺，肺消，饮一溲二。"《类经·脉色类》则曰："不及则君火衰而病在内，故上为心气不足而烦心，虚阳侵肺而咳唾。"

3. 心脉痹阻

血行不畅，影响肺朝百脉，肺脉瘀阻，肺气不利，而出现咳喘、气促等症，如《素问·痹论》曰："心痹者，脉不通，烦则心下鼓，暴上气而喘。"

三、心咳治法及代表方药

心咳之病需要治心。《医门法律·咳嗽门》曰："心与肺同居膈上，心火本易于克制肺金，然君火无为而治，恒不自动，有时劳其心而致咳，息其心，咳亦自止，尚不为剥床之灾也。"心主血，肺主气，心主血功能异常，导致血行不畅而成瘀，瘀可化痰水，阻遏肺气，致肺气不利，宣发与肃降失调，则出现咳嗽、胸部胀满等症状，便可从心治肺。

1. 清火润肺

心为君主之官，五行属火；肺为相傅之官，五行属金。心火太过灼伤肺金，导致肺阴津不足，肺失其润而咳嗽发作。临床常见咳嗽、心烦闷、失眠、口干咽燥不适、干咳、甚或咯血、鼻出血、痰多色白、小便黄、舌红、苔薄黄、脉细数等症，临床治疗应清心润肺之法。方可选人参平肺散（组成为人参、桑白皮、地骨皮、陈皮、知母、天冬、炙甘草、青皮、五味子、茯苓），《医学发明》言其"治心火刑金，传为肺痿，咳喘嗽呕，痰涎壅盛，胸膈痞满，咽嗌不利"。《类证治裁》亦载："思虑劳神干嗽，心火刑金也，生脉散加茯神、贝母、熟地、枣仁、龙眼肉。"《校注医醇剩义·咳嗽》云："心经之咳，痰少心烦，夜不成寐，玄妙散主之。"玄妙散组成为玄参、丹参、沙参、茯神、柏子仁、麦冬、桔梗、川贝母、苦杏仁、合欢花、淡竹叶、灯心草，具有清心养阴、润肺止咳的作用。《医门法律·咳嗽门》载："心与肺同居膈上，心火本易于克制肺金，然君火无为而治，恒不自动，有时劳其心而致咳，息其心，咳亦自止，尚不为剥肤之灾也。"此亦说明咳嗽可从心而治。

2. 温阳祛寒

心阳不足，水饮不化，凌心射肺，或致肺阳不足，肺气不利，布津无力，成饮成痰，阻于肺，失于宣降而咳。临床常见咳嗽，痰多白，呼吸不畅，胸满憋闷，胸闷不适，气喘甚至不能平卧，胸中冷，口淡，小便不利，舌淡，苔薄，脉沉细滑等。临床治疗应温阳祛寒，化饮止咳。方可选瓜蒌薤白白酒汤。《金匮要略》曰："胸痹之病，喘息咳唾，胸背痛，短气，寸口脉沉而迟，关上小紧数，瓜蒌薤白白酒汤主之。"加上桂枝、厚朴、苦杏仁温通心阳，下气止咳便为更妙。《中西汇通医经精义·上卷》亦云："心火温肺，而后胸中阳和，无寒饮咳痹之证，故心火者，乃肺之主也。"

3. 化瘀通脉

心血瘀阻，血行不畅，瘀阻肺脉，肺脉不通，肺气不利，则有咳嗽、气喘等症。临床常见咳嗽、呼吸不畅或呼吸困难、胸痛、胸闷、舌质暗红、苔薄、脉弦涩等症。临床治疗应行气活血，化瘀止咳。方可选血府逐瘀汤。《血证论》亦有"瘀血乘肺，咳逆喘促"的记载。血府逐瘀汤出自《医林改错》，具有活血化瘀、行气止痛之功，主治胸中血瘀之胸痹等病，文献对其用于治疗瘀血咳嗽亦有记载。血府逐瘀汤组成为当归、地黄、桃仁、红花、枳壳、赤芍、柴胡、甘草、桔梗、川芎、牛膝。全方行气活血化瘀，更有宣肺止咳之功，桔梗、甘草配伍便是其药对，如果咳嗽甚，可以加上苦杏仁、紫菀等润肺降气，化痰止咳；如果疲倦乏力，气短懒言，可以加上党参、黄芪等补气益肺。

四、古代名家医案启发

1. 清心泻火

清心泻火，润肺止咳治久咳
（选自《医案偶存》）

老广，三七，咳嗽已久，痰多带红，夜间更甚，胸膈满闷，舌上黄苔，小便短赤，四肢麻木作痹，手足掌心灼灼，脉见两寸浮数。证属火旺克金之候。盖肺又郁热则咳嗽，甚者逼血上行，故咳血。肺本清肃之脏，因受心之火炎，故喘促，法宜清心泻火。洋参、麦冬、知母、炒芩、杏仁、桑叶、茜草、川贝、甘草。

又　前进清金泻火之剂，吐红稍减，各候差缓，足证清泻之验。第脉息如原，诚为火烁伤金之证，最忌辛温凝腻之药，动火生痰，填塞肺道，宜清肺救燥行瘀。百合、麦冬、紫菀、冬花、天冬、川贝、元胡、侧柏、栀炭壳、杏霜。

【按】本例患者舌上黄苔，小便短赤，手足掌心灼灼，脉见两寸浮数，均为心火之征，心火灼伤肺络，导致咳嗽，痰中带血；心火传肺，肺热则呼吸不利，胸膈满闷。热邪耗气伤津，津液损伤，导致阴不足，肺失其润亦致咳嗽。因而治疗时先贤先用清金泻火，后用清肺润燥之法，酌加凉血止血之品。如若用清金泻火之剂，同时配伍白茅根、墨旱莲、地黄以清热凉血，疗效可能会更好。

2. 疏散风热，滋阴降火

清热宣肺，滋阴降火治心咳

（选自《王旭高临证医案》）

卜　心咳之状，咳则心痛，喉中介介如梗状，甚则咽肿喉痹。盖因风温袭肺，引动心包之火上逆，故治法仍宜宣散肺经风邪，参入宁心缓火之品。仲景方法，略示其端，但语焉而未详，后人未细审耳。前胡、杏仁、象贝、桔梗、射干、远志（甘草汤制）、麦冬、沙参。小麦一两煎汤代水。微妙在此一味。

渊按：非深入仲景堂奥不能道。用宣散肺金风温之方，加小麦一两，清心热，即补心虚，何等灵敏。

【按】本例患者是风温袭肺，肺热引动心包之火而出现咳嗽、心痛、"喉中介介如梗状"。前胡、桔梗、苦杏仁、射干疏散风热，宣肺化痰止咳；麦冬、北沙参、小麦滋阴降火，以达"宁心缓火"之功。远志一味的使用颇值得探究，《滇南本草》谓："养心血，镇惊，宁心，散痰涎。"《本草再新》云："行气散郁，并善豁痰。"看来先贤用它与射干、浙贝母配伍利咽化痰结，以除喉中介介如梗状，同时又可宁心。笔者认为此方之妙不单是小麦的运用，远志的运用也有独到之处。

五、名医验案赏析

方随证变，温心阳、降肺气治顽咳

患者姓名：李某某　　性别：女　　年龄：44 岁

初诊日期：2019 年 5 月 30 日　　发病节气：芒种

主诉：咳嗽 1 年余。

现病史：患者 1 年前出现咳嗽，当地医院行肺功能检查：通气功能正常，激发试验阳性，诊断"咳嗽变异性哮喘"，CT 提示左上肺病灶，考虑炎症，部分为纤维增殖灶。刻下见患者咳嗽，怕冷，自觉气短、心慌、有气上逆，间中感觉鼻涕后滴，胃纳可，大小便调，舌红，苔薄黄，脉细滑。

既往史：2001 年接受左上肺结核规范治疗，2 年治愈；鼻窦炎。

过敏史：无。

体格检查：双肺呼吸音清。

辅助检查：总 IgE 12.9 IU/L。血常规正常。肺功能检查提示肺通气功能在正常范围，支气管激发试验阴性。

西医诊断：咳嗽查因（咳嗽变异性哮喘？上气道咳嗽综合征？）。

中医诊断：咳嗽。

证候诊断：心阳不足，肺气上逆。

治法：温通心阳，降逆止咳。

【处方】

桂枝 5 g	龙骨 15 g	姜厚朴 10 g	苦杏仁 15 g
紫苏梗 15 g	党参 15 g	白芍 15 g	五指毛桃 15 g
麦冬 15 g	陈皮 10 g	辛夷 15 g	炙甘草 5 g
浮小麦 30 g	石斛 15 g	布渣叶 15 g	

5 剂，4 碗水煎至 1 碗半，分两次温服。

二诊（2019 年 6 月 19 日）：服中药后极少咳，畏寒好转，自觉气短，气上逆感减轻，间中有鼻涕后滴感，胃纳可，大小便调，舌红，苔薄黄，脉细。

【处方】

桂枝 5 g	厚朴 10 g	苦杏仁 15 g	紫苏梗 15 g
党参 20 g	五指毛桃 15 g	麦冬 15 g	陈皮 10 g
辛夷 15 g	炙甘草 5 g	浮小麦 30 g	石斛 15 g
布渣叶 15 g	僵蚕 5 g	白术 15 g	

7 剂，煎服法同上。

【按】本例患者西医诊断为咳嗽变异性哮喘（CVA），中医诊断为咳嗽，CVA 与典型的支气管哮喘的发病机制及病理基础相似，西医治疗原则与哮喘相同。中医治疗本病常从祛风、化痰、宣肺着手，本病常在夜间发作。本例患者有咳嗽、怕冷，自觉气短、心慌、气上逆等症，并不属于风邪为患，性质属寒。由此认为，本例患者为心阳不足，导致肺阳不足，肺失肃降，心肺阳虚。本病以桂枝加龙骨汤与桂枝加厚朴杏子汤合方治疗。方中以桂枝、炙甘草温通心阳；龙骨重镇安神宁心；党参、麦冬、浮小麦益气养心之阴，以阴中求阳；白芍、炙甘草酸甘化阴，解痉平喘；厚朴辛温，降逆下气以平喘；苦杏仁苦平，苦泄降气止咳；紫苏梗和中行气；五指毛桃补肺气以止咳；石斛助白芍养阴缓急；患者有鼻涕后滴感，加辛夷宣通肺气以通鼻窍。诸药合用，共奏温通心阳、降逆止咳之功。

第四节　肝咳证治

肝咳病名首见于《素问·咳论》，为五脏咳之一。《素问·咳论》记载了肝咳证候："肝咳之状，咳则两胁下痛，甚则不可以转，转则两胠下满。"《诸病源候论》亦提到"肝咳，咳而引胁下痛是也"。肝咳多是由肝脏疏泄功能失调，情志异常，或肝阴不足，导致肺宣发与肃降异常而成咳嗽。咳嗽随情绪波动而加重或减轻，同时可伴有胁肋不适，是肝咳的重要特点。

一、肺与肝的生理联系

足厥阴肝经的分支从肝分出后穿过膈肌，往上注于肺中，如《灵枢·经脉》曰"肝足厥阴之脉，循喉咙之后……其支者，复从肝别出贯膈，上注肺"，由此可以看出肝与肺经络直接相通。而且十二经脉的气血循环流注顺序是起于手太阴肺经，止于足厥阴肝经，肺经与肝经首尾相连，使经脉气血循环流注生生不息，从而维持人体正常的生理功能。

肝升肺降，肺与肝的关系主要体现在气机升降的调节方面。肺主宣发肃降，肝主疏泄调达，肺气以肃降为顺，肝气以升发为宜。肺主肃降，肝主升发，两者相互制约，相互协调，则人体气机升降正常。如《素问·刺禁论》曰："肝生于左，肺藏于右，左主升而右主降。"叶天士亦云："人身气机合乎天地自然，肝从左而升，肺从右而降，升降得宜，则气机舒展。"这些都说明肝升肺降对维持全身气机平衡具有重要意义。《临证指南医案·肝风》有载："其有相火内寄，体阴用阳，其性刚，主动主升，赖肾水以涵之，血液以濡之，肺金清肃下降之令以平之，中宫敦阜之土气以培之，则刚劲之质得为柔和之体，遂其条达畅茂之性。"这说明肺金清肃下降可以调平肝气之升发。

肺金克木，《内经》说"亢则害，承乃制，制则生化，外列盛衰，害则败乱，生化大病"。肝木的升发与肺金的肃降，两者之间存在制约关系，肺金肃降可以防止肝木升发太过，肝木升发可以助肺金之宣发，从而维持气机动态平衡，肝肺通过正常的克制关系来维护人体气机平衡条畅。

二、肺与肝的病理联系

1. 肝火犯肺

由于情志不遂，肝失调达，郁而化火，木火刑金，肝火横逆犯肺，肺失清肃，宣降失调，导致咳嗽。《素问·五运行大论》曰："气有余则制己所胜而侮所不胜；其不及，则己所不胜，侮而乘之，己所胜轻而侮之。"

2. 肝肺阴虚

肝体阴而用阳，情志不遂，郁怒伤肝，耗伤肝阴；水不涵木，肾阴不能滋养肝阴，导致肝阴不足；久病伤阴，导致肝阴不足。肝阴不足，子盗母气，导致肾阴亏虚，肾阴不能滋养肺阴，导致肺阴亏虚，形成肝肺阴虚。肺喜润而恶燥，肺阴不足，肃降无权而出现咳嗽。《素问·至真要大论》曰："厥阴司天，客胜则耳鸣掉眩，甚则咳。"

3. 肝肺不调

肝主疏泄，调畅气机，调达情志，肝的疏泄功能减退，情志不遂，肝失条达，则肝气郁结，气机失畅，致肺气不利，宣发与肃降失调，则发咳嗽。《万病回春》载有"从来咳嗽十八般，只因邪气入于肝"，犯肝之邪唯情志最为常见。

三、肝咳治法及代表方药

肝咳之证其本在肝，其标在肺。如张景岳所说："内伤之咳，先伤他脏，故必由他脏以及肺，此他脏为本而肺为标也。"咳嗽多与情志有关，情志不遂，焦虑忧郁或急躁易怒时咳嗽发作，痰少，或伴有头晕目眩、胁肋胀痛等，咳嗽时轻时重，随情绪波动，重在使用柔肝、疏肝、清肝、养肝等法，兼以润肺、理肺、降气之法治疗。

1. 清肝泻肺

咳嗽常牵引胁肋部疼痛，或两胁胀闷，转侧不利。《内经·素问》曰："肝咳之状，咳则两胁下痛，甚则不可以转，转则两胠下满。"咳嗽同时伴有烦躁易怒，女性乳房胀痛，失眠，面红，口干，大便秘结，舌红，苔薄黄，脉弦数等症。《华氏中脏经》亦有记载："肝中热则喘咳多怒。"临床治疗应清肝泻火，降逆止咳。方可选《校注妇人良方》之丹栀逍遥散加减。方药组成：牡丹皮、栀子、柴胡、甘草、白芍、茯苓、郁金、菊花、钩藤、苦杏仁、百部等。《类证治裁》中亦提出"治肝胆之气升犯肺者，泄木降逆，钩藤，栀子，枳壳，丹皮，陈皮之属"。

2. 养肝润肺

咳嗽常伴有胁肋不适、咽干口干、气上逆冲，或伴有头晕目眩、耳鸣、失眠，大小便调，舌红，少苔，脉细数。肝阴不足，不能潜阳，导致肝阳上亢，而见头晕目眩之症。如《素问·至真要大论》曰："诸风掉眩，皆属于肝。"清代名医王九峰亦云："肝脏阴虚阳僭，是以呛咳。"临床治疗应柔肝养肝，养阴润肺。肺主一身之气，肺气清肃，则治节有权，诸脏皆滋其灌溉，而且养金即能制木，以平其横逆之威，即润肺金以平抑肝阳。方可选《柳州医话》之一贯煎加味。方药组成：北沙参、麦冬、当归、生地黄、枸杞子、川楝子、百部、百合、紫苏梗、款冬花。紫苏梗一药尤为好用，《得配本草》载："紫苏梗，疏肝，利肺，理气，和血，解郁，止痛，定嗽。"

3. 疏肝理肺

咳嗽常伴有叹息，胸胁不适，情绪不宁，女子经前乳房胀痛，大小便调，舌淡红，苔薄，脉弦。《素问·六元正纪大论》曰："木郁达之。"临床治疗应疏肝理气，调肺止咳。《医碥》载有："肝咳无痰，不得志之人多有之，用苦梗开之，逍遥散更妙。"方可选《医学统旨》之柴胡疏肝散加减。方药组成：柴胡、陈皮、川芎、白芍、枳壳、香附、炙甘草。本方具有疏肝解郁、行气止痛的功效。本方主治肝气郁滞证，症见两胁肋疼痛不适、胸闷、常常叹息、情志抑郁、郁郁寡欢，或嗳气、脘腹胀满，脉弦。在临证时可以加上合欢花、苦杏仁、郁金、百部、紫苏梗等。或用《伤寒论》小柴胡汤治疗，"伤寒五六日中风，往来寒热，胸胁苦满、嘿嘿不欲饮食、心烦喜呕，或胸中烦而不呕，或渴，或腹中痛，或胁下痞硬，或心下悸、小便不利，或不渴、身有微热，或咳者，小柴胡汤主之"。本病用《伤寒论》小柴胡汤治疗，"但见一证便是，不必悉具"，条文中有"或咳者"，则说明该方可用来治疗咳嗽。小柴胡汤具有理气解郁、抑肝扶肺之功效，寒温并用、攻补兼施之特点，可达疏利三焦、调达上下、宣通内外、和畅气机的作用，从而使咳嗽自愈。小柴胡汤组成为柴胡、黄芩、人参、半夏、甘草、生姜、大枣。如若咳嗽严重可加苦杏仁、百部、款冬花等止咳平喘药。

四、古代名家医案启发

1. 甘寒养阴，润肺止咳
滋养肝阴，润肺下气治咳嗽
（选自《临证指南医案·吐血》）

沈　味进辛辣，助热之用，致肺伤嗽甚。其血震动不息，阳少潜伏，而夜分为甚。清气热而不妨胃口，甘寒是投，与《内经》"辛苦急，急食甘以缓之"恰符。用药：生甘草、玉竹、麦冬、川贝、沙参、桑叶。

【按】辛辣之品助阳生热，热盛伤津，津伤阴亏，阴虚不能潜阳，肝气逆而犯肺，同时胃热津伤，肺失其润，失于清肃而咳嗽。本例病之本在于胃热，叶氏以甘寒之品清肝胃之热，同时滋阴润肺，肺得其润，肃降得复，咳嗽自止。沙参、麦冬清养肺胃，玉竹生津，桑叶清肺润燥、清肝，川贝母润肺化痰止咳，全方具有清养肝胃、滋阴润肺之功，实为肝、肺、胃三脏同治之方，重在清热养阴生津，润肺化痰。

2. 清肝平肝，润肺化痰
清肝息风，润肺化痰止咳治久嗽
（选自《何元长先生医案》）

久嗽咽干作痛，肝风炽而肺阴伤，六脉弦数，惟恐络伤动血，仿喻氏清燥法。方药：冬桑叶钱半，甜杏仁三钱，蛤粉炒阿胶二钱，川贝母二钱，石决明四钱，麦冬肉二钱，淡中白一钱，川郁金钱半，枇杷叶三钱。

【按】本案由于肝阴不足，肝阳上扰，肺阴亏虚，导致久咳嗽，咽干、咽痛不适，脉弦数。治以清肝息风，润肺化痰止咳。方中桑叶、石决明、郁金清肝泻火，平肝潜阳；蛤壳粉炒阿胶、麦冬、川贝母化痰养阴；枇杷叶清热化痰，降逆；苦杏仁止咳平喘；淡中白（人中白）清热解毒。全方清肝润肺、滋阴潜阳、降逆化痰，用药不多，但意旨明确，肝肺同治。

3. 清肝泻肺，润燥止咳

清肝泻肺，润燥止咳治肝咳

（选自《张聿青医案》）

倪右　向有肝气，腹胀内热。兹感风燥，肺金失肃，致肝火逆犯于肺，咽中热冲，即作呛咳。舌红苔糙霉底，木扣金鸣，恐致入损。方药：栀皮、冬瓜子、蒌皮、竹茹、茯苓、哈黛散、川贝母、川石斛、冬桑叶、地骨皮、枇杷叶

二诊：清气热而肃肺金，咽中热冲稍平，咳嗽大减。舌红苔糙霉底如昨，阴分耗残，再兼清养。方药：川石斛、南花粉、川贝母、细生地、丹皮、大天冬、北沙参、哈黛散、枇杷叶

三诊：清肺气而化燥风，天时寒暄，封固不密，咳嗽转甚。脉形虚细，舌红苔糙。阴分亏损，不问可知。宜舍其标而治其本。方药：细生地四钱、哈黛散三钱、甜杏仁三钱、白茯苓三钱、生白芍一钱五分、冬瓜子三钱、生甘草三分、都气丸三钱（先服）、川贝母二钱、炙枇杷叶三片（去毛）

【按】《丹溪心法》提出"凡气有余便是火"。《证治汇补》亦云："气本属阳，亢则成火，气有余便是火也，故滞气逆气上气，皆气得炎上之化，有升无降，蒸熏清道……"本例患者向有肝气，肝之疏泄不及，气机郁滞，便肝气有余，可出现肝气亢奋之证，郁滞日久化火。再有外感风燥，肺失清肃，致肝火逆犯于肺，咽中热冲，而作呛咳。是以用枇杷叶、栀子皮、桑叶、蛤黛散清肝泻肺；川贝母、石斛、地骨皮养阴润燥化痰；冬瓜子既能清热化痰，又能通利大便；瓜蒌皮行气宽中。全方清气热而肃肺金，润燥通腑，邪去正安。首诊获效后即改用养阴生津润燥为主之方治疗而获良效。

五、名医验案赏析

疏肝理肺，和胃降逆化痰治久咳

患者姓名：冯某某　　性别：男　　年龄：56 岁

初诊日期：2020 年 9 月 14 日　　发病节气：白露

主诉：咽痒、咳嗽 3 周。

现病史：咽喉不适，异物感明显，干痒不适，痰黄白相兼，口干苦，胃纳一般，大便可，舌红，苔白腻，脉弦滑。就诊于外院中医科，用小柴胡汤加减治疗，其中人参改为黄芪，加竹茹、前胡、苍术、陈皮、厚朴、海螵蛸，服7剂中药后，效果不佳，遂前来求诊。刻见：咽喉不适，异物感明显，干痒不适，咳嗽，痰黄白，口干苦，胃纳一般，眠差，大便可，舌淡红、微暗，脉弦滑。

过敏史：无。

体格检查：咽部充血，双扁桃体肿大，双肺呼吸音清。

辅助检查：暂缺。

西医诊断：咳嗽查因（胃食管反流性咳嗽？）。

中医诊断：咳嗽。

证候诊断：肝气犯肺，痰热内阻。

治法：疏肝理肺，降逆和胃化痰。

【处方】

柴胡 5 g	白芍 15 g	姜半夏 5 g	竹茹 10 g
厚朴 10 g	海螵蛸 15 g	茯苓 15 g	白术 15 g
龙脷叶 15 g	岗梅 15 g	合欢皮 15 g	佛手 15 g
钩藤 15 g	山药 15 g	甘草 5 g	

5剂，4碗水煎至1碗半，分两次温服。

二诊（2020年10月20日）：服药后咳嗽明显减少，咽喉不适明显减轻，无痰，气上逆，口干苦，大小便调，舌淡红微暗，脉弦滑。体格检查：咽部充血，双扁桃体肿大，双肺呼吸音清。5剂中药后效果明显，继予前方去龙脷叶、岗梅、柴胡，加紫苏梗、枇杷叶、苦杏仁以加强疏肝清肺、降逆和胃之功，其中枇杷叶清肺止咳，和胃降逆；紫苏梗疏肝理气，利肺。继予5剂。

三诊（2020年10月29日）：服药后咳嗽少，遇风咳，咽喉痒，无痰，气上逆，口干苦，大便干，舌淡红微暗，苔微黄，脉弦滑。体格检查：咽部充血，双扁桃体肿大，双肺呼吸音清。

【处方】

钩藤 15 g	白芍 15 g	合欢皮 15 g	佛手 15 g
赭石 15 g	海螵蛸 15 g	紫苏梗 15 g	竹茹 10 g
白术 15 g	苦杏仁 15 g	辛夷 15 g	甘草 5 g
白前 15 g	僵蚕 10 g	布渣叶 10 g	火麻仁 15 g

7剂，煎服法同上。

【按】患者因"咽痒作咳3周"就诊，前人虑其咽干、口苦，为少阳枢机不利，予小柴胡汤化裁治疗，患者症状无明显改善，遂再次就诊。患者咽喉不适，无法描述，不痛，稍干痒，有异物感，西医诊断考虑"慢性扁桃体炎、胃食管反流性咳嗽"。结合舌脉，本病中医辨证属于肝气犯肺，痰热内阻，胃失和降。肝失疏泄，郁久化热，肝挟胃气上犯咽喉，故咽干不适，有异物感，咽痒；肝热横逆犯肺，肺失清肃而咳，咳黄白痰，为痰浊内阻有化热之象。故治疗以清肝理肺、和胃降逆化痰为法，佐以制酸和胃之药物。方中以姜半夏、竹茹、茯苓降逆和胃，清热化痰；以茯苓、白术、山药健脾祛湿；柴胡、白芍、合欢皮、佛手疏肝理气；姜半夏、厚朴、海螵蛸和胃降逆制酸；龙脷叶、岗梅清利咽喉。钩藤如《本草新编》所言："此物去风甚速，有风症者，必宜用之。"诸药合用，共奏清肝理肺、清热化痰、和胃降逆之功。三诊加赭石、火麻仁、布渣叶降逆、清热利湿通便，使腑气得通，患者咳嗽便愈。

第五节 肾咳证治

肾咳病名首见于《素问·咳论》，为五脏咳之一。《素问·咳论》记载了肾咳证候："肾咳之状，咳则腰背相引而痛，甚则咳涎。"腰为肾之府，肾咳则腰背痛。《医贯·咳嗽论治》指出："肺金之气，夜卧则归藏于肾水之中，今因肺受心火之邪，欲下避水中，而肾水不枯，有火无可容之地，于是复而上病矣。"肾咳是由于肾的功能异常导致肺司呼吸及宣降等功能异常产生咳嗽，肺肾为母子关系，肾病及肺，或肺肾同病，临床多见肾阴不足，肺阴失养；肾阳亏虚，肺阳失温，阳虚水泛；肾气亏虚，失于摄纳等出现久咳不愈，或有气喘等症。

一、肺与肾的生理联系

1. 肺肾经脉相联

肺肾两脏通过肺系相联系。"肺手太阴之脉，起于中焦，下络大肠，还循胃口，上膈属肺。从肺系，横出腋下，下循臑内""肾足少阴之脉，起于小指之下……其直者，从肾上贯肝膈，入肺中，循喉咙，挟舌本"（《灵枢·经脉》）；"督脉者，起于下极之俞，并于脊里，上至风府，入属于脑，上巅循额，至鼻柱，阳脉之海也"（《难经》），肺开窍于鼻，故肺肾两脏亦通过鼻部相联系。

2. 肺肾金水相生、升降相因

肺在五行属金，肾在五行属水，金生水。肺与肾母子相生，在呼吸、水液代谢等方面共同作用。金为水之母，肺阴充足，可以下输于肾阴以充盈肾阴，"肺受脾之益，则气愈旺，化水下降，泽及百体，是为肺金生肾水"（何梦瑶《医碥·五脏生克说》）。肾阴为诸阴之本，肾阴充盈，上滋于肺，使肺阴充足，"肾与肺，属子母之脏，呼吸相应，金水相生……肺属太阴……金体本燥，通肾气而子母相生"(《杂证会心录》)。肾阳为诸阳之根,肾阳充足,可以温助肺阳,推动肺中津液输布,并充养卫阳,"肺生皮毛,皮毛生肾"(《素问·阴阳应象大论》)。从脏腑藏泻来说,肺主收敛,肾主封藏,肾中精气是五脏六腑真元之气所在,肾中精元与脾生化的谷气、肺摄取的清气相合而化生脏真之气。肾中生化之机旺盛,精能化气,脏真之气有源,肺气才能正常宣发肃降而呼吸调顺。肾中精气旺盛,肺气动力之源充沛,才能有足够的动力将吸入之清气肃降归肾,由肾摄纳。因此,肺肾虚证常为同类,"肺虚则少气而喘,若久病仍迁延不愈,由肺及肾,则肺肾俱虚"(《证治准绳》)。

3. 肺为气之主,肾为气之根

呼吸包括呼气和吸气,呼气主要依赖于肺气宣发,而吸气不仅依赖于肺气肃降功能,还必须依赖于肾气的摄纳潜藏,以维持呼吸的深度。"诸气者,皆属于肺"(《素问·五藏生成论》),肺主呼吸之气,不断地吸入清气,排出浊气,吐故纳新。"肾为脏腑之本,十二脉之本,呼吸之本"(《医宗必读》),肾中精气充盛,封藏功能正常,才能将肺吸入之清气经其肃降而下纳于肾,以保持吸气的深度。故《难经·四难》有云"呼出心与肺,吸入肾与肝",清代林佩琴提出"肺为气之主,肾为气之根,肺主出气,肾主纳气,阴阳相交,呼吸乃和"(《类证治裁》)。《医悟·卷五》也指出,"外感之喘出于肺,内伤之喘出肾,喘之始出纳不利,病责之在肺,喘既久,升降不调,病遂及肾。肺主出气,肾主纳气者也"。

从脏腑气机升降来说,肺居于上位,以下降为顺;肾居于下位,以上升为和。肺气清肃,下降于肾;肾气升腾,上济于肺,摄纳、潜藏肺所肃降之气。肺肾两脏,气机和调,升降相因,呼吸乃作。

4. 肾主水,肺主行水

肺为水之上源,肾为主水之脏。《素问·调逆论》云:"肾者,水脏。主津液,主卧与喘也。"肾主水,肾主司调节全身津液代谢各个环节,肾气及肾阴、肾阳对水液代谢整个过程中的各个脏腑之气及其阴阳都能资助、调控。"肾者主水,受五脏六腑之精而藏之"(《素问·上古天真论》),肺主行水,即肺气通过宣降敷布水液到达全身,水液代谢产物通过三焦下归于肾。肺的宣发肃降和通调水道功能有赖于肾的蒸腾气化;肾主水的功能亦有赖于肺气的肃降而下归于肾和膀胱。整体而言,在人体的水液代谢过程中,水液从外界摄入到胃、大肠、小肠,经脾气转输,上行于肺,经肺气宣发,清者布散周身,浊者由肺气肃降、下输至肾与膀胱;肾阳蒸腾气化,使肺气得以宣发,输津于皮毛,而肾气所蒸化的水液,依赖于肺气的肃降功能才能使之下归于肾和膀胱。因此,肺肾协同,才能保证体内水液输布与排泄的正常。

"肾主纳气""肺为气之主,肾为气之根"并非单就呼吸之气而言,其实质是肾精与脏腑之精（尤指肺中精气）的互化互用，也是肺肾金水相生的一种体现。

二、肺与肾的病理联系

1. 肾不纳气

肾不纳气是肾虚而不能摄纳肺气的病证，以气短、喘促、动则喘甚，汗出，呼多吸少等为临床表现，在慢性咳喘类疾病中相当常见。久病虚喘多责之于肾。《素问·脉解》云："少阴者肾也……诸阳气浮，无所依从，故呕咳上气喘也。"《素问·示从容论》云："咳嗽而烦冤者，是肾气之逆也。"《灵枢·经脉》云："肾足少阴之脉……是动则病，面如漆柴，咳唾则有血，喝喝而喘。"《临证指南医案·喘》谓："在肺为实，在肾为虚。"若肾中精气不足，摄纳无权而气浮于上，或肺气久虚而久病及肾，则均可导致肾不纳气，出现气短喘促、呼吸表浅、呼多吸少等症。

肾不纳气的病机，主要有肺肾气虚或阳虚和肾中阴虚阳浮两类，虽然都表现为呼吸短浅、气喘，动则尤甚，但具体的病机和治法各有侧重，不宜混为一谈。肺肾气虚或阳虚所致肾不纳气，乃因肺气虚浮，不能下纳，其根源主要责之肾阳，也多兼见肺脾气阳不足。肾中阴虚阳浮的肾不纳气，乃是真阴亏损、阳气浮越，其根源主要责之肾阴。此类肾不纳气，"肾虚"侧重于阴精，其本质上肾阳也虚，且多有虚阳外越之势，尤其要注意。

2. 肺肾阴虚

慢性咳喘证属肺肾阴虚者，多为年老精衰，生化不及，或房劳失节，精伤太过，导致肾中精气不足，摄纳无权；临床上还常见到因长期使用糖皮质激素治疗（如患支气管哮喘、间质性肺炎等）而劫伤肾中阴精的情况。以上都可导致肾中真阴亏虚，而使肾阳不能敛藏，气浮于上，出现咳喘发作，常见舌红、剥苔或无苔、尺脉虚大等真阴亏虚之象。肺阴不足和肾阴亏虚既可互为因果，又可同时出现，终致肺肾阴虚内热之候，如《医医偶录》所言，"肺气之衰旺，全恃肾水充足，不使虚火炼金，则长保清宁之体"。

3. 肺肾阳虚

肺阳有赖肾阳温煦，陈士铎所谓"命门，先天之火也，肺得命门而治节，无不借助命门之火而温养之"（《石室秘录》）。慢性咳喘证属肺肾阳虚者，多见于各种慢性呼吸系统疾病（慢性阻塞性肺疾病、支气管哮喘、支气管扩张等），患者素体阳气不足，加之因肺部感染反复加重，频繁使用抗生素或寒凉药物而未能及时用药固本培元，或肺部真菌或耐药菌（铜绿假单胞菌、鲍曼不动杆菌等）慢性感染，病邪与药毒交相折损正气，久而虚损及肾，致使肺肾阳气亏虚，常见呼吸短浅、咳嗽咳痰乏力、语声低微、讲话不能接续等气虚之象。

4. 阳虚痰饮

若肺肾阳气亏虚，水液不得输布排泄，则会聚水成内湿之邪，导致多种疾病的发生。肾阳虚衰，无力温煦肺阳，肺阳宣发无力，津液不能四布，停聚肺中为痰为饮，壅塞气道，而咳喘反复发作，诚如陈修园所言"痰之本，水也，源于肾；痰之行，气也，贮于肺"（《医学从众录》）。临床上久病咳喘，肺肾阳虚而兼有痰饮阻肺，痰饮充斥、掩蔽阳气，以致阳不卫外，无力御邪，稍一触冒风寒，即可引动伏饮，夹感而发。饮为阴邪，若触寒受风，最易引发。因此，临床治疗此类痰饮，常须合用温肾暖肺、温补肺肾之药以期祛痰化饮、止咳平喘。

三、肾咳治法及代表方药

咳嗽（尤其是慢性咳嗽）肾虚证有特殊的四诊细节，临床尤其需要细辨。以肾不纳气证为例，患者呼吸轻浅，自诉有需要刻意用力吸气才能将气吸进去的感觉；患者讲几句话或讲十几个字就要停下来，或者在讲长句子时声音逐渐变调、变闷，甚至发不出声音；咳嗽咳痰时，患者自觉咳嗽无力，或自觉有痰而无力咳出，让其用力咳痰会感到气促；如果咳嗽剧烈则心悸、汗出，为气脱之势，尤须谨慎。若痰有咸味，或口中泛有咸味，为肾之口味上泛外溢，也是肾虚之象；患者咳痰时感到咽喉发凉，或自觉痰涎冰凉，则为肾阳虚、痰饮内服之象。另外，肾藏精、主水、主纳气、主生殖、主骨生髓、开窍于耳等生理功能失常的具体表现，都是临床肾虚的辨证要点，重点注意生长（儿科）、生殖（女性必须问月经情况）、耳鸣耳聋等表现。

肾藏元阴元阳，肾中精气就其体而言是阴精，就其用而言是阳气，肾中精气实质是阴精所化的阳气。若论肺肾亏虚的补益大法，不外阴阳两端。但不论滋阴抑或温阳，总须兼顾肺气宣降、痰浊内阻等基本证候要素；同时，勿忘阴中求阳、阳中求阴。

1. 滋阴补肺

金水六君煎（《景岳全书》）

【组成】熟地黄 15 g，当归 6 g，陈皮 6 g，炙甘草 3 g，茯苓 6 g，法半夏 6 g。

金水六君煎出自张景岳的《景岳全书》，滋养肺肾，化痰止咳。治"肺肾虚寒，水泛为痰，或年迈阴虚，血气不足，外受风寒，咳嗽、呕恶多痰、喘急等证"，可以用于慢性支气管炎、咳嗽等慢性咳喘病证属肺肾阴亏、痰饮内盛者。本方由二陈汤去乌梅，加熟地黄、当归而成。其治咳治喘，从脾、肾二经入手，二陈汤在于理脾，燥湿化痰；当归、熟地黄在于理肾，补益真元。二陈汤主祛实，清秽浊；当归、熟地黄主补虚，安和五脏，即所谓"上病当实下焦"之意。

此方对久咳久喘或老年肺肾虚弱、痰湿内盛者，每多良效。燥湿与滋阴看似相反的治法，在临床上确实存在顽咳顽喘患者，既有阴血亏虚又有痰湿内盛，

"有是症，用是药"，一以润燥，一以降逆，各尽所用。金水六君煎中用熟地黄、当归滋养阴血以治其本，二陈汤化饮除痰以治其标，标本兼治，寓意深刻。

临床具体应用时可随机加减。咳嗽不愈者加细辛、前胡；肺热者加黄芩、鱼腥草等；痰湿盛、气机停滞，见胸胁不快者，加白芥子、枳壳；大便不实者加山药、白术；兼表邪寒热者加柴胡。

肺肾阴虚咳嗽方（李振华）

【组成】制何首乌20 g，生地黄15 g，熟地黄15 g，石斛15 g，麦冬10 g，山茱萸10 g。

本方益肾养肺，可用于肺肾阴虚之咳嗽。咳嗽时间越长，津液受损越严重，肾为肺之子，肺阴亏虚，母病及子，肾水不充，水亏则火不归原，虚火上灼肺金，肺阴愈损，终致肺肾之阴俱亏。肾乃元阴元阳之所，故治肺阴之亏，当肺肾同治，益肾养肺。若潮热盗汗则加地骨皮15 g以清虚热。

麦味地黄丸加味（张灿玾）

【组成】熟地黄25 g，山药15 g，山茱萸10 g，茯苓10 g，泽泻10 g，牡丹皮10 g，麦冬10 g，五味子6 g，天冬10 g，川贝母5 g。

本方润肺养肾、化痰止咳，适用于肺肾阴虚之咳喘。以干咳无痰或少痰为主症，形体较瘦弱，舌红，舌体瘦薄，少苔或无苔，脉象细弱。阴虚火旺可见热象，但不可过用苦寒，须遵循"壮水之主，以制阳光"之法以求其本。本方是麦味地黄丸加天冬、川贝母，麦味地黄丸主要用于肺肾阴亏之潮热盗汗、耳鸣失眠等症，加川贝母、天冬增强润肺化痰止咳之力。麦冬合五味子是养阴与收敛合法，临床若见心肺气虚、宗气虚衰，尚可加人参合成生脉散。

金水六君煎合济生肾气丸（周仲瑛）

【组成】熟地黄10 g，当归12 g，半夏12 g，陈皮10 g，炙甘草3 g，生地黄10 g，山药15 g，山茱萸15 g，泽泻15 g，茯苓15 g，牡丹皮10 g，桂枝6 g，熟附子6 g，牛膝15 g，车前子15 g。

本方调补脾肾、化痰降逆，适用于顽咳顽喘脾肾两虚证。慢性咳喘多有伏痰深伏，治疗上重在理脾以杜痰源，久病多及肾，因此又当治肾以清痰本。调补脾肾，应以补肾为要。因肾为先天之本，五脏之根，精气充足则根本得固。慢性咳喘在缓解期多以正虚为主，当以"缓则治其本"为则。周仲瑛教授以金水六君煎为基础，配以金匮肾气丸加强鼓舞肾中阳气，配伍牛膝、车前子以渗湿下行，并非纯为治疗水肿、小便不利，而是照顾津液上下通行、减少痰浊内生。

2. 温肾化痰

张仲景提出"病痰饮者，当以温药和之"为大法。顽咳顽喘之痰与肾气不足以温升，致使痰滞胸膈相关，凡阳气不到之处，即为饮邪停滞之处，因而治肺中痰饮，常须合用温肾之药，方中酌加熟附子、淫羊藿等，以加强温经通阳散寒的作用。

肾气丸加味（李振华）

【组成】熟地黄24 g，山茱萸12 g，山药12 g，牡丹皮9 g，茯苓15 g，泽泻9 g，附子9 g，肉桂6 g，党参15 g，五味子9 g。

本方温肾纳气、补肺平喘，适用于肾阳虚的顽咳顽喘。症见呼吸气短，动则发喘，吸气困难，气不得续，形寒畏冷，四肢欠温，神疲欲寐，或兼见痰稀色白，或兼见小便不利、下肢浮肿，舌淡，苔薄白，脉沉细无力。

本证为肾阳虚损，不能化气行水，水液壅滞上泛，气机阻塞，因而症见喘促、浮肿。肾阳不足，下元不固，肾不纳气，出纳失常，故呼吸喘促。本方即是以桂附地黄丸为基础，加党参、五味子以补肺气、敛肺阴而止嗽平喘。

真武汤加味（李振华）

【组成】白术9 g，茯苓20 g，附子12 g，肉桂6 g，泽泻12 g，葶苈子15 g，桑白皮15 g，石菖蒲9 g，酸枣仁15 g，炙甘草6 g，生姜9 g，白芍12 g。

本方通阳利水、安神平喘，适用于脾肾阳虚、凌心犯肺证之哮病或喘证。症见心悸喘促，痰涎壅盛，或喘不能卧，或兼见小便不利，面及肢体浮肿，舌淡胖，苔白腻，脉沉细缓无力。肾阳虚衰，小便不利，水邪寒凝于里，导致脾阳亦虚、脾虚不运，久喘肺虚不能通调水道，则水饮聚而上泛，水凌心肺，故出现上述症状。

真武汤用治阳虚水泛，肾阳虚水气不化，《伤寒论》云"少阴病，二三日不已，至四五日，腹痛，小便不利，四肢沉重疼痛，自下利者，此为有水气，其人或咳，或小便利，或下利，或呕者，真武汤主之"，方后注为"若咳者，加五味子半升，细辛、干姜各1两"。方中附子、肉桂温补肾阳；白术、茯苓、泽泻、生姜、炙甘草健脾温中，与附子、肉桂相合，脾肾同治，共达通阳利水之效；葶苈子、桑白皮泄肺行水，祛痰平喘；石菖蒲、酸枣仁宽胸化湿，安定心神。诸药相辅相成，共奏通阳利水、安神平喘的作用。

代激素方（颜德馨）

【组成】何首乌、山药、黄芪、太子参、甘草、紫河车各等份。（本方宜制成散剂，每次服1.5 g，每日3次，温开水送服）

本方补肾纳气、止咳化痰，适用于虚哮证。肺、脾、肾同治，尤其适用于长期使用糖皮质激素的慢性咳喘患者，对糖皮质激素治疗能起"增效减毒"之效。本方药性平和，可固本培元，对激素依赖者可达到"撤激素"的效果。从补益肾精、健脾补气角度来看，一定程度上能替代激素使用，在辨证基础上配合用之，能逐步减少激素用量，或在激素减量过程中运用本方能减少症状"反弹"和病情复发。

四、古代名家医案启发

1. **上实下虚，上下分治**
清肺补肾分治，治疗久咳复感风寒
（选自《张聿青医案》）

  魏左　肺有伏寒，稍一感冒，咳嗽即甚。兹当天气渐寒，更涉重洋，咳嗽因而尤甚，动辄气逆。脉沉弦重按少力，舌红苔薄白，并不厚腻。此风寒痰饮有余于上，而肾本空虚于下。用雷氏上下分治法。

  炒苏子三钱　制半夏一钱五分　川朴八分　橘红一钱　白茯苓三钱　熟地炭四钱　嫩前胡一钱五分　当归炒透，一钱五分　老生姜三片

  二诊　上下兼治，喘嗽稍减。的是上实下虚，前法扩充。

  制半夏一钱五分　菟丝子盐水炒，三钱　巴戟肉三钱　白茯苓三钱　广橘红一钱　怀牛膝盐水炒，三钱　紫蛤壳四钱　炒於术二钱　炒苏子三钱　附子都气丸三钱

  晨服。

【按】慢性咳喘性疾病常因外感诱发病情急性加重，如慢性阻塞性肺疾病因感冒受凉急性发作，支气管哮喘缓解期因受寒而复发，均是临床常见病症。"伏邪"（伏寒、伏饮、夙痰等）由性质相近的外邪引动导致疾病复发或急性加重。本例在上是肺中寒饮，在下则是肾精亏虚，上实下虚之证。故采用上下分治法，清肺与补肾同用。前贤设有苏子降气汤、金水六君煎等上清肺中痰浊，下养肾气不足，方药多有寒温同用、攻补兼施之意，切合临床实际。

2. **虚证当补，尤当"分经辨证"**
填精益肾、纳气归源法治疗久咳
（选自《王氏医案续编》）

  王汇涵室，年逾六旬，久患痰嗽，食减形消，夜不能眠，寝汗舌绛，广服补剂，病日以增。孟英视之曰：固虚证之当补者，想未分经辨证，而囫囵颟顸，翻与证悖，是以无功。投以熟地、苁蓉、坎䑀、胡桃、百合、石英、茯苓、冬虫夏草等药，一剂知，旬日愈。以其左脉弦细而虚，右尺寸皆数，为阴亏气不潜纳之候，及阅前服方，果杂用芪、术以助气，二陈、故纸、附、桂等以劫阴也，宜乎愈补而愈剧矣。

【按】王氏强调补法应"分经辨证"、不可"囫囵颟顸"，切中滥补、误补

之害。本例患者年老体衰，是虚证无疑，但究竟在脾或在肾、在阴或在阳，务必细辨。脉症合参，此证之"阴亏气不潜纳"为肾中阴精亏虚，"食减形消，夜不能眠，寝汗舌绛"为阴虚阳气不敛之象。故用填精益肾、纳气归源之品而取效。原文提到，如果用桂枝、附子温阳，黄芪、白术健脾，则药性温燥伤阴，而且病位不合，于人无益。另外，本案所用并非一般滋养肺肾阴津之品，而是补肾益精之肉苁蓉、龟甲、冬虫夏草等，"补精"之品实为阴阳并补，所补益的层次更深，值得借鉴。

3. 脉细痰咸，阴虚水泛
大剂量熟地黄治肾阴虚痰浊咳嗽
（选自《王氏医案续编》）

张与之令堂，久患痰嗽碍卧，素不投补药。孟英偶持其脉，曰：非补不可。与大剂熟地药，一饮而睡。与之曰：吾母有十七载不能服熟地矣，君何所见而重用颇投？孟英曰：脉细痰咸，阴虚水泛，非此不为功。以前服之增病者，想必杂以参、术之助气。昔人云：勿执一药以论方，故处方者，贵于用药能恰当病情，而取舍得宜也。

【按】熟地黄大补阴血、甘甜滋腻，人常谓其有碍脾运，痰湿内盛者不宜，医案中老妇人"十七载不能服熟地"，正是一般医者见其痰盛而畏用熟地黄之故。但治病求本，若痰浊乃生于阴精亏虚之肾气不化，则补肾养阴益精方为治本。本例谓"脉细痰咸，阴虚水泛"，是切中病机要害。素来医家对阳虚水泛论述丰详，阴虚水泛为痰言之甚少，本例患者服药后一剂而知，可见使用大剂量熟地黄切合病机，药专力宏。张景岳也常用大剂量熟地黄（人称"张熟地"），所制金水六君煎也是针对肾阴虚夹痰，均值得师法。本医案中所言"处方者贵于用药之恰当病情，而取舍得宜也"，确是临证用药箴言。

4. 气海失纳，速固根蒂
三才汤治疗肾虚阳浮之干咳
（选自《类证治裁》）

咳无痰，卧觉气自丹田冲逆而上，则连咳不已，必起坐稍定，是气海失纳矣。诊脉右尺偏大，肾阳易旺，寐后肺气不敢下交于肾，延久即喘之萌，速固其根蒂为要。三才固本丸服效。按肺主气而气根于丹田肾部，故肺肾为子母之脏，必水能制火，而后火不刑金也。二冬清肺热，二地益肾水，人参补元气，气者水之母也。

【按】本例证属气不摄纳、冲逆于上的咳嗽。强调了肺为气之主，肾为气之根，诚如案中云"肺主气而气根于丹田肾部"，治疗当固其根蒂。"三才汤"出自《温病条辨》，由人参、天冬、干地黄组成，原用治热病久入下焦，消烁真阴之证，此处用于肾阴亏虚、阳气失纳之证，能益肾水、补元气、清虚热。

5. 久嗽挟饮，温阳利水
真武汤治疗肾阳虚久嗽
（选自《南雅堂医案》）

久嗽不止，时见喘促，是肺肾两虚，天水不交之症，但咳嗽之作，虽为肺病，然肺为标，肾为本，故咳嗽者必挟有饮邪，宜先利其水道，则上焦之水饮亦必下行，源流俱清，咳嗽自平，惟肾具有水火两脏，水虚者宜滋，火虚者宜温，今诊得右尺细濡，真火不足之象，先用真武汤加减治法。

炒白术三钱　泡附子五分　白茯苓三钱　炒白芍三钱　五味子八分　细辛五分　干姜八分

水同煎。

【按】肾主命门，命门之火温煦脾肾，若肾阳亏虚，火不暖土，会使水湿停积而痰饮内生，上犯于肺则成慢性咳喘。本医案中所谓"咳嗽之作，虽为肺病，然肺为标，肾为本"，正是久病咳喘症结所在。真武汤为温肾阳、利水饮之代表方，医案中加入细辛、五味子一散一收，改生姜为干姜，实为张仲景治咳喘必备的药物组合。临床实践中，"真武汤合姜辛味"配伍，对于肾阳虚、水饮上泛之顽咳确有良效，尤其对于长期、反复使用抗生素、阳气折损者，或素体脾肾阳虚者，见效尤速。

6. 肾咳犹子之逆母
都气丸治疗肾虚咳嗽
（选自《东皋草堂医案》）

一人患嗽，右胁刺痛，六脉俱虚，两尺尤甚，决其肾虚作咳也。用熟地五钱、山药五钱、丹皮一钱五分、五味八分、茯苓一钱、山萸一钱五分、橘红一钱、饴糖二钱，两剂咳顿止，刺痛亦减，仍前方加肉桂四钱而愈。

愚按：肾咳犹子之逆母也，治法须寓正名辨分之意，然后贼子惧而母得安，如培土以生金，生金即护母也。培土以克水，克水即治子也。或问曰：肾邪上逆，多属于虚，又从而克之母，乃犯虚虚之禁乎？余曰：土能克水，然土能生金，金能生水，名虽为克，实与虚则补其母之旨正相合，正名辨分之中，仍不失调停骨肉之义也。

【按】本例脉见"六脉俱虚，两尺尤甚"，辨证为肾虚咳嗽。都气丸出自《症因脉治》，益肺之源以生肾水，具有补肾纳气之功效。《症因脉治》谓其用于"肺虚身肿，肺气不能收摄，泻利喘咳，面色惨白，小便清利，大便时溏"；《张氏医通》谓其用于"肾水不固，咳嗽精滑"，为六味地黄丸加五味子而成。

7. 老年久嗽，皆从肝肾主议

肝肾阴亏，相火刑金咳嗽

（选自《叶天士晚年方案真本》）

陈　六十四岁　据述三年前因怒，寒热卧床，继而痰嗽，至今饮食如常，嗽病不愈。思人左升太过，则右降不及，况花甲以外，下元必虚，龙相上窜，嗽焉得愈？古人谓：老年久嗽，皆从肝肾主议，不当消痰清燥，议用都气丸，加角沉香、紫衣胡桃肉。

【按】《素问·阴阳应象大论》云"年四十，而阴气自半"，年老而下焦阴精渐亏，相火上犯，虚火刑金，肺失肃降之职，因此老年慢性咳喘疾病多见肾阴亏虚，气不摄纳，兼见肺中虚热或痰热之证。本医案所云"老年久嗽，皆从肝肾主议，不当消痰清燥"正是指出临证咳嗽要注重滋填阴精，补肾纳气为法，绝不能见嗽止嗽，而用消痰清燥之剂，本例用七味都气丸加沉香、核桃仁，滋养阴精与固肾纳气同用，值得效仿。

五、名医验案赏析

患者姓名：李某　　性别：男　　　　　年龄：72 岁

初诊日期：2018 年 4 月 9 日　　　　发病节气：清明

主诉：反复咳嗽 3 年余。

现病史：患者于 3 年前受凉发热后开始出现咳嗽，开始时痰多色黄，当时患者一直未予重视及规律诊疗。其间服用抗感染、解痉平喘等药物对症治疗后，逐渐转为痰少色白，日夜均有咳嗽，曾在当地医院以支气管炎治疗，服用中西药物（具体不详），效果差，现仍反复发作性咳嗽，喉痒则咳，异味刺激后咳嗽加重，咳时遗尿，咳嗽剧烈时大小便同出，无伴鼻塞流涕，无反酸嗳气，无发热，无胸痛气促，夜尿 3～5 次，舌淡、嫩红，苔薄白，脉细滑，双侧尺脉沉弱。

既往史：有高血压病史 10 余年，最高血压 150/105 mmHg，长期规律服用降压药，血压控制可。2 周前因"胸痛、心悸"于我院心血管科住院，诊断为"冠心病"，于 2014 年行冠脉造影及冠脉支架植入术。

过敏史：无。

辅助检查：肺功能检查示肺通气功能正常，支气管激发试验阴性。诱导痰细胞学检查提示嗜酸性粒细胞为0%。

西医诊断：咳嗽高敏综合征（CHS）。

中医辨病：顽咳。

证候诊断：痰浊阻肺，肺肾两虚。

治法：化痰止咳，补肾益肺。

【处方】

紫苏子15 g	白芥子5 g	莱菔子15 g	陈皮10 g
地龙5 g	僵蚕10 g	鱼腥草15 g	麻黄10 g
苦杏仁15 g	紫菀20 g	蒲公英15 g	山茱萸15 g
淫羊藿15 g	甘草5 g		

3剂，水煎服，4碗水煎至1碗半，分两次服。

二诊（2018年4月13日）：服药后咳嗽消失，停药后咳嗽再发，但没有之前咳嗽剧烈，无痰，觉得咽干，咽部不适，无反酸，无气促，胃纳可，大小便调，舌红，苔薄白，脉滑。中药守上方，去紫菀，加木蝴蝶10 g。

【按】本例患者久咳不愈，化痰兼以补肾取效，是久咳及肾之病机的临床实例。本例患者为顽咳之症，本证咳嗽的主要因素是痰，同时兼有风。痰为阴邪，致病缠绵难愈，风性主动，变化多，风与痰相互为患，则咳无定时，咳嗽剧烈，且易受外界因素影响。本例用三子养亲汤加味温化寒痰，虽然痰郁化热，仍以"病痰饮者，当以温药和之"为准则，酌加清肺之品即可。以山茱萸、淫羊藿补肾化痰，淫羊藿有补肾壮阳、温振肺中阳气以温化痰饮之功，山茱萸平补肝肾之阴，且能收敛肺肾之气，淫羊藿与山茱萸相配，肾阴肾阳并补，且补敛并施，对于久病咳喘、损及肾元之证甚为合拍。

第六节　胃咳证治

胃咳病名首见于《素问·咳论》，为六腑咳之一。《素问·咳论》曰"胃咳之状，咳而呕，呕甚则长虫出"，并提出咳嗽病理"聚于胃，关于肺"。《医宗金鉴·杂病心法要诀·咳嗽总括》中对胃咳病机进行了阐述："胃浊脾虚痰嗽本，肺失清肃咳因生。"胃咳病之本在胃，病之标在肺，临床应标本同治。胃气上逆，肺失宣降导致咳嗽产生，同时胃气的和降与肺气肃降、肝气疏泄密切相关，临床辨证治疗时应当兼顾疏肝理气、理肺降逆。

一、肺与胃的生理联系

1. 肺胃在解剖、经络上的联系

肺与胃解剖位置邻近。肺胃均以咽喉为门户,"喉咙者,气之所以上下者",咽喉既是呼吸之气出入的门户,又是饮食水谷入胃的必经之道,外邪可循咽喉同时入侵肺胃两脏。肺与胃一膈相邻,肺位膈上,胃居膈下;同时,胃与食道相连,食道居胸中,与肺前后相邻。

经络联属上,肺胃经络相连。手太阴肺经与手阳明大肠经相表里,足阳明胃经和足太阴脾经相表里,肺、脾同属太阴,胃、大肠同属阳明,经气相通,相互为用,肺胃在气机升降上相互协调。"肺手太阴之脉,起于中焦,下络大肠,还循胃口,上膈属肺"(《灵枢·经脉》);"足阳明胃之脉,起于鼻之交頞中……下鼻外……循喉咙,入缺盆,下膈,属胃络脾"(《灵枢·忧恚无言》);"胃大之络,名曰虚里,贯膈络肺,出于左乳下,其动应衣,脉宗气也"(《素问·平人气象论》),虚里诊法也体现了肺胃之气一脉贯通。手太阴肺经为十二经脉之始,足阳明胃经为十二经脉之长,阳明气血盛衰直接影响肺经乃至十二经气血的盛衰。

由此可见,肺、胃不仅在解剖位置上联系密切,而且通过经络相互关联,这为肺和胃生理上互相配合、病理上相互影响奠定了基础。

2. 肺胃之气,以降为顺

从气机升降来看,肺胃之气皆以和降为顺,相助为用。肺主宣降,肺气通于天,宣降相因而以肃降为主;胃为六腑之一,"六腑者,传化物而不藏",其气主降,以通为用,可见肺气、胃气运行形式和方向的共同特点都在于"降"。肺气肃降,为胃之通降之基础;胃气(连及肠腑之气)的通降也是肺气肃降之必要条件。胃气和顺通降,可以助肺气下行。如《素灵微蕴》曰:"胃降则肺气亦降,故辛金不逆。胃气不降,肺无下行之路。是以逆也。"肺与大肠相表里,大肠传导化物,赖肺气推动,大便通调则有利于胃气和降、肺气肃降。脏腑气逆之证以肺、胃、肝最为常见,而肺胃之气均易受肝气上逆所迫,由此可见,肺、肝、胃参与维系人体脏腑气机升降出入相对平衡的状态。

3. 肺胃之性,喜润恶燥

肺胃都具有喜润恶燥的特性,这与脾胃化生气血、上输于肺的生理功能密切相关。胃腐熟水谷产生水谷精微,通过脾气散精而上输于肺,肺得水谷精微之滋润,其又通过宣降把精微气血散布至胃,胃始得精微滋养。"胃为五脏六腑之海,其清气上注于肺,肺气从太阴而行之……"(《灵枢·动输》),"人受气于谷,谷入于胃,以传予肺,五脏六腑,皆以受气"(《灵枢·营卫生会》),"营气之道,内谷为宝,谷入于胃,乃传于肺,流溢于中,布散于外,精专者行于经隧，常营无已，终而复始，是谓天地之纪"（《灵枢·营气》）。

肺脏以润泽为顺，可宣散津液以滋养全身，上焦若雾露之溉，因此肺喜润而恶燥。肺气通于秋燥，燥邪易伤肺津，或阴血亏虚、燥热内生而损伤肺脏。

胃禀燥之气化，受纳腐熟而主通降，而燥气有赖于水津的滋润才能维持，"阳明之上，燥气主之"（《素问·天元纪大论篇》），"人身禀天地之燥气，于是有胃与大肠，二者皆消导水谷之府，惟其禀燥气，是以水入则消之使出，不得停胃"（《伤寒论浅注补正》）。如叶天士所言："阳明燥土，得阴自安……胃喜柔润也。"因此，肺胃阴液互为补充，胃土充盛，肺有所润。

二、肺与胃的病理联系

1. 寒饮食入胃则伤肺

《素问·咳论》云"其寒饮食入胃，从肺脉上至于肺则肺寒，肺寒则外内合邪，因而客之，则为肺咳"，又云"此皆聚于胃，关于肺，使人多涕唾，而面浮肿气逆也"，明确指出咳嗽与肺胃两脏关系最为密切，咳属于肺脏本病，而咳的病机为肺胃之寒与外邪相合，这是对咳嗽与肺胃相关病机的高度概括。

2. 肺胃阴虚

若胃虚血少，土不生金，则肺胃气阴亏虚。燥邪、热邪灼伤肺阴，则肺不能将津液宣降至胃而致胃伤；胃中燥热也可灼伤肺金，且胃燥不能腐熟水谷，致使肺得不到足够的阴津濡养。胃阴不足，肺失滋润，则可出现干咳、痰少、鼻燥、咽干等症。在火热、阴虚等证中，两者常相兼为患，中药也多有通入肺胃经之品，如清肺胃热之石膏、养肺胃阴之北沙参等。

3. 肺胃气逆

肺气宣发肃降功能以敛降为主，胃腑以降为顺、降中寓升。一方面，气机上逆则肺、胃常常受累，《四圣心源》有载"胃逆则肺金不降，浊气郁塞而不纳"；另一方面，肺胃之气均易受肝气所犯，因此，在气逆这一病机中，肺胃常互相牵连、相兼为病。症状表现上有"干呕"和"咳"并见，呕责之胃气不降，咳由肺气失肃、肺胃并病所致。

从现代医学角度来看，胃食管反流性咳嗽，或其他原因所致慢性咳嗽同时合并慢性胃炎、胃及十二指肠溃疡、胃食管反流等的患者不在少数。因此，不论从西医还是中医角度论治，都宜肺胃同治。

三、胃咳治法及代表方药

1. 祛寒化饮，温肺和胃

本法用于中焦寒饮、上泛于肺之咳嗽，症见咳嗽痰多、痰白清稀，兼见胃脘痞闷，纳呆，易因进食生冷寒凉而症状加重，或恶心欲呕，或便溏腹胀，舌苔厚腻或滑。

《吴鞠通医案·卷四·痰饮》云："咳而呕，胃阳衰而寒饮乘之，谓之胃咳也。法当温中阳而护表阳，小青龙汤加减而愈。"肺中寒饮为甚者，可予小青龙汤温肺化饮，如若寒饮、寒痰留着胃脘，以呕逆、饮食寒凉后咳嗽咳痰加重，或脘腹胀闷、痰饮上逆作咳者，可用苓桂术甘汤化裁。

理饮汤（《医学衷中参西录》）

【组成】白术12 g，干姜15 g，桂枝6 g，炙甘草6 g，茯苓6 g，白芍6 g，橘红5 g，厚朴5 g。

张锡纯评述："治因心肺阳虚，致脾湿不升，胃郁不降，饮食不能运化精微而变为饮邪，停于胃口而满闷，溢于膈上为短气，渍满肺窍为喘促，滞腻咽喉为咳吐黏涎，甚或阴霾布满上焦，心肺之阳不得舒畅，转郁而作热，或为阴气逼阳外出而为身热，迫阳气上浮为耳聋，然必诊其脉，确乎弦迟细弱者，方能投以此汤。"

此方适用于慢性咳嗽、慢性阻塞性肺疾病等辨证属于痰饮内伏而无里热者。辨证要点主要为痰涎多而清稀，咳吐不爽，咳喘短气，胸满，苔白滑或厚腻，脉弦滑而迟、或细弱、或浮大无力；部分患者可能因痰饮迫使阳气外浮，间断出现烦躁不宁、自觉身热等假热之象，当从舌脉辨识，不可误投以寒凉之剂。

2. 清热化痰（湿），和胃肃肺

湿热蕴积胃脘，渐成湿热稠浊之痰湿，进而影响上焦，出现肺胃痰热（或湿热）咳嗽，肺气上逆之咳嗽仅为其标象，而湿热或痰热痞结中焦方为病本。叶天士"半夏泻心汤去甘草、干姜，加杏仁、枳实"的方药颇有效验。本方中的苦杏仁开上，半夏、黄芩、黄连散结运中，枳实行气导下，使上、中、下之气机条畅而止咳嗽。临床应用中，可根据病情加入旋覆花、枇杷叶和降胃气；灵活选用生姜或干姜辛温通胃阳、温散湿结；若兼肝郁化热犯胃，胃中灼热泛酸，可加吴茱萸（与黄连合成左金丸），并通过吴茱萸、黄连的剂量比例来调整寒热，清中泄热，理气开痞，胃气降则肺气降、咳自止。

半夏泻心汤去甘草、干姜，加杏仁、枳实

【组成】半夏12 g，黄连6 g，黄芩9 g，枳实6 g，苦杏仁9 g，虚者复纳人参6 g、大枣3枚。

《临证指南医案》载："胡案，不饥不食不便，此属胃病，乃暑热伤气所致，味变酸浊，热痰聚脘，苦辛自能泄降，非无据也。半夏泻心汤去甘草、干姜，加杏仁、枳实。"叶天士指出半夏泻心汤"苦降能驱热除湿，辛通能开气宣浊"。据此，吴鞠通的《温病条辨·中焦》记载"阳明暑温，脉滑数，不食不饥不便，浊痰凝聚，心下痞满，半夏泻心汤，去人参干姜大枣甘草，加枳实杏仁主之"，自注云"不饥不便，而有浊痰，心下痞满，湿热互结，而阻中焦气分。故以半夏、枳实开气分之湿结。黄连、黄芩，开气分之热结。杏仁开肺与大肠之气痹。暑中热甚，故去干姜。非伤寒误下之虚痞，故去人参、甘草、大枣，且畏其助湿作满也"。

和胃清痰汤（张琪）

【组成】黄芩10 g，大黄10 g，黄连10 g，半夏15 g，瓜蒌20 g，麦冬15 g，莱菔子10 g，苦杏仁15 g，紫菀15 g，芦根25 g。

本方乃张仲景小陷胸汤、三黄泻心汤合用加味，主要针对胃腑积热，痰浊蕴蓄上扰于肺，肺失清肃之顽咳。主要症见痰黏稠不易咳出，痰色黄白，咳逆而伴有胸闷腹满、呕逆纳呆，大便干结或大便黏滞不爽，汗出身热，苔厚腻而干，脉滑有力或右脉独盛。此类咳嗽多见于素体阳热之人外邪入里化热，或因过食肥甘厚味、酒湿辛辣，痰湿热毒内蕴。治疗过程中，还须注意饮食禁忌，宜清淡饮食，禁酒，禁肥腻煎炸，以杜绝其蕴热生痰之源，即使素体偏虚也不宜过早进补，以防复发。

3. 降气和胃止咳

本法适用于胃虚痰阻、气逆犯肺之证。症见咳嗽伴有胃脘痞闷或胀满，按之不痛，咳嗽伴嗳气或兼有泛酸，或见纳差、呃逆等胃气上逆之象，舌苔白腻，脉缓或滑。

可用旋覆代赭汤化裁，泛酸者可合左金丸，适当配伍清肺利咽止咳之品，如桑白皮、浙贝母、金银花、鱼腥草、蝉蜕、木蝴蝶等。

旋覆代赭汤（《伤寒论》）

组成：旋覆花（包煎）9 g，法半夏9 g，人参6 g，赭石15 g，大枣（擘）4枚，生姜15 g，炙甘草6 g。

本方原治"伤寒发汗，若吐若下，解后心下痞硬，噫气不除者"，中气已伤，痰涎内生，胃失和降，痰气上逆之胃虚当补、痰浊当化、气逆当降，所以拟化痰降逆、益气补虚之法。常用于肺胃同病之咳嗽，有标本兼治之效。

4. 益胃生津润肺

沙参麦冬汤（《温病条辨》）

组成：北沙参15 g，麦冬15 g，玉竹10 g，甘草6 g，桑叶10 g，白扁豆10 g，天花粉10 g。

本方甘寒生津，清养肺胃，适用于肺胃阴津亏虚或燥伤肺胃之咳嗽，症见干咳少痰、咽干口渴，舌偏红，苔薄少津或少苔。本方是治疗肺胃阴伤的代表方，以甘寒养阴为主，配伍辛凉清润，药性平和，清不过寒，润不呆滞，吴鞠通在《温病条辨·上焦篇·秋燥》称之为"甘寒救其津液"。

对燥热邪气伤肺引起的咳嗽，还可将沙参麦冬汤与麦门冬汤合用，用人参、大枣加强培土生金，以半夏降逆下气，化肺胃之痰涎，虽半夏药性温燥，但用量不大，与麦冬、沙参等相配，制性存用，则燥性减而降逆之功仍在，而且半夏能开中焦气机而行津液，上可行津以润肺，中可理气以运脾，并能佐制方中大队养阴药的阴柔滋腻，相反相成。

四、古代名家医案启发

1. 肺胃同治，重在治胃

降逆和胃，理气化痰治疗胃咳

（选自《吴鞠通医案》）

郭男　八岁　癸亥七月十一日　咳而呕，胃咳也，痰涎壅塞，喘满气短。

半夏（三钱）　茯苓（三钱）　薏仁（三钱）　杏仁（二钱）　小枳实（一钱）　陈皮（一钱）　苏梗（二钱）　藿香梗（一钱）　生姜（二钱）

十八日　即于前方内去藿香梗、苏梗，加半夏（二钱），苦葶苈子（钱半），苏子（二钱），再服一帖。

二十日　小儿脾虚，湿重胃咳。

茯苓（三钱）　半夏（六钱）　焦神曲（二钱）　生薏仁（五钱）　杏仁（三钱）　苏子霜（一钱五分）　旋复花（三钱，包）　扁豆（三钱）　小枳实（钱半）　生姜汁（每次冲三小匙）

二十二日　即于前方内去焦神曲，加杏仁（二钱），苏子霜（一钱五分），广皮（三钱），服十贴。

【按】本例患儿由于痰涎壅盛，阻于中焦胃，气机上逆犯肺，致咳嗽、喘满、气短之证，吴氏诊为胃咳，用小半夏汤温中止呕，祛痰。藿香、紫苏梗、枳实、陈皮理气和胃化痰，苦杏仁降逆止咳，茯苓、薏苡仁健脾利湿，全方具有降逆温中、理气和胃、化痰止咳之功效。三诊时予旋覆花、紫苏子加强降逆温中之效，把薏苡仁改成白扁豆以健脾化湿，此乃遵循咳嗽"聚于胃，关于肺"的具体运用。

2. 降逆温中，邪去正安

降逆止呕，温化寒湿治胃咳

（选自《临证指南医案·卷二·咳嗽》）

王二七　脉沉短气，咳甚，呕吐饮食，便溏泄，乃寒湿郁痹渍阳明胃，营卫不和，胸痹如闷。无非阳不旋运，夜阴用事，浊泛呕吐矣。庸医治痰顺气，治肺论咳，不思《内经》胃咳之状，咳逆而呕耶。小半夏汤加姜汁。

【按】寒湿郁阻阳明，胃失和降，气机上逆犯肺导致咳嗽，营卫不和，胸痹如闷。叶氏诊为胃咳，用小半夏汤温中止呕，散寒祛痰，生姜具有发散寒湿、温中止呕、温肺止咳之功效，加姜汁更有祛风痰、止呕吐的作用。《名医别录》谓生姜"主伤寒头痛鼻塞，咳逆上气，止呕吐"。

3. 辛开苦降，理气化湿

辛开苦降，理气化湿治胃咳

（选自《张山雷专辑》）

陈右　肺气上逆，呕吐涎沫，胃纳呆钝，入暮倦怠，体肥积湿，脉濡胸闷，咳嗽不松，舌根苔腻，小溲短少，法宜宣展降逆。

制半夏 4.5 克，九菖蒲 1.5 克，姜炒竹茹 4.5 克，广陈皮 4.5 克，橘络 3 克，炒枳壳 4.5 克，白蔻仁（打，后入）2 粒，淡吴萸 7 粒，川黄连（同妙）0.9 克，干佩兰 4.5 克，云茯苓 6 克，生紫菀 6 克。

【按】本例应为湿浊困阻中焦，导致胃纳呆滞，胃气上逆，呕吐；浊气不降，上逆犯肺，肺气不利而胸闷、咳嗽，舌根苔腻、小便少、脉濡均为湿阻之证。张氏用温胆汤降逆止呕，吴茱萸配黄连（左金丸）辛开苦降、降逆止呕，佩兰、白豆蔻、茯苓芳香健脾化湿，陈皮、橘络、枳壳理气化痰，紫菀止咳化痰，全方共奏降逆止咳、化湿和胃之功。

五、名医验案赏析

调肝胃，畅气机，降逆止咳

患者姓名：罗某　　性别：女　　年龄：74 岁

初诊时间：2021 年 1 月 28 日　　发病节气：立春前

主诉：反复咳嗽半年。

现病史：反复咳嗽，曾于本院就诊，诊断为嗜酸性粒细胞性支气管炎，经用布地奈德福莫特罗粉吸入剂 160 μg∶4.5 μg 吸入治疗，每日两次，口服苏黄止咳胶囊、氯雷他定等治疗，咳嗽仍反复发作。近来咳嗽，声嘶，间中咳嗽，有痰、色白，睡后无咳，无咽痒，间有反酸、嗳气，无喷嚏，无鼻塞，无鼻涕，胃纳一般，疲倦，大小便调，舌淡红，苔薄微黄，脉弦细滑。

既往史：否认蚕豆病，否认其他先天性疾病。

过敏史：否认药物、食物过敏史。

体格检查：神志清，面色淡黄，体态自如，头面五官无畸形，咽部充血，双肺呼吸音粗。

辅助检查：胸部 CT 示左下肺切除术后改变，术区少许纤维灶，左侧剩余肺未见新病灶；左上肺尖后段、右下肺后基底段、右中肺内侧段少许慢性炎症，纤维灶大致同前；肝内多发囊肿同前。

西医诊断：慢性咳嗽查因；胃食管反流性咳嗽。

中医诊断：咳嗽。

证候诊断：胃失和降，肝胃不和。

治法：降逆化痰，理气和胃。

【处方】

赭石 15 g	姜半夏 5 g	厚朴 10 g	党参 15 g
紫苏梗 15 g	蝉蜕 5 g	百部 15 g	僵蚕 10 g
海螵蛸 15 g	钩藤 15 g	白术 15 g	郁金 15 g
布渣叶 10 g	辛夷 15 g	桔梗 5 g	甘草 5 g

5 剂，4 碗水煎至 1 碗半，分两次服用。

二诊（2021 年 2 月 2 日）：服药后咳嗽减少，痰极少，少许声嘶，讲话好转，胃纳可，无反酸，间有嗳气，疲倦，大小便调，舌淡暗红，苔薄，脉弦细滑。服药后已获良效，去僵蚕、郁金、布渣叶、百部，加淫羊藿 5 g、山茱萸 10 g、丹参 15 g、白前 15 g 以补肾化瘀，降气化痰。6 剂内服，煎服法同上。

三诊（2021 年 2 月 8 日）：服药后咳嗽减少，痰极少，无明显声嘶，无讲话费力，咽喉不适，间有烦躁，胃纳可，疲倦，大小便调，舌淡暗红，苔薄黄，脉弦细滑。服药后患者咽喉不适，恐淫羊藿温阳助火，去淫羊藿，改郁金 15 g。3 剂内服，煎服法同上。

四诊（2021 年 3 月 1 日）：服药后咳嗽极少，咽喉不适，痰极少，胸骨后不适，胃纳可，疲倦，间有烦躁，大小便调，舌淡红，苔薄，脉弦细滑。

【处方】

赭石 15 g	姜半夏 5 g	厚朴 10 g	紫苏梗 15 g
党参 20 g	茯苓 15 g	白术 15 g	海螵蛸 15 g
百部 15 g	僵蚕 10 g	郁金 15 g	钩藤 15 g
岗梅 10 g	甘草 5 g	合欢皮 15 g	龙骨 30 g

五诊（2021 年 3 月 15 日）：服药后咳嗽极少，咽喉不适，痰极少，胸骨后不适，间有烦躁，胃纳可，疲倦，大小便调，舌淡暗，苔薄，脉弦细滑。继予上方去合欢皮、龙骨、岗梅，加木蝴蝶 10 g、佛手 15 g、桃仁 15 g，调治而愈。

【按】患者为老年女性，久咳不愈，临床诊断为嗜酸性粒细胞性支气管炎，但经用布地奈德福莫特罗粉吸入剂等治疗后，疗效不好，且出现声嘶。另外，本病咳嗽还可能由胃食管反流引起，临床并没有注意此病因治疗。久咳不愈影响情绪，导致情绪急躁，肝气犯胃，肝胃不和，则有嗳气、反酸等症。肝主升，肺主降，胃以和降为顺，肝胃不和，胃失和降，胃气上逆犯肺，导致咳嗽久治不愈。如《内经》曰："聚于胃，关于肺。"患者年老体弱、疲倦、面色淡均为气虚之证，气虚化湿无力，聚而生痰，痰与上逆之胃气、肝气交阻于咽喉，导致咽喉不适，时时欲咳，肺气虚，声音嘶哑，即"金破不鸣"。《景岳全书·杂证谟》载："声由气而发，肺病则气夺，此气为声音之户也。肾藏精，精化气，阴虚则无气，此肾为声音之根也。"故而本例患者的治疗用健脾补肺、疏肝和胃、降逆化痰之法，以姜半夏、厚朴、紫苏梗、赭石降逆理气；党参、白术或山药健脾补肺；钩藤、郁金、佛手等清肝疏肝解郁；海螵蛸制酸；蝉蜕或僵蚕化痰散结开音，稍加桔梗开宣肺气，防药性重下不利咽喉开音。经过调治，患者基本痊愈。本例治疗关键在于肺、肝、脾、胃四者气机升降方面，平衡升降、健脾益气化痰便是成功的关键之处。

第七节 大肠咳证治

大肠咳病名首见于《素问·咳论》，为六腑咳之一。《素问·咳论》曰："肺咳不已则大肠受之，大肠咳状，咳而遗失。"大肠以降为顺，以通为用，若大肠气机壅滞不通，导致肺气肃降失调，不降则升，肺气上逆而为咳。病之本在大肠，治疗此类咳嗽，应着重大肠腑治疗，通利大肠，上病治下，如《素问·五常政大论》言："气反者，病在上，取之下；病在下，取之上。"

一、肺与大肠的生理联系

肺与大肠相表里，在中医论治咳嗽的"脏腑相关"诸多理论中影响极为深广。"肺与大肠相表里"语出《华佗神方》，本就是孙思邈对华佗治咳嗽要诀的重要评注，可见此理论对咳嗽论治的重要价值。这是中医藏象学说的重要组成，在中医临床实践极具指导价值。后世逐渐发展为从两者生理病理联系论治肺、大肠的各种病症，尤其是咳、喘、便秘等。

1. 肺与大肠经络相连

"阳明与太阴为表里"（《素问·血气形志》）、"手阳明太阴为表里"（《灵枢·九针论》）；手太阴肺经、手阳明大肠经相互络属，"肺手太阴之脉，起于中焦，下络大肠，还循胃口，上膈属肺，从肺系横出腋下"明确指出肺经下络大肠。"大肠手阳明之脉，起于大指次指之端，循指上廉……上出于柱骨之会上，下入缺盆，络肺，下膈，属大肠。其支者，从缺盆上颈，贯颊，入下齿中，还出挟口，交人中，左之右，右之左，上挟鼻孔"（《灵枢·经脉》），大肠经络肺，还有支脉上挟鼻孔，鼻为肺窍，可见大肠与肺关联之紧密。

2. 肺与大肠均属金，具肃敛之气

《灵枢·本输》云"肺合大肠，大肠者，传道之府"，明确指出了肺与大肠相合。肺、大肠五行均属于金，金曰从革，凡具有沉降、肃杀、收敛等性质或作用的事物和现象，均归属于金。肺的主要功能体现在宣发与肃降的协调统一，肺气主要对全身气机起肃降、收敛的作用；大肠者，传导之官，大肠之气以降为顺、以通为用，具有沉降、肃杀之性。

3. 协调津液输布

肺主行水，通调水道；大肠主津，大肠吸收水液，参与水液代谢。"大肠主津，小肠主液，大肠、小肠受胃之荣气，乃能行津液于上焦，灌溉皮肤，充实腠理"（《脾胃论》）。肺与大肠对体内水液的输布、运行和排泄起着疏通和调节的作用。

二、肺与大肠的病理联系

肺与大肠在疾病状态下的关联主要表现在两方面：一是邪气在肺、大肠脏腑经络之间互传，两者之中任何一方受病，均可上下相传，累及同病。例如，一方面，肠腑热盛，上迫于肺，出现"喘而汗出"，如《灵枢·四时气》所述，"腹中常鸣，气上冲胸，喘不能久立，邪在大肠"，指出大肠病变可累及肺脏；另一方面，肺中邪气可循经络下移大肠，如肺阴亏虚导致肠燥便秘、肺热壅盛而见大肠热结等，《续名医类案》有载，"吴孚先治赖思诚，大便下血已十有六月，诸医无功。诊得右寸实数，大便如常，是实热在肺，传于大肠。与黄芩、花粉、山栀、麦冬、桔梗，清其肺热，不数日其病如失。前治不效者，俱就肠中消息故耳"，就是肺病及肠的一则典型医案。二是造成脏腑气机升降失调。例如，太阳病肺表之证误用下法，使表之邪气入里化热，肠腑热盛，迫津下泄则"利遂不止"。因此，临床上遇到肺或大肠症状，确定病位时不能仅局限在一脏一腑，还要充分考虑相表里的关系，灵活采用肺病治肠、肠病治肺或肺肠同治的方法。

三、大肠咳治法及代表方药

1. 通腑泻实

《伤寒论》云："阳明病，脉迟，虽汗出不恶寒者，其身必重，短气，腹满而喘，有潮热者，此外欲解，可攻里也。手足濈然汗出，此大便已硬也，大承气汤主之。"大承气汤证中有"腹满而喘""喘冒不得卧"，由于大肠燥热内盛，邪

热与燥屎阻结，腑气不通，气机壅滞，邪热迫肺，肺气不能清肃下降，出现"短气，腹满而喘"，轻则短气，重则喘息，临床可见因阳明腑实导致肺气失宣、上逆而咳。治疗上当以釜底抽薪之法，以大承气汤或承气汤类方通腑泻实，使腑气通降，肺气方能得以肃降，咳喘自除。吴鞠通在《温病条辨》中设有宣白承气汤，并指出"承气非专为结粪而设"，这是肺与大肠同治之法，通肠腑即可以泻肺热。

2. 清肠止利

《伤寒论》云："太阳病，桂枝证，医反下之，利遂不止，脉促者，表未解也，喘而汗出者，葛根黄芩黄连汤主之。"桂枝汤证误下而致肠热下利，热迫于肠则下利，邪热上逆于肺则咳喘，热迫津液外泄则汗出。张仲景设清肠止利之法，对于表证咳喘兼见身热下利者方用葛根黄芩黄连汤。

3. 降气理肺

肺的肃降有利于大肠传导，反之，大肠传导功能正常也有利于肺气肃降下达。脏病治腑，可以通过促进大肠传导、通降肠腑浊气以实现肃肺降气止咳。例如，张仲景在桂枝加厚朴杏子汤、厚朴麻黄汤中使用行气导滞的厚朴，就是利用其能行气通腑，腑气通则利于肺气降，且厚朴性温，与外感风寒引发宿疾喘息、饮邪内停的病机吻合，既可平喘理气，又可脏病治腑，切合方证病机。

4. 润肠通便

对于咳嗽之证，宜常记六腑以通为用，大肠壅滞必然阻碍肺气下降，加重咳嗽。故咳嗽问诊时，必细问大便情况，若见大便干结，可酌情选用润肠通腑之品，如火麻仁、郁李仁、决明子、瓜蒌子、苦杏仁等，润肠通便以助肺气下降，一则气顺而咳嗽易消，二则痰浊能随大便滑利而出。

四、古代名家医案启发

1. 清肺润肠，养血通便

清肺润燥，养血通便治干咳

（出自《方耕霞医案》，选自《倚云轩医话医案集》）

高　肺与大肠相表里，干咳而且便血，秋燥伤金。宜清肺润肠为治。方药：瓜蒌皮、桑皮、槐米、川贝、黛蛤散、前胡、归身、杏仁、阿胶、秦艽、枇杷叶。

【按】燥为秋季主气，《内经》云"燥胜则干"。燥易伤津，秋燥伤肺，肺失其润，清肃无权则咳。肺与大肠相表里，肺燥及肠，无水行舟则舟停，而导致大便干结甚或带血，治疗宜疏散温燥、清肺润燥、养血通便之法。方中枇杷叶、桑白皮、前胡、川贝母、黛蛤散清肺化痰，润肺降逆；当归、阿胶养血润燥通便；苦杏仁宣肺止咳；槐花、秦艽凉血止血。全方肺与大肠同治，疏散风燥，清肺热润肠燥，大便既通，燥邪易除。

2. 上下兼顾，扩清内部
降逆化痰，理气通便治咳嗽
（选自《秦伯未医案》）

司马洪君问：去岁因劳，寒热咳嗽，时愈时发，拖延至今。面色失荣，四肢懒怠，咳时在去秋，今春现在曾下三次黑粪，脉虚，舌苔白腻。

莱菔子4.5 g，炒枳实4.5 g，仙半夏4.5 g，苏子霜9 g，炙款冬4.5 g，中川朴1.5 g，炒当归4.5 g，青陈皮各4.5 g，炒泽泻9 g，炒牛蒡9 g。

【按】肺与大肠相为表里，《内经》云"肺咳不已，则大肠受之。大肠咳状，咳而遗矢"。今伤风咳嗽，缠绵不愈，曾下黑粪数次，虽不同于大肠之咳，而大肠之浊气不降，殊可窥见。且舌苔白腻，尤可占肠胃之积垢内蓄，拟从徐洄溪法，上下兼顾，待内部扩清，以三子养亲汤合温胆汤、厚朴三物汤加减，加牛蒡子、款冬花、当归止咳，青皮理气，泽泻利湿浊。以补中益气善其后。

五、名医验案赏析

降逆通腑，运中治新咳

患者姓名：林某　　性别：女　　出生日期：1990年
初诊日期：2021年2月21日　　发病节气：雨水
主诉：咽喉不适、咳嗽3天。
现病史：患者外出就餐后出现咽喉不适，轻痛，少咳，觉得有痰，无鼻塞，无反酸，曾呕吐1次，大便不畅，硬结，小便调，舌淡红，苔薄黄，脉细滑。
既往史：否认蚕豆病，否认其他先天性疾病。
过敏史：否认药物、食物过敏史。
体格检查：神志清，面色如常，形体偏胖，体态自如。头面五官无畸形，咽部充血，双扁桃体肿大，双肺呼吸音粗。全腹软，上腹轻压痛，无反跳痛。
辅助检查：暂缺。
西医诊断：咳嗽查因。
中医诊断：咳嗽、喉痹。
证候诊断：大肠积滞，气虚夹热。
治法：降逆通腑，化痰利咽，健脾益气。

【处方】

姜半夏 5 g	厚朴 10 g	茯苓 15 g	布渣叶 10 g
岗梅 15 g	白术 15 g	紫苏梗 15 g	党参 15 g
甘草 5 g	木蝴蝶 15 g	竹茹 10 g	山药 15 g
海螵蛸 15 g	僵蚕 10 g	火麻仁 15 g	

4 剂内服，每日一次，水煎服，4 碗水煎至 1 碗半，分两次服用。

二诊（2021 年 2 月 24 日）：服药后无咳嗽咳痰，无呕吐，咽喉不适，口干，多梦，大便已通，小便调，舌淡红，苔薄黄，脉弦滑。

【处方】

竹茹 10 g	木蝴蝶 15 g	甘草 5 g	僵蚕 10 g
海螵蛸 15 g	茯苓 15 g	厚朴 10 g	姜半夏 5 g
布渣叶 10 g	紫苏梗 15 g	岗梅 15 g	钩藤 15 g
石斛 15 g	五指毛桃 15 g	郁金 15 g	

5 剂内服，每日一次，煎服法同上。

【按】患者为青年女性，饮食不节，导致食滞胃脘，胃气上逆而呕吐。食滞肠道，大便不畅，郁久化热，火热炎上，出现咽喉不适，且觉得轻微疼痛。患者平素体虚，脾气亏虚，运化无力，易生痰浊，火夹痰上逆犯肺，肺失肃降而咳嗽。气虚则"无力行舟"而大便不通。本例患者虽然与《素问·咳论》所言"五脏之久咳，乃移于六腑……肺咳不已，则大肠受之，大肠咳状，咳而遗矢"不完全一致，但其咳嗽、咽部不适重要病机所在就是腑气不通，郁久化热所致。《华佗神方》言："肺与大肠相表里，肺疾则大肠之力不足，故便不畅。"大肠以降为顺，以通为用，因而以降逆通腑、化痰利咽、健脾益气之法治疗，患者服药 3 剂，并未用止咳药而获效。方中以温胆汤、四君子汤、半夏厚朴汤加减，加岗梅、木蝴蝶、僵蚕、布渣叶利咽化痰祛湿，火麻仁润肠通便，海螵蛸制酸和胃，药进 4 剂，大便通，邪去正安而咳止。二诊时患者出现口干、多梦、脉弦滑，可能是补中偏过，故去四君子汤，改用五指毛桃健脾益气，加钩藤、郁金、石斛清肝养阴，调治而愈。

第七章 顽　　咳

　　顽咳是中医临床术语,即顽固性咳嗽的简称,中医学概念里还有"久咳""久嗽"之称。中医历代医家对本病从病名、病因病机、辨证论治和临床用药等方面进行了广泛探讨,对本病积累了一定的经验,充分发挥中医辨证论治优势,取得一定的成效。顽咳、久咳、久嗽的中医研究也有相关报道。但对于顽咳或久咳的临床研究仍存在许多不足,在咳嗽病程上没有统一。有的选择咳嗽 10 天以上不愈就谓之顽咳、久咳,有的选择 3 周,有的选择 4 周,有的选择 2 个月及以上。在胸部影像检查方面:有的胸片示无异常,有的则有肺纹理增多增粗,甚至有的有炎性阴影;所选择的病例大部分有上呼吸道感染史,目前对顽固性咳嗽、久咳大多仅为临床经验总结,病因病机研究少,治法探讨少,而系统的证型研究未见报道。历代医家对顽咳、久咳的文献研究也散在各家临床报道之中,没有系统整理。

　　目前对于顽咳的病程界定不清,病程长短不一,咳嗽 10 天以上就算顽咳,而这种情况的咳嗽是不是真的"顽固"有值得商讨之处。有的患者可能只就诊中医,没有经过肺病专科医师的病因诊断和治疗,而草率下结论,这也不严谨。根据 2015 年我国的《咳嗽的诊断与治疗指南》,笔者认为咳嗽病程超过 8 周,咳嗽患者经过肺病专科医师严格的病因诊断仍无法确定病因,或者部分病因明确的患者,经针对性治疗后仍疗效不显,则可称为顽咳。顽咳病名对应于现代医学的难治性慢性咳嗽。

第一节　古代医籍文献中有关顽(久)咳的论述

　　难治性慢性咳嗽中医学无对应病名,我们把它归为中医学"咳嗽"之中"顽咳""久咳""久嗽"范畴。咳嗽是临床常见疾病之一。历代医家均对本病进行了详尽阐述,有的还列专篇论述。古代医学典籍对此有较为丰富的记载,涵盖了病名、病症、病因病机、治疗用药等内容,为后世医者提供了治疗此病的思路,对顽咳的研究和临床具有重大意义。

一、病名病症

《内经》全书中多处论咳，对咳嗽的病因病机、病位、治疗等均有较丰富的论述，并列《素问·咳论》专篇进行论述。该篇指出"五脏六腑皆令人咳，非独肺也"，强调了肺脏受邪及脏腑功能失调均能导致咳嗽的发生；首提"久咳"一词，"久咳不已，则三焦受之，三焦咳状，咳而腹满，不欲食饮"。至隋代，巢元方的《诸病源候论·咳嗽病诸候》论述了咳嗽及久咳，"肺感于寒，微者即成咳嗽，久咳嗽，是连滞岁月，经久不瘥者也"，确立了久咳病名，并阐述咳嗽经岁月不愈。《金匮要略》中对久咳亦有记载："久咳数岁，其脉弱者可治，实大数者死。"《沈氏尊生书》指出："久咳经年累月百药不效，余无他证，与劳嗽异者。"

二、病因病机

顽咳、久咳、久嗽之所以顽和久，其中重要的原因就是病因复杂，或是脏腑虚弱，邪气久恋而导致。

（一）邪以风、寒、热、燥为主

外风入侵，必因正气不足。如《灵枢·百病始生》曰："风雨寒热，不得虚，邪不能独伤人，卒然逢疾风暴雨而不病者，盖无虚，故邪不能独伤人。此必因虚邪之风，与其身形，两虚相得，乃客其形。"风邪久稽不去，或反复发作，发无定时，令人咽喉部、气道瘙痒，咳嗽反复不愈，这与风邪"善行而数变""风胜则挛急""痒则为风"的特性相符，在《灵枢·九针论》亦曰"四时八风之客于经络之中，为瘤疾者也"，阐述风邪入于经络为顽疾。

肺不寒，不久咳。肺感于寒，肺气郁闭，气机不利，通调水道功能失调，肺失布津，津聚成痰，痰浊阻肺，久咳不已。久咳嗽的病程长至数年屡月，且易由脏传腑。如巢元方在《诸病源候论·咳嗽病诸候》中对久咳嗽进行了记载，"肺感于寒，微者即成咳嗽，久咳嗽，是连滞岁月，经久不瘥者也。凡五脏俱有咳嗽，不已，则各传其腑。诸久嗽不已，三焦受之，其状，咳而腹满，不欲食饮。寒气聚于胃而关于肺，使人多涕唾而变面浮肿，气逆故也"。

干咳临床常表现无痰，但实际可能有痰，只是没有有形之痰而已，痰在体内郁久可以化火，痰火互结阻于肺，导致肺失宣降而为咳。痰火之证可以从脉象及临床症状测得，如若患者干咳，上午咳多，伴有胸闷，脉象弦滑者便是其证。《丹溪心法》亦记载："干咳嗽难治，此系火郁之证，乃痰郁其火邪。"

肺为娇脏，喜润而恶燥，燥热伤津，津伤阴耗，而致咽干、咽痒，肺气不利，肃降无权，而为久咳。如《叶选医衡》对燥热伤津伤阴致久咳的病机进行了精辟论述，"自内而生者，伤于阴也，阴虚于下，则阳浮于上，水涸金枯，则肺苦于燥，肺燥则痒，痒则咳不能已"，又曰"虚而燥热，必致劳咳"，阐述了体虚燥热，燥伤肺金不能敷布水津，肺失其润，导致久咳。

(二) 脏腑以肺为中心，与肝、脾、肾、胃相关

1. 肺虚为外邪入侵前提

肺主气，主一身之气，气有防御、温煦、固摄、气化、推动作用，气虚则气的防御作用减弱，人体的抗病能力下降，邪气易于入侵而患病；另外，气虚不能祛邪外出，邪气易于久恋而成顽疾，如风邪外袭，肺气虚弱，风邪入里，或停滞于肺，或夹痰为患，不能祛风外出，阻于肺道，伤及肺络而为咳为喘。

肺气亏虚，风邪久恋，咳嗽经久不愈。如《诸病源候论·久咳嗽上气候》中亦曰："久咳嗽上气者，是肺气虚极，风邪停滞，故其病积月累年，久不瘥，则胸背痛而肿，甚则唾脓血。"《医原》亦云："外感者其气多滞，当于散邪中兼利气；内伤者其气多逆，当于养阴中兼纳气，久咳者其气多虚，当审其由。"《太平圣惠方·卷四十六》曰："久咳嗽者，由肺虚极故也。肺气既虚，为风寒所搏，连滞岁月而嗽也。此皆阴阳不调，气血虚弱，风冷之气搏于经络，留积于内，邪正相并，气道壅涩，则咳嗽而经久不差也。"肺虚受风寒所犯导致咳嗽经久不愈，而成顽咳久嗽。

肺阴不足，阴津不足，肺失其润，痒咳不已。如《景岳全书》曰："咳嗽之要，止惟二端：一曰外感，一曰内伤而尽之矣。夫外感之咳，必由皮毛而入，盖皮毛为肺之合，而从外袭之，则必先入肺，久而不愈，则必自肺而传五脏者也。内伤之嗽，必起于阴分，盖肺属燥金，为水之母，阴损于下而孤阳于上，水枯金枯肺苦于燥，肺燥则痒，痒则咳不能已也。"此处论述了咳不能已的原因在于肾阴不足，阴液亏损，肺失其润，则痒不能止，咳不能愈。

2. 肾虚为久咳之根本

肾气亏损，阴虚津伤或津液聚而为痰为久咳病因。肾阴不足，阴虚津伤，炼液为痰；肾阳不足，温煦推动无力，水液凝而成痰，痰涎上壅而为嗽。如龚廷贤的《万病回春·卷四》曰："大抵久嗽者，多属肾气亏损，火炎水涸，或津液涌而为痰者，乃真脏为患也。"由肺及肾，金不生水导致肾虚，则久咳不愈。如《辨证玉函·咳嗽》中所言："肾虚之嗽，更自难明，肺为肾之母，子母相恋，岂有相忌而作嗽之理。殊不知肺金之气，夜卧必归息于肾宫，所谓母藏子舍也……于是水化为痰，终年咳嗽而不能愈也。"伏寒致咳，反复发作，日久难愈，肾气不足为先决条件。如《温热逢源》曰："寒邪之内伏者，必因肾气之虚而入，故其伏也每在少阴。"正气不足是寒邪入侵和寒邪潜伏的前提，寒邪积聚的过程也会导致正气逐渐虚弱，加重肾气不足。肾气不足，无力祛除寒邪，导致寒邪久恋，咳嗽反复不愈。

3. 肝为久咳之指使

肝主升，肺主降，升降得宜，气机畅顺。《类证治裁》云："肝木性升散，不受遏郁，郁则经气逆。"肝主疏泄，气机畅通；肝失疏泄，气机郁滞，郁久化火，肝火犯肺，肺失清肃而久咳不已。尤在泾曾说："干咳无痰，久久不愈，非肺本病，乃肝木撞肺也。"木火刑金，肺失清肃而为咳。《景岳全书·杂证谟·咳嗽》曰："肺属金，为清肃之脏，凡金被火刑则为嗽……"《临证指南医案》亦曰"至于内因为病，有刚亢之威，木扣而金鸣者，当清金制木，佐以柔肝入络"，指出咳嗽内因有肝火犯肺，治疗宜清肺抑肝，佐以柔肝之品。《读医随笔》亦说："凡病之气结，血瘀，血凝，痰饮，肿，臌胀，痉厥，癫狂，积聚，痞满，眩晕，呕吐，哕呃，咳嗽，哮喘，血痹，虚损皆肝气不能舒畅所致也。"

4. 脾胃为久咳之源

久咳久嗽与痰密切相关，尤其是久嗽，也就是痰多难于化除，反复难消。中医有"脾胃为生痰之源"之说，因而久咳久嗽与脾胃相关。《幼幼集成·咳嗽证治》云："凡有痰无声谓之咳，肺气伤也；有声无痰谓之嗽，脾湿动也；有痰有声谓之咳嗽，初伤于肺，继动脾湿也。"这说明初咳在肺伤，久咳在脾。《杂病源流犀烛》亦言："盖肺不伤不咳，脾不伤不久咳。"朱丹溪亦指出："脾湿动而为痰，而成嗽，皆积于脾也。盖因伤于肺气，动于脾湿，咳而为嗽也。若脾无留湿，虽伤肺气而不为痰也。"肺伤咳，脾无留湿而不为痰，则不成嗽。脾运化正常，水湿得化而不成痰，因而不致久嗽。

胃主受纳，腐熟水谷精微，胃以和降为顺。胃气上逆犯肺亦致久咳不已。《内经》中就有"聚于胃，关于肺"的论断。《素问·咳论》曰："脾咳不已，则胃受之，胃咳之状，咳而呕，呕甚则长虫出。"《金匮要略》亦曰"肺痿吐涎沫而不咳者，其人不渴，必遗尿，小便数。所以然者，以上虚不能制下故也。此为肺中冷，必眩，多涎唾，甘草干姜汤以温之"。此为中阳虚，背中冷，脾胃阳虚，不能温煦肺阳，导致肺阳不足，浊唾涎沫多，实则是痰涎稀白量多之嗽证。另外，胃为人体津液之源泉，胃阴不足，导致肺阴亏虚，肺失肃降，而为咳。

综上，久咳久嗽的致病因素以内伤为主，有虚有实，虚在气虚、阴虚、津伤；实在寒、在痰、在火、在燥。

三、病位

至于咳嗽病位，《内经》中就有精辟论述，"五脏六腑皆令人咳，非独肺也。然肺为气之主，诸气上逆于肺则呛而咳，是咳嗽不止于肺，而亦不离乎肺也"，指出咳嗽病位在肺，与五脏六腑有关。虞抟辑的《苍生司命》云"新嗽易愈，久嗽难愈。所以难愈者，由病邪传变而入深也"，说明本病的病位不在表，而在里。尤在泾曰"干咳无痰，久久不愈，非肺本病，乃肝木撞肺也"，说明干咳久久不愈的原因与肝木犯肺有关。清代沈金鳌又在《杂病源流犀烛·咳嗽哮喘源流》中指出"盖肺气不伤不咳。脾不伤不久咳。肾不伤火不炽。咳不甚，其大较也"，阐述了久咳与脾伤密切相关。

从上述内容可知，本病病位在里，在脏与肺、脾、肾密切，并与肝、胃等脏腑有关。

四、辨证施治

久咳、久嗽之所以久，就是屡治无效或者误治或者失治而成，清代高士宗的《医学真传》就有"诸病易治，咳嗽难医"的记载。久咳治疗以"五脏六腑皆令人咳""不离于肺，亦不止于肺"为指导思想，具体治法有补气、温阳、润燥、开郁、化痰、祛风等。

元代朱丹溪提倡本病治疗应以清热润燥为先，如《心法附余》曰"若夫气动火炎，久咳嗽无痰，又当以清热润燥为先，然人参、半夏之类又在所禁，如天门、麦门、知母、贝母、石膏、栝蒌之类可也。世人徒知肺主皮毛，外感风寒为寒，殊不知传里郁久变为热也。况肺为华盖，而五脏六腑火自内起，熏蒸焚灼作咳嗽者，亦良多矣"。《丹溪心法·咳嗽十六》中记载了治疗"久嗽风入肺"的熏法。

明代龚廷贤的《万病回春》说"大抵久嗽者，多属肾气亏损，火炎水涸，或津液涌而为痰者，乃真脏为患也，须用六味地黄丸壮肾水滋化源为主，以补中益气汤养脾土生肺肾为佐，久之自愈"，指出久嗽的治疗应以补中滋肾为法，选择六味地黄丸滋肾阴和补中益气汤健脾土治疗，且须经久治疗而愈。《景岳全书·咳嗽》云"外感二邪多有余，若实中有虚，则宜兼补以散之。内伤之病多不足，若虚中夹实，亦当兼清以润之"，阐述内伤咳嗽治疗应扶正祛邪，同时注意清肺和润肺；同时又指出"肺金之虚，多由肾水之涸，正以子令母虚也。故凡治劳损咳嗽，必当以壮水滋阴为主，庶肺气得充，嗽可渐愈，宜一阴煎，左归饮，琼玉膏，左归丸，六味地黄丸之类，择而用之"，从中可以看出张景岳医家治肺之久咳提倡滋肾益肺之治法。明代虞抟辑的《苍生司命》曰"久嗽肉脱者，用嗽药多不救，补中健脾则嗽止，此虚则补其母，以脾主肌肉，病有本而标之之意也"，阐述了健脾治咳嗽的原理，即为培土生金法。健脾和胃非常重要，如《医学心悟》云"久咳不已，必须补脾培土以生肺金"。叶天士提出："从来久病，后天脾胃为要。咳嗽久，非客症，治脾胃者，土旺以生金，不必穷究其嗽。"明代李梴的《医学入门·咳嗽》云："新咳有痰者外感，随时解散；无痰者便是火热，只宜清之。久咳有痰者燥脾化痰，无痰者清金降火。盖外感久则郁热，内伤久则火炎，俱宜开郁润燥……苟不治本而浪用兜铃、粟壳涩剂，反复缠绵。"此文论述本病有痰者应燥脾化痰，无痰者清肺降火，久则开郁润燥。《证治准绳·咳嗽论》亦载有肺胃俱寒之久嗽的治疗,"其间久嗽之人,曾经解利,以致肺胃俱寒,饮食不进,则温中助胃,加和平治嗽之药",指出肺胃俱寒者,应温中助胃。《张氏医通》言:"有经年累月久嗽,服药不瘥,余无他证,此是风寒客邪,久伏肺胃也,与劳嗽不同,三拗汤,佐以千缗汤。"久嗽之因为风寒伏于肺胃,治疗可以用三拗汤合千缗汤治疗。正如《四圣心源》所说:"咳嗽者,肺胃之病也。"

治疗久咳久嗽以辨证为要。《医方集解》云"久嗽有痰者,燥脾化痰,无痰者,清金降火。盖外感久则郁热,内伤久则火炎,俱要开郁润燥,其七情气逆者,顺气为先,停水宿食者,分导为要,气血虚者,补之敛之",指出久嗽治法可有化痰、清肺、开郁、顺气、补虚、消导等法。《杂病源流犀烛·咳嗽哮喘源流》亦认为"久咳者,属虚属郁。气虚者,宜补中益气汤;血虚者,宜阿胶四物汤;血虚火盛,喘咳声嘶者,宜芩连四物汤;气血两虚者,宜宁肺汤……咳久伤脾,满面生疮者,宜人参蛤蚧散;久咳失音者,宜杏仁膏、清肺汤;久咳失气者,宜劫嗽丸;久咳面目浮肿者,宜葶苈散;久咳不止,诸药不效者,宜噙化丸、立效方……痰郁火邪在中,成干咳嗽者,症极难治,先用开剂,宜逍遥散,重加桔梗,后用补阴之品,宜《本事》鳖甲丸加熟地、当归、白芍、麦冬、阿胶、茯苓之属"。沈氏认为本病的病理特点是虚和郁,因而治疗以补虚为主,包括补气、养血、滋阴润肺等,兼有清热、开郁。清代冯楚瞻的《锦囊秘录》曰:"如久咳脉涩,或虽洪大,按之不鼓,属肺虚,宜五味、款冬、紫菀、兜铃之类,敛而补之。如日数虽久,而脉滑数有力,倘属有余实火,还宜清肺寻火寻痰而治之。"此文指出久咳补肺后收敛之脉象,如果还有余火之实邪,应加以清肺泻火。清代喻嘉言的《医门法律·咳嗽门》云"凡邪盛咳频,断不可用劫涩药。咳久势衰,其势不锐,方可涩之",指出收敛药应在久咳咳势不剧烈时用。清代石芾南的《医源》指出"咳嗽虽有五脏六腑之分,内伤外感之别,而咳嗽之因大要有三:一由气之滞而不宣,二由气之逆而不顺,三由气之虚而不固。外感者,其气多滞,当于散邪中兼利气。内伤者,其气多逆,当于养阴中兼纳气。久咳者,其气多虚,当审其由。由于外感也,于补气之中兼以散表。由于内伤也,于补气之中兼以滋阴",论述了久咳多为气虚,治疗宜补气养阴之法。

综上所述,古代典籍对于久咳、久嗽的治疗记载丰富,总体而言,大凡以补虚为主,其中以补气、滋阴最为多见,补脏则主要补肺、脾、肾,同时,清肺润燥治咳之法多有论述,至于开郁解郁亦为少数医家重视。

第二节　近代文献中有关顽（久）咳的论述

临床上常将咳嗽作为唯一症状或主要症状、咳嗽时间超过8周、X线胸片无明显异常者称为不明原因慢性咳嗽（简称慢性咳嗽）。慢性咳嗽是临床上常见的病症，由于症状少、X线胸片正常，很多患者被误诊误治。

慢性咳嗽是患者就诊呼吸科的最常见原因之一。朱天吉等报道，据美国调查，咳嗽是美国患者就医的第一位原因，而不明原因的慢性咳嗽占呼吸科门诊量的10%～38%。在广州呼吸疾病研究所，此类患者占专家门诊患者的10%～30%。

引起不明原因慢性咳嗽的病因很多，既可单独存在，亦可合并存在。欧美国家的研究表明，在咳嗽专科门诊诊治的患者中，引发慢性咳嗽的常见病因为鼻后滴漏综合征（PNDS）、咳嗽变异性哮喘（CVA）和胃食管反流（GER）。这3种病因占慢性咳嗽病因总和的67%～94%。赖克方等对一组慢性咳嗽患者进行研究，发现病因比例由高到低依次为嗜酸性粒细胞性支气管炎（EB）、PNDS、CVA、变应性咳嗽（AC）、胃食管反流性咳嗽（GERC）。对于能够明确诊断的慢性咳嗽，其特异性治疗效果是令人满意的，马洪明等报道称总体有效率可达93.5%。

但是，呼吸科门诊当中仍然有大量的慢性咳嗽患者排除了慢性咳嗽目前已知病因，如CVA、PNDS、GERC、EB、AC、上气道咳嗽综合征（UACS）等，其发病原因尚未完全探明，诊断不明，临床疗效不显著，我们将此类慢性咳嗽称之为难治性慢性咳嗽（PCC），PCC占慢性咳嗽10%左右。根据笔者查阅的资料，成人PCC的研究目前未见报道。对本病的治疗目前仍只是非特异性镇咳，镇咳药物治疗只是暂时的对症措施，完全消除咳嗽反射（镇咳）也是十分危险的，因其可诱发或加重气道感染，甚至窒息死亡。因此，对于难治性慢性咳嗽，使用现代医学方法治疗十分棘手。

中医学中没有"难治性慢性咳嗽"的病名，根据其发病特点，应属于"顽固性咳嗽、久咳"等范畴。中医"顽固性咳嗽"的范围较广，包括多种难愈性咳嗽，如支气管哮喘、痉挛性咳嗽、咳嗽变异性哮喘、特发性肺间质纤维化（IPF）等。中医辨治顽固性咳嗽的总体思路是先要辨明咳嗽的病因病机、患者体质的寒热虚实、具体证型，方能处方用药。许多医家对此也进行了大量研究，有的从脏腑入手，涉及肺、脾胃、肝、肾等；有的从病因入手，主要为风、痰、瘀等病邪。

一、脏腑辨证论治

（一）从肺论治

彭丽等认为，本病多由风热犯肺兼夹寒邪，病机多为肺失宣降、寒热夹杂、痰热互结。采用自拟百部止咳方治疗，方药组成为百部 15 g、金银花 15 g、连翘 15 g、川贝母 12 g、苦杏仁 10 g、麻黄 6 g、远志 12 g、桑白皮 15 g、罂粟壳 7 g、桔梗 10 g、半夏 10 g、鱼腥草 15 g、甘草 6 g，总有效率 95.6%。敬满芳等认为，本病初期多为外感所致，若失治误治，反复发作则致邪实正虚。治疗宜益气养阴、宣肺止咳法，自拟止咳Ⅰ号方治疗，方药组成为黄芪 30 g、麻黄 5 g、苦杏仁 12 g、陈皮 12 g、姜半夏 10 g、茯苓 20 g、桔梗 12 g、五味子 12 g、炙款冬花 12 g、地骨皮 15 g、炙紫菀 12 g、甘草 6 g，若气虚者重用黄芪，阴虚者加百合、沙参，痰多者加竹茹、瓜蒌，治愈率 100%。谢丹认为，本病病因为风、寒、热、燥、痰，病机为肺失宣发、肃降失常。治宜疏风宣肺，肃肺平喘，清泄肺热，润肺止咳。用自拟桑杏苏黄汤治疗，方药组成为桑白皮、黄芩、百合、枇杷叶各 15 g，夜咳甚加沙参、麦冬各 15 g；总有效率 94.27%。夏燕华认为，本病由肺气不收或阴亏热结导致，治疗上予养阴润肺、敛肺止咳、化痰降逆之法。用一服散加减治疗慢性顽固性咳嗽 83 例，方药组成为半夏 10 g、陈皮 5 g、苦杏仁 12 g、桔梗 12 g、紫苏子 12 g、乌梅 15 g、罂粟壳 5 g、旋覆花 15 g（包煎）、阿胶 15 g（烊化）、大枣 15 g、炙甘草 10 g，口苦咽干加牛蒡子、黄芩各 12 g，气逆明显加赭石 25 g，气阴两虚加黄芪 15 g，脾胃虚弱加砂仁 15 g（后下）；总有效率 81.9%。阮华沙认为，无论外感、内伤咳嗽，多因肺的宣肃功能失调、气机逆乱所致，治疗上应重视调节气机，同时兼顾化痰止咳，标本兼治，方药组成为紫菀 15 g、百部 20 g、苦杏仁 10 g、法半夏 10 g、茯苓 25 g、乌梅 10 g、桔梗 10 g、甘草 5 g，兼表寒证者加荆芥、防风，兼表热证者加桑叶、前胡，痰黄黏稠者加黄芩、鱼腥草、浙贝母，痰多者加僵蚕、莱菔子；总有效率 90%，优于对照组。马献忠认为，外感咳嗽，医者不明寒热，杂药乱投，或迁延失治、肺气失宣、邪气郁闭不解，或寒包热证，或夹有痰湿，则咳嗽迁延不愈。如此，不仅外感咳嗽不愈，还可累及脾肾则成为内伤咳嗽。对此，治以宣肺散邪、调畅肺气、降逆止咳化痰之法。方药组成为紫苏子 12 g，白芥子 9 g，莱菔子、牛蒡子、五味子、葶苈子（布包）、苦杏仁、川贝母各 15 g，桔梗、前胡各 12 g，法半夏、陈皮各 12 g；儿童药量酌减。风寒犯肺型加炙麻黄 6 g、紫苏叶 15 g；寒包热型加黄芩、紫苏叶各 15 g；风热犯肺型加黄芩、金银花、连翘各 15 g；痰黏稠色黄加海浮石、浙贝母各 20 g；有咽喉痒感加柴胡、蝉蜕各 9 g，细辛 3 g；大便不畅加全瓜蒌 15 g、枳壳 10 g。本方总有效率为

98.3%，优于对照组。蒋吉林等认为，顽固性咳嗽除少数外邪尚未全尽，肺气已耗伤，兼有表证外，大部分属内伤咳嗽。虽其病位主要在肺，但与胃、肾、肝等脏腑功能失调密切相关。胃、肾阴虚，或肝气犯肺，均可影响肺的宣降功能，引起咳嗽。顽固性咳嗽分为肺失宣降、肺热阴虚、痰气上逆、肺阴不足、肺胃阴虚5个证型论治，总有效率100%。王祥麒认为，肺脏的气机升降失常是咳嗽久咳的重要病理特征，故治咳之法当从调理气机入手，使气机升降得宜，方能药到咳止。张氏等认为，顽固性咳嗽病机比较复杂，从脏腑角度分析，既有脾虚生痰、痰湿阻肺，又有风热郁肺、肺气不宣；既有木火刑金、肺燥津亏，又有肝风犯肺、肺失宣降，往往是"风""热""燥""痰"几种因素交织在一起，使肺气不能宣发肃降而咳嗽不止，并提出以麻杏蝉桔汤加减辨证治疗。

（二）从脾胃论治

赵秀菊认为，治脾益肺是使缠绵难愈的顽咳好转的关键，附子理中丸有温中祛寒、补气健脾之功，主治中焦脾胃虚寒、风冷相乘及寒湿内生所致诸病证。而肺与中焦脾胃的关系密切，采取肺脾同治，运用此方加味治疗本病，可取得较好疗效。关秋红认为，肺胃两脏在生理上相互关联，在病理上必互相影响，肺病可以及胃，胃病亦可累及肺，突出地体现在慢性咳嗽上。临证常见肺胃相关证候主要有以下四种：胃气上逆，肺失宣肃；痰阻中焦，肺气失宣；胃阴不足，肺金失荣；胃热犯肺，宣降失司。分别予半夏泻心汤加味，小陷胸汤合温胆汤加减，沙参麦冬汤合增液汤加减，止嗽散、左金丸合旋覆代赭汤治疗，取得较满意疗效。桑晓梅认为，本病其症为咳，其因在胃，胃咳之人痰浊较重，加之寒温不适，过食油腻、酒浆，日久生湿生痰，痰浊塞滞于胃，影响胃之通降，胃失通降，气逆不顺，致咽喉门户闭塞不畅，波及于肺，肺失宣降，肺气上逆而咳。治疗以降浊化痰、和胃止咳为主，药用：旋覆花、紫苏梗、法半夏、竹茹、橘红、茯苓、瓜蒌、知母、贝母、枇杷叶、石菖蒲、紫苏子、葶苈子、枳实、厚朴、生姜等。姚氏认为，导致感冒后久咳不愈的原因：一是感冒经治外邪虽散，但散而未尽，外邪内伏于肺络，肺气被束，通气不利，故久咳不愈。外邪内伏，有寒邪，有热邪，但临证中又以寒邪内伏居多。二是人们患感冒，喜用西药抗菌消炎之药，极易损伤肺之阳气，导致寒邪内侵，伏而不散。同时，大苦大寒之品也极易损伤脾胃，阻碍脾胃运化。脾胃一虚，运化失常，则易生痰生湿，痰随气升，阻碍肺气的宣发肃降，而生咳嗽。主张治疗上以脾胃为中心，健脾益气，宣散伏邪。主方用健脾益气、补土生金之代表方六君子汤。方药组成为党参15 g、白术10 g、法半夏10 g、陈皮10 g、厚朴10 g、栀子10 g、茯苓30 g、薄荷10 g、紫苏叶10 g、百合10 g、五味子5 g、牛膝10 g、砂仁5 g、炙甘草5 g。上方煎服后，以其药渣煎水泡脚。

（三）从肝论治

应瑛认为，成人慢性顽固性咳嗽，仅从肺论治，或从脾论治，或从肾论治，效果不甚理想，究其原因是肝失疏泄。肝木失于条达是成人慢性顽固性咳嗽的一个至关重要的环节。本病治疗上应采取疏肝解郁之法，方能使肺宁、脾健、水火相济。方药组成：柴胡、绿萼梅、焦栀子各6 g，赤芍、三叶青、玄参、茯苓各12 g，薄荷（后下）3 g，牡丹皮、黄芩、桔梗各10 g，木蝴蝶5 g，浙贝母、蛤壳、枳壳各9 g，甘草4 g。董艳等认为，肝木郁滞以致气血津液流通输布失常，痰液停聚，影响肺的肃降是临床常见的久咳病机。采取疏肝祛风利咽、疏肝理气化痰、平肝清肺降火、疏肝健脾化痰、镇肝滋阴息风、滋水柔肝润肺之法治疗取得良效。程科等认为，咳嗽大半由于火来克金，谓之贼邪，最难速愈。肝为将军之官，肝火上逆，能灼心肺，故久咳不愈。治疗上重视养阴柔肝，肝阴复则其火难以复炽。清肝泻火亦须甘缓柔肝、甘润益胃之法，如使用石斛、玉竹。在咯血方基础上加味用治久咳，方药组成为青黛6 g、瓜蒌仁9 g、海粉9 g、栀子9 g、诃子6 g、石斛10 g、麻黄5 g、苦杏仁10 g、柴胡10 g。李松波等认为，临床久咳，虽然病因各异，兼证不一，然肝木郁滞以致气血流通受阻，津液输布失常，痰液停聚，影响肺的宣肃，是其最常见的病因病机。为治之道，贵在求"通"，实则首调肝气，虚则养阴柔肝，肝气得畅，肝体得养，则气滞、火郁、痰阻、血瘀等病理因素皆可消除，收效显著。杨毅勇认为，从肝论治顽固性咳嗽，以久咳不愈、咳痰，伴有胁肋疼痛为主要临床表现。然而"咳证虽多，无非肺病"，故于调肝之时，不忘宣肺化痰止咳，使肺脏恢复宣肃之性。予柴胡、黄芩、半夏、桔梗、瓜蒌、枳壳、五味子、苦杏仁、牡丹皮、栀子、甘草、陈皮、青黛、蛤壳加减治疗本病，总有效率达98%。徐升认为，肝与肺以经络相连，肝升脾降互为其枢，肝与肺共调气血行，肺主皮毛，肝主候外。病机为肝郁之体，复受风邪；气机郁结，津液失布；肝火犯肺；肝阴不足，阴虚火旺。其并提出治肝不忘调肺，病久宜养肺阴；疏肝解郁，理气化痰；清肝清肺，化痰止咳；养阴柔肝，滋阴润肺等具体治法。张丽娜介绍，赫烜教授认为，久咳或邪祛大半而咳嗽不止者，多因肝肾亏虚，肺失濡养，肺气壅遏不宣，肺气上逆而咳嗽，提出久咳的治疗的原则：一是以补肝肾为主，二是兼顾润肺。

（四）从肾论治

郑建功等认为，肾的气化功能失常，则水液代谢不能正常运行，则水浊内生，化生痰饮，上输于肺，则发咳嗽；肾气虚，不能纳气，则肺气无根，上逆也为咳或喘。肺病极易使肾的气化功能失司，进一步加重痰浊滞留，则咳嗽迁延不愈，治疗应重视补肾，以促其气化，气化则痰浊自化。肾阳是肺气、肺阳之根，肾中阴阳失调是慢性肺病反复发作的关键。黄婉怡等认为，在顽咳顽喘中应用温肾法的时机有两大特点：一是尽早应用，在急性发作或急性加重期就佐以温肾，如淫羊藿、附子等，即使肺热、痰热明显也不必避用，旨在振奋肺肾之阳以抗邪；二是贯穿全程，急性期用之扶正以抗邪，迁延期或缓解期用之扶正以固本。

（五）从心论治

贾锦文等提出，顽固性咳嗽的患者，多按"心火灼肺"进行辨证论治，并用清心火的天竺黄配淡竹叶为主药治疗。

（六）综合论治

胡艳兰等辨治顽固性咳嗽多从肺、脾、肾出发，辨证以风邪滞肺、脾虚湿困、肺肾气虚为主，治以清肺止咳、祛风止痒，临床上常用荆芥、防风、地肤子、白鲜皮、苦参、蝉蜕、僵蚕之属，并结合多年经验，创立"痒咳宁方"，临床应用收效良好。其亦提出健脾祛痰、理气止咳，补肾固本、扶正止咳之治法。吴艳华等认为，脾胃虚弱致久咳；风寒而成久咳；脾生痰湿而久咳；肝木犯肺致久咳。何欣桥等治疗顽咳，如慢性咳嗽、哮喘等肺系疾病，思辨精辟，临床用药强调"宣发、收敛"相结合，"健脾、补肾"双管齐下，并突出补肾为之关键。王春溢等提出久咳久嗽"辨证八法"，即燥热伤肺、风邪犯肺、血瘀阻滞、肝郁气滞、培土生金、痰浊阻肺、肺肾阴虚、肺阴亏虚。潘小凤等认为，顽固性咳嗽一病常为肺脾肾阳气亏虚，痰饮内伏为其本，外邪袭肺为其标，故常以温肺散寒、止咳化痰为基本治法。疾病初期，或久病突然加重，或兼有表证者，以温阳散寒、宣肺止咳之法为主；久病痰饮咳喘，治以温阳化饮、止咳平喘，见有瘀血者，佐以化瘀；疾病缓解期，治以温补脾肾而固本；临床每每本虚标实，虚实错杂，痰瘀互结，综合运用温散、温化、温补之法，兼顾他脏，辅以益气健脾、温阳补肾等法，临证每多效验。孔柄坛等认为，久咳病机为外内合邪，正虚邪恋，多起于外感，多夹寒、夹痰、夹饮、夹瘀，而温法具有固肌表、散痼寒、除积冷、化痰饮、通经络、通阳行气的功效，是解决以上病机的有效方法，其具体应用包括温卫和营、温肺化饮、温胃利水、温脾化痰、温肾纳气。

二、从病邪论治

（一）从风论治

顽固性咳嗽或由外感而来，或由内生病邪而使，临床部分患者可见咽痒而剧咳，或阵发不止，因外界异味等刺激而引发，与中医风咳相似。程玲认为，肺为娇脏，不受外来之客气。风为百病之长，善行而数变。外邪随风袭肺可摇钟而鸣，风不停则钟不止。若虚风内伏之体，复感外风，外风引动内风而扰肺，更易钟鸣。天麻及虫类药物搜风走络，使肺气通顺，咳嗽自愈。运用自拟方（全蝎 6 g、蜈蚣 3 条、天麻 10 g、僵蚕 10 g、蝉蜕 10 g、生甘草 6 g）治疗本病，有效率达 100%。夏云强认为，风邪（内风）是本病发生发展和演变过程中的主要致病因素之一。既然病理变化以阴虚风动为主，则治疗应以养阴润肺、息风解痉为主。其方药组成为玄参、麦冬、北沙参、桑白皮各 12 g，白芍 15 g，僵蚕、蝉蜕各 10 g，蜈蚣 4 g，桔梗、川贝母各 6 g，陈皮 6 g，甘草 4 g。若兼外感风寒，以本方加荆芥 12 g、防风 12 g；兼外感风热，加薄荷 6 g（后下）、金银花 12 g；气喘明显，加炙麻黄 5 g、地龙 10 g；咽痒加牛蒡子 12 g、山豆根 12 g；咳痰黄稠，加鱼腥草 24 g、金荞麦 24 g；兼咯血者，加仙鹤草 24 g、三七 10 g。本方总有效率为 94.8%。肖光志认为，本病病机关键是风邪入肺经与肺失宣降，采用宣肺祛邪、化痰止咳之法治疗本病。其擅用风药，寒温并用以达祛风化痰、宣肃肺气止咳之功，用杏苏散加减治疗。黄熹等认为，岭南地区患者外感后久咳多因风邪袭肺，肺气失宣，风邪滞留咽喉累及气道，称为"喉风咳"。喉风咳治疗当以通肺络为引，善用虫类药祛风通络。虫类药物之形具有走窜之性，可行喉络之间，有祛风通络止咳之功，常用僵蚕、蝉蜕配伍，或将僵蚕、蝉蜕、地龙三虫配伍使用。

（二）从痰论治

痰为阴邪，易阻气机，致病怪异，缠绵难愈，久咳不已亦与痰邪有关。张晓雪认为"久咳痰多莫忘宣肺豁痰，阴虚久咳莫忘夹痰"，久嗽因痰浊壅盛，日久蓄积，或痰浊不断续生，痰浊胶固，甚则形成顽痰，故提出从痰浊治疗久嗽。痰湿咳嗽，但其重点在痰浊恋肺。过早地健脾化痰，虽能杜绝生痰之源，然在肺之痰浊，非宣化难以速除，化痰行气药配宣肺之麻黄、苦杏仁、前胡，可使痰祛肺宣，咳嗽自愈。唐卓然等认为，痰浊多与脏腑（肺、脾、肾及三焦）失和、气血紊乱及先天遗传相关，当以祛除痰浊为要，同时临证时主张先祛已生之痰，改善患者咳痰症状，以减轻其痛苦；后固元气，杜生痰之源。

（三）从瘀论治

中医理论认为，久病入络，久病必瘀。对于咳嗽，瘀阻脉络，也易导致咳嗽日久不愈。叶发期认为，顽固性咳嗽无论其是由外感失治、误治而来，还是内伤因素引起，其发展过程中均可形成瘀血这一病理产物，形成瘀血阻肺之象。瘀血阻碍气道才是顽固性咳嗽的最终病因病机。辨证使用活血化瘀法治疗，方用血府逐瘀汤加减，临床疗效显著。李德珍认为，顽固性咳嗽多因肺系疾病失治、误治或久治未愈，使病情缠绵，入血入络。咳为肺所主，肺在胸中，久病血瘀。治以活血化瘀、理气止咳，方用血府逐瘀汤加味，方药组成为桃仁 12 g、红花 9 g、生地黄 12 g、当归 12 g、赤芍 12 g、川芎 9 g、桔梗 6 g、牛膝 9 g、柴胡 9 g、枳壳 12 g、全瓜蒌 12 g、地龙 9 g、炙甘草 6 g。诸药合用，以达既行血分瘀滞，又解气分郁结之功，胸中气血调和，肺气宣畅，故而咳嗽自愈。李剑松认为，咳嗽之病症虽责于肺，然心肺同居上焦，血气相互影响，于久病久咳最为明显。久咳后必肺气受损，气虚血瘀则咳而不已。

三、外治法

段昭侠认为，本病患者大多经西药抗感染治疗，疗效欠佳。西药抗感染药物大多有耐药性和副作用。痰饮由水停也，得寒则聚，得温则行。本病可采用脐疗进行治疗。方药组成：麻黄、白芍、半夏、桔梗、苦杏仁、百部各10 g，桂枝、炙甘草各6 g，干姜、细辛、五味子各3 g。以上诸药共为细末，取药粉适量，用米酒调成糊状，敷于脐部，外以长、宽各6 cm的胶布固定，每日换药1次。本法总有效率为96.25%。应耀虎认为，顽固性干咳是呼吸道临床中比较常见的疾病，其病理与余邪恋肺、肺失宣发有关。本病治疗：①内服加味甘桔汤。方药组成为生甘草、桔梗、蝉蜕、干姜、桃仁、苦杏仁各9 g，重楼、浙贝母各15 g，五味子6 g，百部12 g。②外用消咳膏穴位贴敷。方药组成及配制方法为生甘遂、细辛各2份，延胡索、白芥子、白芷各1份，研细末用黄酒、纯红花籽油适量调和为丸。用法：局部固定，隔日1换，3次为1个疗程。选用穴位：天突、定喘、大椎。本法总有效率为93.10%。

四、问题与展望

咳嗽是肺系疾病最常见的症状，中医把咳嗽作为疾病研究，教材将咳嗽分为外感咳嗽和内伤咳嗽两大类分型论治。在脏主要为肺，但又不止于肺，与五脏六腑皆可有关，正如《内经》所说"五脏六腑皆令人咳，非独肺也"。而顽固性咳嗽、久咳是指咳嗽日久不愈。现代医学把咳嗽按病程长短分为急性咳嗽、亚急性咳嗽和慢性咳嗽。急性咳嗽其病程小于3周，亚急性咳嗽为3～8周，慢性咳嗽超过8周。其中，慢性咳嗽病因复杂，病因诊断水平与经济、医疗卫生条件、患者的医从性等密切相关。据资料显示，大约90%的慢性咳嗽能明确病因，治疗可取得良好效果。

2005年11月12日，中华医学会呼吸病学分会哮喘学组制定了中国第一部咳嗽诊断和治疗指南——《咳嗽的诊断与治疗指南（草案）》，2009、2015年分别对其进行了修订，对于误诊率高达64%的慢性咳嗽进行了诊断和治疗方面的规范。然而即使按照上述指南进行规范诊治，仍然有10%左右的咳嗽患者病因难以明确或针对病因的治疗没有明显疗效。因此，本团队充分利用广州呼吸健康研究院的诊断优势，运用中医辨病与辨证相结合，在治疗方面发挥中医药的优势，并在此基础上对难治性慢性咳嗽进行中医证候分布、治疗效果等方面的评估，突出中医辨证，综合分析疾病病因病机，在难治性慢性咳嗽治疗方面取得了明显效果。

第三节 顽（久）咳病因病机

久咳不愈，四处求医，用药或寒或热，或攻或补，导致机体虚实夹杂，寒热错杂。本病病因复杂，正不胜邪，无以逐邪外出，正虚邪恋是久咳久治不愈的关键所在。

中医理论认为，久病必虚，久咳耗伤人体正气，肺气不足，金不生水，易致肾虚，脾属土，肺属金，子盗母气，导致脾气虚。脏器虚弱，其中肾虚为病之根本。《景岳全书》对此早有记载："五脏之气分受伤，则病必自上而下，由肺由脾，以极于肾。五脏之精分受伤，则病必自下而上，由肾由脾，以极于肺。肺肾俱病，则他脏不免矣。所以劳损之嗽，最为难治，正以其病在根本，而不易为力也。"脏气亏虚，气机升降失常，从而影响水液代谢、气血正常运行，或成痰、成湿、成瘀等虚实夹杂的复杂局面。正气不足，卫外不固，外风入侵；痰湿郁久不去而易化热，风与痰相兼为患，咳嗽更难于速愈。本虚兼寒、兼痰、兼燥、兼热等，造成临床复杂情况，辨证不准，治不求本，则久咳难愈。

一、肾气不足，寒邪久恋

外感寒邪，多兼有风，四时皆可有之，未及时治疗，风寒之邪久留不去而为病。正如《素问·玉机真藏论篇》曰："是故风者百病之长也，今风寒客于人，使人毫毛毕直，皮肤闭而为热，当是之时，可汗而发也；或痹不仁肿痛，当是之时，可汤熨及火灸刺而去之。弗治，病入舍于肺，名曰肺痹，发咳上气。"寒邪侵犯人体，多于气温骤降、汗出当风、淋雨、露宿等，可伤及肌表，也可直中入里。一方面，夏季饮食过于寒凉，恣食冰冻寒凉之品，寒凉之邪直入脏腑，潜伏于内；另一方面，长时间使用空调，空调产生的冷气直吹头部百会、背部大椎等穴，使外寒冒犯人体之阳脉，如《素问·咳论》曰"皮毛者肺之合也。皮毛先受邪气，邪气以从其合也。其寒饮食入胃，从肺脉上至于肺，则肺寒，肺寒则外内合邪，因而客之，则为肺咳"。此外，患者本为寒性体质，临床治疗仍以清热之品，则寒不得温散，潜伏于内。如《伏邪新书》曰"有初感治不得法，正气内伤，邪气内陷，暂时假愈，后仍作者，亦谓之伏邪"，阐述了失治、误治，导致邪气深陷，正气受损，正气不能祛邪外出，邪气伏藏的机理。正气不足，阳气受损，则无力驱除阴寒之邪，寒邪内伏于里。

中医理论认为，寒与五脏之肾相关。寒邪内伏部位在肾，寒邪之所以能内伏，久稽不去，其病机关键在于肾不藏精，肾气不足。如柳宝诒的《温热逢源》曰："寒邪之内伏者，必因肾气之虚而入，故其伏也每在少阴。"正气不足是寒邪入侵和寒邪潜伏的前提，寒邪积聚的过程也会导致正气的逐渐虚弱，加重肾气不足。肾气不足，无力祛除寒邪，导致寒邪久恋。肺与肾为母子关系，子邪犯母，伏寒束肺，肺气失于宣发肃降，或伏寒日久不除，郁久化热，伤阴化燥，肺失滋润而咳嗽绵延不止。

二、津气亏虚，燥热久恋

久病正气不足，气不能生津，或由于其他原因导致阴虚、津液不足、津气亏虚，而无以润肺燥、清肺热，燥热久恋于肺，肺失清肃则久咳不已。气虚不能生津，阴津亏虚，燥热久恋，肺燥失润亦为本病的病机。久咳耗伤肺气，子盗母气，导致脾胃气虚，脾胃等脏腑之气亏虚，津液化生不足，导致津气亏虚。肺为娇脏，喜润而恶燥，肺失津液滋润，肃降失常而久咳。《叶选医衡》中对此亦有论述："虚而燥热，必致劳咳。"

燥热的形成与天气、起居、饮食、七情、误治有关，但关键在于津液耗伤，如《叶选医衡》中提到"臻燥之因，或遇阳明司天，燥化大行；或久劳于风日之中，频迩于火燥之畔，外因也。七情不节，神伤血耗，及大病吐汗下克伐太过，亡其津液，内因也。食味辛热过多，虚劳误投温补，与夫服食家金石之剂发燥，不内外因也，凡此诸论，皆令热极生风，风火相煽，阴中伏火，煎熬津液，而燥证深矣"。气候炎热，热邪易耗气伤津，化燥伤阴，或燥热之邪化火侵犯肺经，损伤肺阴，使肺失于清肃，气机不利而为咳，如《症因脉治·伤燥咳嗽》所言"天行燥烈，燥从火化，肺被燥伤则必咳嗽"。夜间以阴为主，应睡眠静养，人体该是养阴而助阳生长；若夜间过于活跃，深夜不睡或彻夜不眠最易耗伤阴液，阴津亏少，肺失滋润而咳而不止。饮食失调，嗜食煎炸炙煿之品，一是蕴热化火，燥热火盛，火性炎上，损伤肺之阴津，致肺的宣发肃降失调，而导致咳嗽产生；二是助火生热，耗伤胃阴，胃阴亏虚，津液不能上承，肺失其润，而至久咳，如《素问·咳论》在总结咳嗽病机时强调"此皆聚于胃，而关于肺"之理。五志化火，如《丹溪心法·火》云"气有余便是火"，喜、怒、忧、思、恐等情志活动失调易变生火证，使人的精神活动长期过度兴奋，或抑郁不得条畅，郁久化火。如此，一来使气机紊乱，肝火犯肺；二来使脏腑真阴亏损，肺阴亏损，则出现干咳、咽痒，甚至久咳不已。《不居集·卷十五》亦详细描述了肺燥咳嗽症状："肺燥咳嗽，金性喜清润，润则生水，以滋脏腑。若本体一燥，则水源渐竭，火无所制，金受火燥，则气自乱而咳嗽，嗽则喉干声哑，烦渴引饮，痰结便闭，肌肤枯燥，形神虚萎，脉必虚数，久则涩数无神。"

肺为娇脏，喜润而恶燥，燥热伤津，津伤阴耗，而致咽干、咽痒，肺气不利，肃降无权，而为久咳。《叶选医衡》中对燥热伤津伤阴致久咳病机进行了精辟的论述："自内而生者，伤于阴也，阴虚于下，则阳浮于上，水涸金枯，则肺苦于燥，肺燥则痒，痒则咳不能已。"

三、脏气亏虚，风痰久恋

久病咳嗽，日久不愈，耗伤人体正气，正气不足，脏气亏虚，主要为肺、脾、肾气虚。气虚，卫外不固，外风易于入侵；脏气亏虚，人体水液代谢异常，水湿不化，聚而为痰，风痰相合。脏气亏虚，不能祛风外出，不能化除痰浊，风痰久恋，阻于肺道，肺失宣发肃降，导致久咳不愈。

久病正气不足，脏气亏虚，肺卫不固，外风入侵。如《灵枢·百病始生》曰："风雨寒热，不得虚，邪不能独伤人，卒然逢疾风暴雨而不病者，盖无虚，故邪不能独伤人。此必因虚邪之风，与其身形，两虚相得，乃客其形。"风邪久稽不去，或反复发作，发无定时，令人咽喉部、气道瘙痒，咳嗽反复不愈，这与风邪"善行而数变""风胜则挛急""痒则为风"的特性相符，《灵枢·九针论》亦曰"四时八风之客于经络之中，为瘤疾者也"，阐述风邪入于经络为顽疾之机理。

风为百病之长，风邪常兼他邪合而为患，风痰相合，内伏于里。痰有无形及有形之分，"有形之痰症易见，无形之痰多怪异"。有形之痰积于肺或气道，可咳唾而出；无形之痰作祟怪异，多隐匿，多变化，多夹风，成为风痰伏于脏腑，顽而不化，谓之顽痰。痰滞肺络，痰为阴邪，每至暮夜，则凝聚郁塞，窒碍肺气，气逆咳频，至日中阴得阳化，咳则大减。若非祛尽宿痰，则根株不能杜截而成顽咳。如《活幼心书·咳嗽》所言："有热生风，有风生痰，痰实不化，因循日久，结为顽块，圆如豆粒，遂成痰母……故痰母发动，而风随之，风痰渐紧，气促而喘，乃成瘤疾。"

脏气亏虚，风痰合犯，潜伏体内，日久不去，伺机作祟，阻遏气机，导致肺气不利而久咳不已。

四、水不涵木，郁结不解

中医理论认为肝主升发，肺主肃降，两者相互协调人体气机升降。久咳患者，四处诊治，屡屡检查未见异常，常常服药未有疗效，咳嗽长期不愈，易生疑惑，易成郁结。郁结过久，暗耗肝阴，导致肝阴不足，肝失疏泄，肝气郁结，影响肺的宣降，导致肺气上逆而为咳。久病正气不足，肾气亏虚，肾阴不足，阴亏液少，水不涵木，肝阴血不足，则疏泄失常，疏泄不及，气机郁滞，导致肝气郁结，郁则经气逆，以至上逆犯肺，肺失宣发与肃降，终致咳嗽经久难愈，如

《类证治裁》云："肝木性升散，不受遏郁，郁则经气逆。"同时，咳嗽日久，肺失肃降，不能平抑肝之升发，也可导致肝气过升。肝气郁结，郁久化火，形成肝火犯肺而致咳嗽，其根本在于肾阴亏虚，关键在于肝阴不足。肝阴不足，肝失疏泄，气机不畅，气机郁结，气逆犯肺。另外，肝阴不足，肝阳化风，风邪上扰，导致咽部干痒不适，而致干咳、久咳。

五、久病入络，痰瘀互结

肺朝百脉，通调水道，肺主气，主一身之气，助心行血。肺气盛，宗气旺，气机通，血行畅。肺气虚，行血无力而为瘀。久病肺虚，布津无力，聚而为痰，痰浊存于内，血行滞于脉。痰浊阻于气机，气机不畅，血行缓慢而留瘀，形成痰瘀互结。痰可致瘀，瘀可生痰。如《灵枢·百病始生》曰："温气不行，凝血蕴里而不散，津液涩渗，著而不去，而积皆成矣。"《外台秘要》曰："病源痰饮者，由气脉闭塞，津液不通，水饮气停在胸腑，结而成痰。"《诸病源候论》亦言："诸痰者，此由血脉壅塞，饮水积聚而不消散，故成痰也。"血积日久不化，化为痰水，如《血证论》所言"血积既久，亦能化为痰水"。

痰的形成与脏腑功能密切相关，而瘀血的形成必与脉络相关，因血行脉内。顽咳经久不愈，久病必瘀，久病入络，《临证指南医案》中早已提出"久病入络""久病血瘀"之观点。《叶案存真》中亦有云："夫治病先分气血，久发频发之恙，必伤及络，络乃聚血之所，久病血必瘀闭。"肺朝百脉，痰瘀互结，脉络阻滞，肺气不利为咳为喘，久久难愈。

第四节 顽（久）咳辨证思路

临床辨证本病，应紧紧抓住其病因：燥、虚、寒、热、风、痰、瘀。正气不足以气虚、阴虚、阳虚为主，邪气以寒、燥（热）、风、痰、瘀为多。气虚卫外无力，不能祛邪外出，寒邪久恋，风邪内伏，痰浊久留；阴虚则阴液不足，阴不制阳，虚火上炎，燥热不润，郁结不解。本病治疗应紧扣正气不足，无力祛邪外出，正虚邪恋这一病机。肾为五脏之核心，在本病的病程中肾虚为正气不足的根本所在。以扶正祛邪和调平阴阳为治疗久咳的治则，临床注重以滋补肾精，温阳祛寒，酸甘化阴，生津润燥，健脾补肺，祛风化痰，化痰祛瘀之法进行治疗。

一、滋补肺肾，温阳祛寒

肺主呼吸，肾主纳气，肺肾配合，以共同完成呼吸运动的功能。《景岳全书·喘促论证》云："肺为气之主，肾为气之根。"肺阴与肾阴相互资生，肾阴为一身阴气之根本，金不生水，则肺阴虚损，导致肾阴不足。肾阴虚亦不能上滋肺阴，阴虚则内热，津液耗伤，肺失其润，而咳嗽绵绵不止。如张景岳《景岳全书》曰："然内伤之嗽，则不独在肺。盖五脏之精皆藏于肾，而少阴肾脉，从肾上贯肝膈，入肺中，循喉咙，挟舌本。所以，肺金之虚，多由肾水之涸，正以子令母虚也。故凡治劳损欬嗽，必当以壮水滋阴为主，庶肺气得充，嗽可渐愈，宜一阴煎，左归饮，琼玉膏，左归丸，六味地黄丸之类，择而用之。"另外，肾不藏精，肾气不足，外寒入侵，易于潜伏于内，形成伏寒，郁久化热伤阴，导致肺阴亏虚或肺燥津伤，而致久咳不愈。因此，滋肾养阴在本病中具有重要意义：一是可以滋肾益肺，壮水滋阴，金水相生，阴不虚则津不伤，肺不燥则咳嗽止。二是可以滋水涵木，《类证治裁·卷之首》曰"凡肝阴不足，必得肾水以滋之"，叶天士的《临证指南医案·肝风》亦曰"肝为风木之脏，因有相火内寄，体阴用阳，其性刚，主动，主升，全赖肾水以涵之，血液以濡之，肺金清肃下降之令以平之，中宫敦阜之土气以培之，则刚劲之质，得为柔和之体，遂其条达畅茂之性，何病之有"。肾阴充盛，滋养肝阴，肝气条达，肝气不逆，肝不犯肺。三是可以通过滋肾阴，以助肾阳，阴中求阳，阳气旺盛可祛除身体之寒，防止寒邪潜伏体内。四是可以"壮水之主，以制阳光"，滋水制火，滋阴抑火，防止阴虚内热之火灼伤津液或炼津为痰。

滋肾阴临床以山茱萸最为好用，因其味酸、涩，性微温，归肝、肾二经，温而不燥，质润滋肾益精，为滋肾阴之上品。如《本草新编》记载："山茱萸，味酸涩，气平、微温，无毒。入肾、肝二经。温肝经之血，补肾脏之精，兴阳道以长男茎，暖腰膝而助阳气，经候可调，小便能缩，通水窍，去三虫，强力延年，轻身明目。其核勿用，用则滑精难收，实益阴之圣丹、补髓之神药。"同时，山茱萸又可以助阳气。

肾阳又称元阳、真阳，主一身之阳，肾阳对机体脏腑组织器官具有温煦和推动作用，可以制约阴寒。如《景岳全书·传忠录·命门余义》曰"五脏之阳气，非此不能发"，又曰"脾胃以中州之土，非火不能生"。这说明脾阳必须依靠元阳的温煦激发，若无元阳的温煦，脾阳不得以温，脾运不得以行。《医贯》亦言："饮食入胃，犹水谷在釜中，非火不熟，脾能化食，全借少阳相火之无形者，在下焦腐熟，始能运化也。"这说明脾胃运化、腐熟水谷的功能有赖于肾阳对脾胃的温煦，因而可以通过温肾阳而温养脾阳。温养脾阳又可以温助肺阳，培土生金，从而使中阳充盛、肺阳旺，则背不冷而不致久咳，或受寒而不致久咳不已。

温肾阳常用药物有淫羊藿、菟丝子、巴戟天等，温肾阳可以激发人体一身之阳气，祛除入里潜伏之寒邪，或激发卫阳固护周身，寒邪不得入侵，使咳嗽不反复发作而向愈。咳嗽、痰多、久咳不愈、口淡、大便稀烂之中阳虚弱者可予附子理中汤加减；如若中阳或肾阳不虚，仅有肺阳不足，背中冷或微受寒而咳，可在辨证基础上加桂枝配白芍，以激发卫阳，调和营卫，卫气固布周身，则外寒不易入侵。

【名医验案赏析】

温补肺脾肾，降逆治顽咳

患者姓名：陈某某　　性别：男　　年龄：35岁

初诊日期：2019年12月25日　　发病节气：冬至

主诉：反复咳嗽10年。

现病史：反复咳嗽，痰多气喘，痰色黄，觉得喘鸣，进食海鲜后症状明显加重，胃纳可，流涕、白色，无喷嚏，无反酸，无嗳气，饭后觉得胸闷明显，睡后咳嗽，异味刺激后觉得气喘，胸部受冷咳嗽，大小便调，舌淡红，苔薄黄腻，脉滑。

过敏史：无。

体格检查：咽部充血，双肺呼吸音粗。

辅助检查：2018年本院胸部及鼻窦CT未见异常，肺功能通气功能正常，支气管激发试验阴性，嗜酸性粒细胞比例1%，过敏原筛查阴性，支气管镜检查示支气管炎。

西医诊断：慢性咳嗽查因（变应性咳嗽？胃食管反流性咳嗽？）。

中医诊断：咳嗽。

证候诊断：肺肾虚寒。

治法：温肺补肾。

【处方】

蜜麻黄5 g	桂枝5 g	五味子10 g	辛夷15 g
淫羊藿15 g	党参15 g	布渣叶15 g	苦杏仁15 g
姜半夏5 g	竹茹10 g	紫苏梗15 g	厚朴10 g
海螵蛸15 g	赭石15 g	岗梅15 g	甘草5 g

7剂，4碗水煎至1碗半，分两次温服。

同时予孟鲁司特钠片10 mg，每晚一次；泮托拉唑钠肠溶胶囊40 mg，早餐前口服对症治疗。

二诊（2020年1月6日）：服药后咳嗽极少，饭后少咳，无胸部冷，大小便调，舌淡红，苔薄黄腻，脉滑。继续治予口服泮托拉唑钠肠溶胶囊40 mg，加用贴敷肺俞、定喘、中脘、足三里穴等穴位，中药继续予温肺健脾补肾、降逆止咳之法治疗，以上方加减。

【处方】

蜜麻黄 5 g	五味子 10 g	辛夷 15 g	布渣叶 10 g
淫羊藿 15 g	苦杏仁 15 g	赭石 15 g	姜半夏 5 g
紫苏子 15 g	党参 15 g	竹茹 10 g	海螵蛸 15 g
厚朴 10 g	僵蚕 5 g	白术 15 g	甘草 5 g

10 剂，煎服法同上。

三诊（2020 年 1 月 14 日）：服药后咳嗽极少，饭后少咳，大小便调，舌淡红，苔薄黄腻，脉细滑。由于患者咳嗽极少，续予上方去蜜麻黄，加山药加强健脾益肾。15 剂，煎服法同上。

四诊（2021 年 2 月 2 日）：服药后少许咳嗽，无痰，少许鼻涕，咽喉痒，无觉得气喘，无咽喉痛，无喷嚏，胃纳可，嗳气，反酸，无上腹痛，大小便调，舌淡红，苔薄腻，脉细滑。患者由于饮食不慎，进食寒凉，出现咳嗽反复，脉证偏寒象，继续调整用药，加干姜，甘草改为炙甘草温中健脾，巴戟天温补肾阳。

【处方】

蜜麻黄 5 g	五味子 10 g	苦杏仁 15 g	党参 15 g
白术 15 g	茯苓 15 g	干姜 10 g	淫羊藿 15 g
巴戟天 15 g	姜半夏 5 g	厚朴 10 g	岗梅 10 g
紫苏梗 15 g	海螵蛸 15 g	布渣叶 10 g	炙甘草 10 g

10 剂，煎服法同上。

五诊（2020 年 2 月 25 日）：服药后咳嗽极少，饭后少咳，有痰，大小便调，舌淡红，苔薄黄腻，脉细滑。服药后获得良效，继续予健脾益肺、补肾降逆之法治疗。

【处方】

黄芪 15 g	白术 15 g	山药 15 g	山茱萸 15 g
淫羊藿 15 g	紫菀 15 g	赭石 15 g	姜半夏 5 g
紫苏子 15 g	竹茹 10 g	海螵蛸 15 g	厚朴 10 g
僵蚕 5 g	辛夷 15 g	布渣叶 10 g	甘草 5 g

15 剂，煎服法同上。

【按】患者反复咳嗽达 10 年之久，盖久咳多寒，常因外感受寒邪则咳起，内因肺肾气不足，温化乏力，则见咳嗽绵延不绝。《素问·咳论》曰："皮毛者肺之合也。皮毛先受邪气，邪气以从其合也。其寒饮食入胃，从肺脉上注于肺则肺寒，肺寒则外内合邪，因而客之，则为肺咳。"《杂病源流犀烛》亦言："盖肺不伤不咳，脾不伤不久咳。"该患者进食海鲜后咳嗽加重，海鲜多为寒性之品，寒性收引。如饭后胸闷，受冷咳嗽等，皆是肺脾阳气受损，温化乏力之征。治疗上予温补肺肾之品，同时健脾益气，培土生金。如予四君子汤类健脾益肺，淫羊藿、巴戟天温补肾阳，加麻黄、桂枝以驱外寒而平喘，辛夷通窍，五味子敛肺，苦杏仁止咳，半夏、竹茹、厚朴降逆化痰止咳。久咳气机上逆，或胃气上逆致咳，西医诊断可能是胃食管反流病引起的咳嗽，可予赭石、海螵蛸降逆制酸，厚朴、紫苏梗理气宽中，健胃消食，甘草调和。患者此次就诊有痰黄、苔腻之症，为化热之象，可佐岗梅、布渣叶以清热利湿。其后患者复诊，咳嗽已少，虽药味有加减，仍不离温补肺肾之法，得收全功。近来患者仍间中复诊，在五诊处方基础上去姜半夏、竹茹，加炮附片、干姜、党参等调治而未有明显咳嗽。

二、益气生津，润燥清热

燥热伤津，肺失其润，失于宣发和肃降，则久咳不已。临床中有绝大部分患者咳嗽因咽（喉）痒或咽喉干而作，两者与肺胃关系密切，中医有"咽喉为肺胃之门户"之说。《医贯·卷四》说："咽者胃脘，水谷之道路……喉者肺脘，呼吸之门户。"《疮疡经验全书·卷一》说："喉应天气，乃肺之系也。"痒因于风，干因于燥，针对此病机，治疗上强调酸甘温润配伍，益气养阴，滋润肺燥，痒止咳停。酸与甘合，不但可以加强养阴作用，而且还能化阴生津。因为酸能敛阴生津，甘能益胃滋阴，酸甘配伍，一敛一滋，则可两济其阴，促进脾胃生化阴液，即酸得甘助而生阴。甘味药入脾而能补益脾胃，有甘缓养胃之功，防止脾胃升降失衡。酸甘温润之品配伍，以酸味药配合甘温补气的药物，可益气养阴，用于气阴两虚，津气亏虚者。临床患者既有阴津不足，燥热内存的症状，如干咳、咽干、咽痒、口干、舌红、少苔等，同时又见神疲、气短、脉细等气虚之症。酸与甘温相合，益气养阴生津，切中本病病机，脾主升，津液上输于咽喉，咽喉得其润而不干不痒，上输于肺，肺得其润，而不久咳。常用药对为酸枣仁配炙甘草，山茱萸配炙甘草。《本草汇言》云："酸枣仁，均补五藏，如心气不足，惊悸怔忡，神明失守，或腠理不密，自汗盗汗；肺气不足，气短神怯，干咳无痰；肝气不足，筋骨拳挛，爪甲枯折；肾气不足，遗精梦泄，小便淋沥；脾气不足，寒热结聚，肌肉羸瘦；胆气不足，振悸恐畏，虚烦不寐等症，是皆五藏偏失之病，得酸枣仁之酸甘而温，安平血气，敛而能运者也。"《本草再新》载："平肝理气，润肺养阴，温中利湿，敛气止汗，益志定呵，聪耳明目。"酸枣仁具有润肺补肺、平肝的作用，可以治疗肺气不足，干咳无痰之症。临床运用酸枣仁治疗久咳之道理就在于此。燥热明显者加玄参、百合、龙脷叶、石斛等清热养阴，利咽止咳。

酸甘化阴，润燥止咳之品适用于干咳无痰、咽干咽痒、咳嗽剧烈之症的治疗，临床常用酸性药物有乌梅、五味子、诃子等。乌梅性味酸、涩、平，归肝、脾、肺、大肠经，具有敛肺止咳、涩肠止泻、生津止渴、安蛔止痛的作用，用于肺虚久咳、虚热烦渴、久泻久痢、蛔虫腹痛等。《用药心法》认为乌梅能"收肺气"。《本草纲目》载其"敛肺涩肠，治久嗽"。《本草求真》称："乌梅，酸涩而温，似有类于木瓜，但此入肺则收，入肠则涩。"《肘后备急方》有治久咳不已方：乌梅肉（微炒），黑粟壳（去筋膜，蜜炒）各等分为末。每服二钱，睡时蜜汤调下。由此看来，乌梅临床多用来治疗久咳。五味子性味温、酸、甘，归肺、心、肾经，具有敛肺滋肾、生津敛汗、涩精止泻、宁心安神的作用，用于治疗久咳虚咳、津伤口渴、自汗盗汗、久泻、遗精等。《神农本草经》云其"主益气，咳逆上气，劳伤羸瘦，补不足，强阴，益男子精"。《丹溪心法》曰："黄昏嗽者，是火气浮于肺，不宜用凉药，宜五味子、五倍子敛而降之。"《本草求原》亦记载"五味子，为咳嗽要药，凡风寒咳嗽，伤暑咳嗽，伤燥咳嗽，劳伤咳嗽，肾水虚嗽，肾火虚嗽，久嗽喘促，脉浮虚，按之弱如葱叶者，天水不交也，皆用之"，更是拓宽了酸性药物治疗咳嗽的使用范围。诃子性味平、苦、酸、涩，归肺、大肠经，具有涩肠止泻、敛肺止咳、利咽开音的作用，用于治疗肺虚久咳、失音、久泻久痢、脱肛。关于使用酸性药物治疗肺病，《内经·素问》早已明示"肺欲收，急食酸以收之"。临证时若见新感咳嗽，咳嗽剧烈，干咳不停，笔者往往在辨证基础上稍加乌梅、五味子或诃子等敛肺止咳药，止咳效如桴鼓；伴有咽痒，可加祛风药如紫苏叶、荆芥、防风、僵蚕等。

【名医验案赏析】

益气养阴，清热润燥治顽咳

患者姓名：冯某某　　　性别：男　　　年龄：59岁

就诊日期：2011年3月23日（复诊）　　发病节气：春分

主诉：反复咳嗽1年余。

现病史：患者于1年前由于感冒后开始出现咳嗽，以白天咳嗽为主，无发热，无胸痛气促，曾到多家医院就诊，诊为"急性咽喉炎""支气管炎"等，经反复用抗生素治疗，效果不佳，仍反复咳嗽，于本月至我院呼吸科诊治。经用阿斯美等对症治疗，患者仍然咳嗽。遂于2011年3月23日求诊中医，刻下见：患者咳嗽以白天为主，咽干不适，异味刺激后咳嗽加重，无痰，夜间不咳，无发热，无盗汗，无反酸嗳气，大小便调，舌淡红，苔薄白，脉细。

既往史：否认高血压、冠心病等病史。

过敏史：否认药物及食物过敏史。

体格检查：神志清晰，面色如常，形体偏瘦，体态自如。头面五官无畸形，咽部充血明显，胸廓对称，心率78次/分，双肺呼吸音清，未闻及干湿啰音。腹平软，未见异常体征，双下肢无浮肿。

辅助检查：肺功能检查提示肺通气功能正常，组胺激发试验阴性。胸片提示心肺膈未见异常。诱导痰细胞学检查提示嗜酸性粒细胞比例为1%。

西医诊断：咳嗽查因（变应性咳嗽？喉源性咳嗽？）。
中医诊断：咳嗽（顽咳）。
证候诊断：气虚燥热。
治法：养阴清热，益气利咽止咳。

【处方】

蜜麻黄 5 g	紫菀 15 g	苦杏仁 15 g	黄芪 15 g
僵蚕 10 g	玄参 15 g	龙脷叶 15 g	诃子 15 g
乌梅 5 个	木蝴蝶 10 g	枇杷叶 10 g	岗梅 20 g
甘草 5 g			

水煎服，4 碗水煎至 1 碗半，分两次服用。

二诊（2011 年 3 月 28 日）：患者服药后咳嗽明显减少，仍觉得咽部异物感，无痰，无气促、胸闷、发热，胃纳可，大小便调，舌淡红，苔薄白，脉细滑。由于药已起效，再守上方去苦杏仁、乌梅，加猫爪草 10 g、茯苓 20 g。再进 4 剂，患者咳嗽之症基本消失。

【按】本例为顽咳证治，相当于临床上喉源性咳嗽。咳嗽经久不能治愈，妄服抗生素，导致肺气耗伤，出现肺气虚，这是导致久咳不愈的原因之一。患者夜间晚睡，伤津化燥化火，燥火循经上炎，熏灼咽部，导致咽喉不利，而致咳嗽发作。如《丹溪心法》所述："干咳嗽难治，此系火郁之证，乃痰郁其火邪。"又如《证治汇补》曰："火郁咳者，有声无痰，咳必连声。"因而治疗时采用养阴清热、补肺敛肺、润燥止咳之法。以玄参、龙脷叶、木蝴蝶、岗梅、枇杷叶养阴清热利咽；诃子、乌梅酸涩收敛肺气；黄芪补肺益气；蜜麻黄、苦杏仁、紫菀止咳；乌梅、诃子与甘草合用酸甘化阴，与玄参合用养阴清热润燥。全方以清、收、降为主，生津润燥止咳，咽不干则咳不作。临床用本法治疗该类咳嗽均取得较好疗效。

三、调补脏气，祛风化痰

脾胃处于中焦，为生痰之源，肾为痰之根，肺气不足，布津无力，也易成痰。肺气不足，卫外不固，外风入侵，潜伏于内。风善行而数变，为百病之长，常夹痰为患，形成风痰相合，致病则缠绵难愈。中医有"风盛则痒"之说。痰分为有形及无形，无形之痰潜伏体内，久不散去，与风邪合犯，停聚于皮里膜外、脏腑之中，伺机作祟，阻遏气机，导致肺气不利而久咳不已。临床上见咳嗽，痰少稀白、带泡沫，咽痒阵咳，便是风痰之征。张景岳的《景岳全书》提出："治痰者，必当温脾强肾，以治痰之本，使根本渐充，则痰将不治而自去。"临床治疗采取健脾补肾，兼祛风化痰之法。补肾可以益肺，金水相生，健脾可以补肺，培土生金，肺金健旺，可以治痰之本，杜生痰之源；正气足、肺气旺则既可防御外风入侵，也可驱风邪外出，合用乌梢蛇祛风逐痰，僵蚕、全蝎等搜风通络化痰，息风止痉，扶正祛邪，标本同治。以山茱萸合淫羊藿补肾益肺，选用黄芪、白术、茯苓、炙甘草健脾益气。炙甘草因其味甘，性温，归心、肺、脾、胃经，具有补脾和胃、益气复脉之效。甘草止咳祛痰，蜂蜜味甘质润，长于润肺止咳，故甘草蜜炙后能增强其润肺止咳之功。炙甘草不单是用于调和药性，更重要的是合黄芪、茯苓健脾益气，同时具有润肺止咳作用。动物类药大多具有搜风通络祛痰、解痉、止痒之效，其药力外达皮肤，内走脏腑，疏通经络，透骨搜风以逐藏于脏腑深处之痰，祛风又可化痰解痉，用来治疗久咳便是其机理所在。

【名医验案赏析】

益气健脾，祛风化痰治咳

患者姓名：杨某某　　性别：女　　年龄：33 岁

初诊日期：2020 年 7 月 8 日　　　发病节气：小暑

主诉：咳嗽 2 周。

现病史：咳嗽、咳痰，无发热、气促，伴有咽喉痒，咳白色痰，白天咳嗽为主，夜间咳少，间有反酸，无喷嚏，胃纳可，大便偏烂，小便调，舌淡红，苔薄，脉细滑。

过敏史：无。

体格检查：咽部充血，心肺未见异常。

辅助检查：暂无。

西医诊断：咳嗽查因。

中医诊断：咳嗽。

证候诊断：气虚风痰。

治法：健脾益气，祛风止咳。

【处方】

党参 20 g	白术 15 g	茯苓 15 g	紫苏叶 5 g
山茱萸 15 g	僵蚕 10 g	紫苏梗 15 g	海螵蛸 15 g
岗梅 15 g	苦杏仁 15 g	桔梗 10 g	白前 10 g
罗汉果 3 g	百部 15 g	甘草 6 g	

4 剂，水煎服，4 碗水煎至 1 碗半，分两次服用。

复诊（2020 年 7 月 21 日）：服药后咳嗽减少，少许白痰，咽喉不适，无鼻塞，无喷嚏，胃纳可，大便偏烂，小便调，舌淡红，苔薄，脉细滑。因痰和咳嗽明显减少，提示前方获效，继续予上方去白前、罗汉果，加木蝴蝶 5 g、百合 10 g 养阴利咽，再进 5 剂而愈。

【按】时值小暑，暑易耗气，再有患者素体脾虚，或进食寒凉，伤及脾阳，脾虚则土不生金，母病及子，肺气不足；脾虚失运，则痰湿内生，痰湿阻肺，肺失宣降而成咳嗽、咳痰。然患者兼有咽痒，此为兼夹风邪。治疗上以调治脾胃为主，土旺则金旺，土衰则金衰，不补母则无以益金，土旺则金生，故以健脾益气、祛风化痰为法，以四君子汤加味、党参健脾补肺；白术、茯苓健脾燥湿化痰；甘草缓解和中，调和诸药；紫苏梗和胃降逆；《名医别录》载紫苏叶性味辛温，具有发散风寒、宣肺止咳之效，紫苏叶还能行气和中，醒脾和胃，与僵蚕相伍有祛风化痰的作用；山茱萸酸、涩、微温，具有补益肝肾、温肾助阳之效，《神农本草经》谓山茱萸"主心下邪气，寒热，温中，逐寒湿痹，去三虫，久服轻身"，紫苏叶与山茱萸同用，辛散温化，酸收止咳；白前降气祛痰；罗汉果、岗梅利咽喉；百部润肺止咳。全方健脾益肺补肾，祛风化痰止咳。临床辨证时于化痰药中加补肾药，其意如《辨证录·咳嗽门》所言"痰之标在于肺，痰之本在于肾，不治肾而治肺，此痰之所以不能去，而咳嗽之所以不能愈也"。津液的代谢依赖于肾气的气化功能，若肾阳旺，则水液化、不停聚，痰何以成？

四、滋养肝阴，柔肝解郁

肝体阴而用阳，肝阴不足，肝失疏泄，气机郁滞，上逆犯肺，导致咳嗽。咳嗽久治不愈，也易形成肝气郁结，肝郁日久，暗耗阴液，导致肝阴亏虚，形成恶性循环。久咳患者，久久得不到疗效，看不到治疗的一丝曙光，会加重肝郁之证。因此，治疗应标本兼治，用药宜重，以期效著。在养肝阴、解肝郁的同时，加上蜜麻黄、款冬花两味药，加强止咳作用。况且治疗肝郁不能简单地疏肝解郁，应该治病求于本，从养肝阴入手，酸甘配伍可以化阴，以补肝阴。由于药物的归经特点，大多酸味药入肝经，因此酸甘化阴尤以补肝阴为其特长。酸味药入肝而能补肝、敛肝、柔肝，有补肝体而制肝用，防止肝阳化风，舒解郁结之肝气的作用。临床可以白芍配炙甘草，酸枣仁伍炙甘草，以酸甘化阴，滋养肝阴。肝阴足，肝阳潜，阴阳平，升降调，郁结解。白芍甘、酸、苦，归肝、脾、心经，具有养血柔肝、平抑肝阳、缓中止痛、敛阴收汗的作用。蜜麻黄具有润肺止咳之效，款冬花有良好的止咳作用，且温而不燥，平肝解郁，润肺下气，化痰止咳。两者常用于咳嗽气喘、肺虚久咳等症。《本草正义》记载："款冬花，主肺病，能开泄郁结，定逆止喘，专主咳嗽，性质功用，皆与紫菀绝似。"《本草新编》记载："款冬花，辛、甘而温，阳也，无毒。善止肺咳，消痰唾稠黏，润肺，泻火邪，下气定喘，安心惊胆怯，去邪热，除烦躁，平肝明目。"临床可用柴胡疏肝散、逍遥丸等配以酸甘之药治疗，再辅以心理疏导，消除患者疑虑，这是治疗久咳的重要环节，效果也随之显现。

【名医验案赏析】

疏肝理肺，祛风治久咳

患者姓名：姚某某　　性别：女　　年龄：64 岁

初诊日期：2021 年 3 月 4 日　　发病节气：惊蛰

主诉：反复咳嗽 2 月。

现病史：2 个月前开始咳嗽，有白痰，咽喉痒，无鼻塞、流涕，无发热，无咽痛，无气喘，易烦躁，大小便调，舌淡红，苔薄黄，脉弦滑。

过敏史：无。

体格检查：咽部充血，双肺呼吸音清。

辅助检查：2020 年 10 月 16 日胸部 CT 提示右下肺后基底段炎性结节较前吸收缩小；左上肺尖后段少许纤维灶同前。

西医诊断：变应性咳嗽？

中医诊断：咳嗽。

证候诊断：肝气犯肺。

治法：疏肝理肺，祛风止咳。

【处方】

柴胡 5 g	白芍 15 g	枳实 15 g	甘草 5 g
僵蚕 10 g	五味子 5 g	紫苏叶 5 g	茯苓 15 g
合欢皮 15 g	百部 15 g	岗梅 15 g	木蝴蝶 10 g
佛手 15 g	苦杏仁 15 g	郁金 15 g	

5 剂，水煎服，5 碗水煎至 1 碗半，分两次温服。

二诊（2021 年 3 月 10 日）：服药后咳嗽明显减少，夜间少咳，咽喉痒，无鼻塞、流涕，无发热，无咽痛，无气喘，烦躁好转，大小便调，舌淡红，苔薄黄，脉弦滑。服药 5 天后，咳嗽大减，药证相符，继予上方去木蝴蝶，加白前 15 g 降气化痰止咳，再进 5 剂，肝郁已解，咳嗽痊愈。

【按】《知医必辨》曰："人之五脏，惟肝易动而难静……惟肝一病，即延及他脏。""肺属金，原以制肝木，而肝气太旺，不受金制，反来侮金，致肺之清肃不行，而呛咳不已，所谓木击金鸣也。"肝气郁结，或为人所制，气不能发泄，郁而生火；或化风，上扰咽喉，致咽痒不适而咳不已。该患者反复咳嗽 2 月余，既往胸部 CT 未见明显异常，患者刻下见表情忧虑、咳嗽、咽痒、脉弦，为肝郁不舒，肝气犯肺。治疗以疏肝理气、祛风止咳为法，取逍遥散之意，方中以柴胡、白芍、合欢皮、郁金、佛手疏肝散郁，正所谓木郁达之也。白芍养肝柔肝，茯苓健脾燥湿，五味子、白芍与甘草配伍，酸甘化阴，生津润燥，肺复肃降；僵蚕、紫苏叶、木蝴蝶、岗梅祛风利咽止咳；百部温而不燥，润肺止咳。全方共奏疏肝理肺、祛风止咳之功。治疗的同时，注意进行言语疏导，耐心解释，使患者放下心理包袱。

五、调气为先，痰瘀同治

痰瘀的形成与气密切相关。气病有气虚、气逆、气滞等，气病生痰，痰气交阻于肺，肺失宣降而致咳嗽。治痰先治气，气顺则痰消。如《医学正传》所说："欲治咳嗽者，当以治痰为先。治痰者，必以顺气为主。"《丹溪心法》云："善治痰者，不治痰而治气。气顺则一身之津液亦随气而顺矣。"气虚推动无力，气滞无以行血，气滞血瘀。如《仁斋直指方·血荣气卫论》曰："盖气者，血之帅也。气行则血行，气止则血止，气温则血滑，气寒则血凝，气有一息之不运，则血有一息之不行。"《医林改错》亦曰"周身之气通而不滞，血活而不瘀"，并提出"元气既虚，必不能达于血管，血管无气，必停留而瘀"之气虚血瘀观点。治血先治气，治气血行畅。痰瘀既为病理产物，又是致病因素，痰瘀相互影响，易以互结为患，治疗应调气为先，可以补气、行气、降气，加以化痰、祛瘀。补气治以黄芪或四君子汤，行气治以枳实、薤白、乌药等，降气治以紫苏子、莱菔子、赭石等。

【名医验案赏析】

痰瘀同治，攻补兼施治瘀咳

患者姓名：梁某　　性别：女　　　　年龄：62岁
初诊日期：1987年8月5日　　　　发病节气：立秋
主诉：反复咳嗽、咯血2月余。
现病史：1987年6月5日因"咳嗽、吐血痰10余天"，在我院被诊断为"右上肺癌"，并在胸外科行右上、中肺叶切除术，病理结果为肺腺癌。术后曾行放、化疗。1987年8月5日因"咳嗽夜甚、痰少难咯、间有血痰、气促、胸痛、纳呆"，来我科求治。刻诊：面色苍黄，形体消瘦，气短神疲，舌淡有瘀斑，脉弦细。
西医诊断：肺癌术后；咳嗽。
中医诊断：肺癌术后咳嗽。
证候诊断：气虚痰瘀型。
治法：祛痰化瘀，益气健脾。
【处方】

莪术、桃仁、青天葵、淫羊藿、浙贝母各10 g，黄芪、郁金各15 g。每日1剂，水煎服。连服1周，咳嗽、血痰大减，胸痛消失。再服3个月，临床诸症消失，则改为隔日服药1剂。1年后，症状无复发，坚持每3日服上方1剂。随访

10年，患者健在。

【按】本例患者为肺癌术后咳嗽，《难经》曰："肺之积，名曰息贲。在右胁下，履大如杯。久不已，令人洒淅寒热，喘咳，发肺壅。"《杂病源流犀烛》曰："邪积胸中，阻塞气逆，气不得通，为痰，为食，为血，皆邪正相搏，邪既胜，正不得制之，遂结成形而有块。"这种成形成块的病理产物与现在临床所见的肺癌病变相类似。清代周学海则明确指出："治痰必用破瘀。"可见本病的主要病机为痰瘀互结，肺气亏虚。只有抓住这一病机，治疗才能得到预期的效果。邱志楠教授认为，当机体在切除肿瘤后，停留在脏腑、经络的痰瘀余邪及导致肿瘤形成的病邪，并未因肿瘤的切除而完全清除，因而主张用自拟莪桃汤为肺癌术后治疗基本方。处方：莪术、桃仁、淫羊藿、青天葵、浙贝母各 10 g；气虚痰瘀型加黄芪、郁金各 15 g；肺郁瘀热型加蒲公英、白花蛇舌草各 30 g；气阴两虚型加北沙参、鳖甲、西洋参各 15 g。莪桃汤方中莪术功专破瘀活血，擅荡涤气血瘀滞所致之癥瘕积聚。肿瘤形成与体内的气滞血瘀、痰浊胶结有密切关系，而桃仁活血化瘀，兼能祛除痰浊，对痰瘀胶结所致咳嗽有明显作用，是治疗痰浊瘀阻互结的良药；青天葵清热解毒，临床应用发现其对肺虚咳嗽有明显疗效。人体抗病能力的强弱，很大程度上取决于肾中的精气盛衰，肾气亏虚，子夺母气，令肺虚而作咳嗽；新咳治肺、久咳治肾、肺癌术后，肺气多虚。上方中，淫羊藿补肾壮阳；黄芪益气健肺；浙贝母清热化痰，散结软坚，善清痰浊瘀热，祛邪而不伤正，故治肺虚痰结之咳嗽，浙贝母尤为适宜。全方共奏益气健脾、化痰祛瘀之功。方药对证，即获良效。

综上所述，久咳与五脏相关，久咳伤肺，由肺及脾，由肺及肾，由肾及肝，脏与脏互损。脏气虚弱，人体水液代谢异常，聚而成痰或炼液成痰；脏气虚弱，正气不足，卫外不固，外邪入侵，久留不去，潜伏体内，导致邪伏。由此而形成正不胜邪，邪不外出，正虚邪恋。正虚邪恋治疗原则是扶正祛邪，针对本病病因：燥、虚、寒、热、风、痰、瘀。其中，虚以气虚、阴虚、阳虚为主；实以燥、寒、热、痰、风、瘀为主。治疗应扶正同时兼用祛邪，并强调治病必求于本，补虚不宜峻补，祛邪不宜强攻。补虚应缓缓图之，以防补之太过；祛邪以扶助正气为关键，而不宜攻伐太过。如山茱萸的应用，以滋肾阴、助肾阳为主，平调肾中阴阳便是好的例证。治燥热，用酸甘化阴生津为法，可适当选用清热养阴之品，目的是从根本治之，便可取得长久疗效。

第八章　儿童慢性咳嗽

咳嗽是儿童常见疾病之一，一年四季均可发生，每年春夏和秋冬之际为高峰。儿童咳嗽根据病程的长短，分为急性咳嗽（病程在2周以内）、迁延性咳嗽（病程为2～4周）和慢性咳嗽（病程超过4周）。急性咳嗽常见病因为呼吸道感染，可能是病毒或者细菌感染，也有可能是非典型病原体感染，如肺炎支原体或衣原体；迁延性咳嗽多为感染后咳嗽；慢性咳嗽则病因复杂，容易误诊。有的慢性咳嗽即使诊断明确，但临床仍反复发作，其中儿童慢性咳嗽症状可能单一，但儿童体质复杂多样，临床辨治难于一次中的，导致咳嗽日久不愈。诊治儿童慢性咳嗽，若中西医协同，辨病与辩证相结合，探求病因，着重整体，调平阴阳，则可以获得好的疗效。

第一节　儿童慢性咳嗽诊断思路

儿童慢性咳嗽指咳嗽是唯一或者主要症状，病程大于4周，胸片检查未见明显异常者。这类咳嗽看似简单，但病因复杂。

众多病因之中最为常见的是CVA，这类咳嗽患儿不喘，只是咳，以干咳为主，有的可能会吐白色泡沫痰，常在夜间和（或）凌晨发作，运动后咳嗽加重；有过敏性鼻炎，或者湿疹是其临床特征，有条件应该进行肺功能等检查，以进一步确诊。

其次就是上气道咳嗽综合征（UACS）：各种鼻炎、鼻窦炎、咽扁桃体炎等上气道疾病均可能引起慢性咳嗽。咳嗽的特征是早上咳嗽，部分可以咳痰，痰出则其余时间少咳或不咳，伴有鼻塞、流涕、咽干，并有异物感和反复清咽等症状；检查可见儿童咽后壁鹅卵石样改变，或见黏液样或脓性分泌物附着是诊断线索。

有些咳嗽与胃食管反流有关，称为胃食管反流性咳嗽（GERC）。咳嗽往往在餐后加重，年幼的儿童吐后咳嗽停止；年长的儿童往往会腹痛、嗳气，用手触按上腹部有压痛则要注意有无此病。

有些咳嗽可能是呼吸道感染后引发，称为 PIC，近期有明确的呼吸道感染史，常为刺激性干咳或少量白色痰，通常有自限性，如果咳嗽超过 8 周则要考虑其他诊断。

过敏性咳嗽（AC）也是常见病因之一。咳嗽表现为刺激性干咳，在某种环境下，进食某种食物或接触某种气味则咳嗽发作，离开该环境则咳嗽减轻或者不咳。常见的过敏原有屋尘螨、粉尘螨、牛奶、蛋清，以及特殊气味等，发生 AC 时需要进行过敏原检查，肺功能检查支气管激发试验多为阴性。

部分年长的儿童还有心因性咳嗽，表现为日间咳嗽，睡后不咳，玩耍时不咳，上课或做作业时咳嗽，紧张时咳。这类咳嗽需要的是心理干预和治疗。

部分儿童的慢性咳嗽与非典型病原体感染有关，其中最为常见的就是肺炎支原体或衣原体感染。如果能明确病原体，进行针对治疗，咳嗽就容易治愈。

除以上病因还有其他少见原因，如先天性器官发育异常、异物、特殊感染等，则需要进行胸部 CT 及实验室检查。

第二节　儿童慢性咳嗽辨证思路

儿童慢性咳嗽如果病因明确，西医规范治疗按理应该药到病除，但临床并非如此，仍有儿童病情反复，得不到好的疗效，究其原因，可能是引起儿童咳嗽的病因种类较多，亦可能是儿童自身体质问题以及中医辨病与辨证不准等。

一、辨体质分寒热虚实

儿童生理上存在"脏腑娇嫩，形气未充"的特点，病理上存在"发病容易、传变迅速""易寒易热，易虚易实"的特点。儿童饮食过于寒凉，可导致儿童脾阳不足；或缺乏锻炼，户外运动不足，面色淡白甚至㿠白，稍受风寒而病作，形成阳虚体质。儿童冷暖失调，易于出汗，汗出气逸；或素体气虚，卫外不固，形成气虚体质。有的儿童嗜食煎炸炙煿之品，易致胃肠积热；或兼有面色淡白，动则汗出，此为气虚夹热的体质。有的儿童嗜食肥甘厚味，酿湿化痰，郁久化热，形成湿热或痰热，临床见儿童体胖，舌苔黄腻，此为湿热体质。有的面色淡白，易汗，舌淡白，脉细，却咳黄痰和或流黄涕，此为寒热错杂，寒为主，热为次。有的儿童舌质红，大便秘结，却咳白痰或稀白痰，或夜间咳嗽，此亦为寒热错杂，胃肠积热，肺脏虚寒。笔者临床中发现反复咳嗽患儿为纯寒、纯热、纯虚、纯实体质的非常少见，大部分均为虚实夹杂、寒热错杂的。这可能与久病久治，用药过攻过补，寒热偏颇有关，也可能与饮食等有关。

二、审病因辨风寒湿热燥

儿童慢性咳嗽临床症状不多，咳嗽为主症，可能兼有喷嚏、咳痰和（或）其他症状。咳嗽病程较长，病因并不明确。临床中可以根据临床症状，结合舌脉，审证求因。

纵观现代医学病因诊断，除了小部分儿童存在感染原因以及少见病因外，其中大部分可能与过敏因素有关。临床常见症状为咳嗽、干咳，发作有时，易于反复，或咳白色泡沫痰，或伴有鼻痒、咽喉痒、眼痒，皮肤或见湿疹、荨麻疹等，属于中医"风咳"范畴。中医学没有"过敏性咳嗽"病名，历来从"风"论治。咳嗽发作与风"善行而数变"和"主动"的特点相符，咳嗽剧烈类似"风盛则挛急"而导致气道痉挛，与过敏因素如花粉、尘螨、异味气体等有关。《内经》云："肺风之状，多汗恶风，色䩄然白，时咳短气，昼日则差，暮则甚，诊在眉上，其色白。"这一描述与咳嗽变异性哮喘咳嗽特点相似。《幼科发挥·卷四》说："久嗽者，初得病时，因于风者，未得发散，以渐而入于里，肺气益虚，遂成虚咳。"感受风邪，未能发散，乘虚入里，肺虚风恋成虚咳。风邪犯肺，因风生痰而致咳嗽，如《婴童宝鉴》曰"小儿咳嗽，为客风流入于肺，生其痰嗽也"。

儿童慢性咳嗽临床见咳嗽、痰白、面色白、受寒咳嗽发作、舌淡白、脉细等症，此为肺寒之证。巢元方在《诸病源候论·咳嗽病诸候·久咳嗽候》中记载："肺感于寒，微者即成咳嗽，久咳嗽，是连滞岁月，经久不瘥者也。凡五脏俱有咳嗽，不已，则各传其腑。诸久嗽不已，三焦受之，其状，咳而腹满，不欲食饮。寒气聚于胃而关于肺，使人多涕唾而变面浮肿，气逆故也。"关于肺受寒而作咳，《内经》亦有论述。如《素问·咳论》云"皮毛者肺之合也。皮毛先受邪气，邪气以从其合也。其寒饮食入胃，从肺脉上至肺，肺则寒，肺寒则外内合邪，因而客之，则为肺咳"，强调感受表寒之邪的同时，也强调了寒凉饮食所致咳嗽。中医理论认为寒凉之品损伤脾阳，水湿失其温运，聚而成痰，痰浊居于肺，阻滞气机，肺气不利而为咳。

儿童慢性咳嗽临床见咳嗽、面色淡、痰多色白、胃纳差、舌淡红、苔白腻等症，属湿浊内阻之证。湿有从中焦而来，亦可因肺而生，肺主行水，肺主布津，如若先天不足或后天受损，则水液不行，津液不布聚而为痰饮水湿，积于胸中，阻塞气道，而为咳。《素问》曰"秋伤于湿，冬生咳嗽"。湿浊郁久可能化热，或者从阳化热，而见痰少、舌红、苔黄腻等症，此为湿热之证。湿为阴邪，致病缠绵难愈，湿热胶着，难于速去，湿热或痰热阻于肺窍，则见晨起咳嗽，咳嗽有痰，痰出咳止，痰可为黄稠，亦可为黄浊，可伴有鼻塞，咽后壁可见分泌物黏附。

儿童慢性咳嗽临床见咳嗽，干咳无痰，咽干咽痒、咽痒则咳，伴有大便干结，口干，舌红少苔，此为肺燥之证。燥热的形成与天气、起居、饮食、七情、误治等有关，对于儿童来说，气候和饮食与其关系密切，晚睡、情志、误治也是可能的因素。如《叶选医衡》中说："臻燥之因，或遇阳明司天，燥化大行；或久劳于风日之中，频迩于火燥之畔，外因也。七情不节，神伤血耗，及大病吐汗下克伐太过，亡其津液，内因也。食味辛热过多，虚劳误投温补，与夫服食家金石之剂发燥，不内外因也，凡此诸论，皆令热极生风，风火相煽，阴中伏火，煎熬津液，而燥证深矣。"气候炎热，热邪易耗气伤津，化燥伤阴，或燥热之邪化火侵犯肺经，损伤肺阴，使肺失于清肃，气机不利而为咳。儿童好食煎炸炙煿之品，一是蕴热化火，燥热火盛，火性炎上，损伤肺之阴津，致肺的宣发肃降失调，而导致咳嗽产生；二是助火生热，耗伤胃阴，胃阴亏虚，津液不能上承，肺失其润，而致久咳。燥胜则干，津亏液少，肺失滋润，清肃失职，则出现干咳无痰、咽痒，甚至久咳不已。如《叶选医衡》中对燥热伤津伤阴致久咳之病机的精辟论述："自内而生者，伤于阴也，阴虚于下，则阳浮于上，水涸金枯，则肺苦于燥，肺燥则痒，痒则咳不能已。"

三、分脏腑责肺脾肾脏

中医理论认为久病必虚，肺气亏虚，金不生水，而病及肾，摄纳无权，脾属土，肺属金，子盗母气，导致脾气虚。脏器虚弱，其中肾虚为病之根本。《景岳全书》中早有记载："五脏之气分受伤，则病必自上而下，由肺由脾，以极于肾。五脏之精分受伤，则病必自下而上，由肾由脾，以极于肺。肺肾俱病，则他脏不免矣。所以劳损之嗽，最为难治，正以其病在根本，而不易为力也。"

儿童咳嗽反复不愈、面色灰白、容易出汗、动则易气促是肺气不足的表现；干咳久治不愈、咽干声嘶、上半夜频咳、舌红少苔是肺阴亏虚的表现；咳嗽痰白、面色㿠白、咳嗽因背部受寒而作、进入空调环境或气温下降时咳嗽加重是肺阳虚的表现。如《幼幼新书》记载："《巢氏病源》小儿嗽候：嗽者，由风寒伤于肺也。肺主气，候皮毛，而俞在于背。小儿解脱，风寒伤皮毛，故因从肺俞入伤肺，肺感寒即嗽也。故小儿生须常暖背，夏月亦须生①单背裆。若背冷得嗽，月内不可治，百日内嗽者，十中一两差耳。"《幼幼集成》亦曰："咳而久不止，并无他证，乃肺虚也。"

儿童咳嗽反复，面色淡白，痰多白色，胃纳差，甚或大便烂，气短乏力，是

---

① 《巢氏病源·卷四十八》中无"生"字，疑为后人衍化。

脾气虚所致。《幼科发挥·原病论》曰："脾胃壮实，四肢安宁。脾胃虚弱，百病蜂起。"《保婴撮要·癖块痞结》亦言："凡脾土亏损，必变症百出矣。"如伴有腹部疼痛、稍进寒凉腹痛加重、大便稀烂、畏寒等则为脾阳不足之证。若咳嗽发作在进餐前后，或伴有嗳气、上腹痛，可能是胃失和降，胃气上逆犯肺，肺失宣肃而致。

儿童慢性咳嗽日久不愈、面色灰暗、生长较慢、精力较差、夜间遗尿，可能是肾精不足，如《幼幼集成》载"咳而面色暗黑，久咳而吐痰水。此肺病兼见肾证"；如伴有畏寒肢冷、面色㿠白、适应力差、小便清长等，便是肾阳不足之证。

儿童脏气亏虚，气机升降失常，从而影响水液代谢，或出现成痰、成湿等虚实夹杂的复杂局面。正气不足，卫外不固，外风入侵；痰湿郁久不去而易化热，风与痰相兼为患，咳嗽更难于速愈。本虚兼寒、兼痰湿、兼燥、兼热等会造成临床复杂情况，若辨证不准，治不求本，则久咳难愈。

第三节　儿童慢性咳嗽治疗思路

儿童咳嗽之所以成为慢性咳嗽就是因为病因难明，临床辨证不准，治疗或寒或热，或攻或补，都难于取得疗效，容易形成寒热错杂、虚实夹杂的复杂局面，因而治疗上应注意权衡寒热虚实，采取扶正与祛邪并举，方能取得好的疗效。

一、根据病因，祛邪为要

针对儿童慢性咳嗽病因所在，临床因人而异，可以选择祛风、散寒、祛湿、清热、润肺等治法。

祛邪可以使咳嗽快速得到缓解，咳因痒发，痒因风作，风停咳止。祛风之药当属动物类药，临床可以选择僵蚕、蝉蜕、地龙等具有息风止痉功效之药，有的医家亦有用全蝎、蜈蚣等。咳因寒起，寒得温化，温则咳止，寒则多见于脾阳、肾阳不足，临床上肺阳不足亦为常见，温药常用桂枝、干姜、细辛、淫羊藿、菟丝子等，细辛尤为好用，但用量宜小，煎煮宜久，且不宜久用，前三者温化肺脾之寒，化饮止咳，淫羊藿、菟丝子则温补肾阳，肾阳旺盛可以激发人体一身之阳气，从而提高身体抵抗力。咳因痰作，祛痰为要，痰去咳止。痰可分为风痰、寒痰、热痰、顽痰、湿痰、燥痰等类型，因而祛痰之法各异。风痰可选用上述动物类药；寒痰当以温化，可选用紫苏子、白前、法半夏等；热痰则用地龙、浙贝母、葶苈子、芦根、鱼腥草、桑白皮之属；湿痰该以燥湿化痰，二陈汤类则最为合适，但应注意健运脾胃，茯苓、白术、山药、扁豆则可常用；燥痰以润燥化痰之法，首选川贝母、百合等药；顽痰则以化痰散结为治，可选用牡蛎、海蛤壳等。咳因燥作，肺恶燥也，润而无咳，阴亏津少则肺失其润，而见燥咳不已，以润燥为治，应养阴润肺止咳，百合、玉竹、沙参实属养阴润燥之佳品，但酸甘化阴、生津润燥亦为好用，且常起速效，可用乌梅、酸枣仁、山茱萸等配以甘草，因酸味药本身具有敛肺之功，可以起到复其肃降之效。

二、辨别脏腑，扶正为本

中医学认为"肺主气，司呼吸；肾主纳气"。咳嗽病位离不开肺肾二脏，但亦与其他脏腑密切相关，正如《内经》所述"五脏六腑皆令人咳，非独肺也"。儿童慢性咳嗽主要涉及的脏腑为肺、脾、肾、胃、肝，其中肺、脾、肾尤为重要。肺虚有气虚、阴虚、阳虚等不同，治疗上以补肺益气、滋阴润肺、温肺祛寒为治，药物可选用黄芪、党参、白术、百合、天冬、细辛、桂枝等；脾虚有阳虚、气虚之异，药物可选择干姜、熟附子、山药、黄芪、党参等，《医方类聚》载"咳嗽正当养脾，以土生金，而肺病自安矣"。肾虚有肾精不足、阳虚等不同，可选用山茱萸、紫河车、淫羊藿、菟丝子等。临床治疗应该补其不足，扶助正气，以提高抵抗力。如若胃失和降，或肝失疏泄，治疗应以和降为要，疏通为顺。和降可选温胆汤、旋覆代赭汤加减，疏通则以疏肝理气为主，可选用白芍、钩藤等。

补肺益肾法在治疗儿童慢性咳嗽中具有重要意义。中医理论认为肺主气，司呼吸，肺气通于天，受外界环境影响最大；肾藏精，主生长和发育，为先天之本。肺虚日久导致肾虚，久病亦及肾。肺肾虚弱，卫外力差，易受外邪入侵。补肺益肾，益气固表，可以增强儿童抵抗力和免疫力，增强儿童对外界环境变化的适应能力，补肾更可激发儿童抗病的原动力。

三、合理选药，调肺宣降

儿童慢性咳嗽治疗选方用药尤须谨慎，临床用药往往需要兼顾寒热虚实之不同，患儿可能出现中焦脾胃湿热，上焦肺见虚寒；或者上焦肺有痰热，中焦虚寒；或者下焦肾阳不足，中焦脾胃积热等不同。针对此复杂局面可根据药物归经不同，寒温并用，攻补兼施，权衡寒热虚实轻重，治疗时轻者为辅，重者为主。咳不止于肺，亦不离于肺，肺气不利，宣降失常则咳嗽发作。清代石寿棠的《医原》载："外感者其气多滞，当于散邪中兼利气；内伤者其气多逆，当于养阴中兼纳气；久咳者其气多虚，当审其由。"临床治疗用药也需权衡肺之宣降，开宣与敛降总是矛盾，调和矛盾、复其平衡是止咳的关键所在，桔梗、苦杏仁可宣肺止咳，紫菀、款冬花可降肺止咳，桔梗可以宣肺祛痰，前胡则能降气祛痰。临床中对于咳声沉闷者应予开宣为主，对于咳声清脆者应予敛降为主，开宣以桔梗、苦杏仁为用，敛降则以酸收为好，可选用山茱萸、酸枣仁、诃子等，特别是久咳不愈患儿尤为实用。

四、重视辨痰，参合舌脉

痰作为病理产物，同时又是致病因素。痰的性质可为临床辨证提供思路，寒痰需温化，燥痰需润化，热痰需清化，湿痰需燥化，但当痰的性质与舌脉证不相符时，则当审慎辨证。《金匮要略·痰饮咳嗽病脉证并治第十二》有"病痰饮者，当以温药和之"的经典论述，为治痰提供指导。临证咳嗽，舌红，脉滑数，而仅见痰稀白，当以温药和之，此证可能上焦肺寒，中焦胃热；临证咳嗽，舌淡白，脉细，而又见痰黄稠，治疗还是以温药和之，当温中焦，清上焦；临证咳嗽，面色㿠白，畏寒，舌淡，脉沉，临床有黄痰见症，同样予温药和之，此时当温下焦，兼清上焦。寒温并用，攻补兼施，相得益彰。咳因痰作，痰出咳止，临床亦见患儿呕痰半碗而咳止。由此可见，痰的辨治在儿童慢性咳嗽治疗中具有重要意义。

对于寻找病因，家长细致观察和准确的病情描述非常重要，往往可以为医生诊断和治疗提供方向。如咳嗽发作时间（如凌晨、清晨、半夜等）及所伴随的不适，是否与运动、饮食、情绪等有关，是否进入特定环境（如卧室或有宠物、鲜花、空调等的地方）后咳嗽发作，咳嗽发作是否与特殊气味（如家具气味、油漆等）有关，这些都会为医生的诊断和治疗提供重要线索。医者应耐心、全面地询问病情及进行认真、细致的体格检查，这有助于发现有价值的诊断线索，从而为诊断和辨证提供思路，以获取好的疗效。

【名医验案赏析】

补益肺肾，祛风化痰，利咽治咳

患者姓名：黎某某　　性别：女　　年龄：6岁

初诊日期：2019年7月11日　　发病节气：小暑

主诉：反复咳嗽1年余。

现病史：1年前无明显诱因开始咳嗽，咳嗽时有痰，夜间咳为主，曾于外院就诊，诊为支气管炎等，治疗效果不好，后至本院儿科就诊，经检查示肺炎支原体感染，肺功能检查示支气管激发试验阳性。经用阿奇霉素抗支原体，用布地奈德、特布他林、异丙托溴铵溶液三联雾化治疗后咳嗽仍反复，睡后咳，白痰为主，夹有少许黄痰，伴有喷嚏、流涕，主要见于早上，咽喉不适，无夜间哮鸣，无发热，胃纳一般，大小便调，舌淡，苔薄白，脉细滑。

既往史：有荨麻疹史。

体格检查：神清面色淡白，咽部充血，双肺呼吸音稍粗，未闻及啰音，心脏未见异常体征。

辅助检查：胸片未见异常，肺通气功能正常，支气管激发试验阳性。

西医诊断：咳嗽查因（咳嗽变异性哮喘？）。

中医诊断：咳嗽。

证候诊断：肺肾两虚，风痰内阻。

治法：补益肺肾，祛风化痰，利咽止咳。

【处方】

自拟四君子汤加减。

党参 5 g	茯苓 10 g	山药 10 g	淫羊藿 5 g
菟丝子 5 g	紫苏叶 5 g	苦杏仁 5 g	五味子 5 g
龙脷叶 10 g	紫菀 10 g	岗梅 10 g	辛夷 10 g
僵蚕 5 g	木蝴蝶 5 g	甘草 5 g	

7 剂，水煎服，每日 1 剂。

予西药孟鲁司特纳咀嚼片 5 mg，每晚睡前服，每日 1 次。

二诊（2019 年 7 月 30 日）：患儿服药后无咳，无鼻塞，无喷嚏，无咽喉不适，无发热，胃纳差，大小便调，舌淡，苔薄微黄，脉细滑。考虑药证相符，继予上方去紫苏叶、苦杏仁、紫菀、岗梅，加五指毛桃 10 g、防风 5 g、麦芽 15 g、布渣叶 10 g。7 剂，煎服法同前。西药同前。

三诊（2019 年 8 月 6 日）：患儿服药后无咳，无鼻塞，无喷嚏，无咽喉不适，无发热，近 2 日极少咳，有白痰，胃纳可，大便不畅，小便频，无尿急、尿痛等，舌淡红，苔薄，脉细滑。查体：咽部充血，双肺呼吸音清。

【处方】

党参 5 g	茯苓 10 g	山药 10 g	淫羊藿 5 g
菟丝子 5 g	防风 5 g	五味子 5 g	五指毛桃 10 g
龙脷叶 10 g	淡竹叶 5 g	紫菀 10 g	辛夷 10 g
麦芽 15 g	火麻仁 10 g	甘草 5 g	

7 剂，煎服法同前。

随访 2 个月，患儿无咳喘，间有清咽，胃纳正常，大小便调，面色转为淡红。

【按】本例患儿咳嗽经久不愈，久咳伤肺，导致肺气虚，肺虚日久，金不生水，而致肾虚，再者反复抗感染治疗，导致脾胃受损，脾失运化，痰浊内生，肺肾两虚，卫外无力，风邪乘虚而入，风痰内阻，气道挛急而导致咳嗽反复发作；痰为阴邪，深夜机体阳气至弱而作动，故以夜间咳嗽为主，少许黄痰为痰邪郁久有化热之势；肺气虚，肺开窍于鼻，鼻窍不利而有喷嚏，布津无力，滞留鼻窍为清涕；面色淡白，舌淡，苔薄白，脉细为肺肾两虚之征。故而治疗以补益肺肾、祛风化痰止咳为主，兼顾利咽。方中党参、茯苓、山药健脾补肺；淫羊藿、菟丝子补肾助阳；紫苏叶、苦杏仁、紫菀、僵蚕祛风化痰止咳；五味子敛肺止久咳；龙脷叶、岗梅、木蝴蝶清热利咽；辛夷宣通鼻窍；甘草调和诸药。二诊时由于患儿无咳，去紫苏叶、苦杏仁、紫菀、岗梅，加五指毛桃、防风有寓玉屏风散之意，由于患儿胃纳差、舌苔薄微黄，有湿热之嫌，故加布渣叶和麦芽清热祛湿，消滞开胃。三诊时加淡竹叶和火麻仁是为了通利二便。对本例患儿采用中西医结合、中药为主的治疗，取得好的疗效。其组方用药切中病机，调平肺肾，健运脾胃，祛风化痰，同时兼顾郁久化热之征，体现了寒温并用，攻补兼施之旨。

第九章 咳嗽常用方剂及其运用

第一节 实寒证类方剂

1. 麻黄汤（《伤寒论》）

【主治病证】风寒束表、肺气失宣之咳喘。症见恶寒发热、头痛身疼、无汗而喘、口不渴、脉浮紧。

【病机特点】此为外感风寒、营卫失调所致。风寒外束，卫阳被遏，不能外达则恶寒，不能外散则发热；毛窍闭塞，汗液不能外泄则无汗；血络因寒而挛，营卫运行被阻，则头痛身疼、肢体酸软；肺卫宣降失常，表郁而肺气亦郁，气道因寒而挛缩，故肺气上逆而咳喘频作；寒邪客于肤表，正气欲拒邪于外，故脉浮紧。

【辨证要点】恶寒无汗，喘急胸闷，咳嗽痰稀，初起兼见表证，苔薄白，脉浮紧。

【方药组成、用量参考】麻黄 9 g、桂枝 6 g、苦杏仁 9 g、炙甘草 3 g。

【用法】水煎，分 3 次，温服。盖被发汗，微汗为度。

【注意事项】发汗力量强，只宜用于素体较为壮实、风寒束表、无汗之证患者；不宜用于表虚自汗、外感风热、体虚外感、产后、失血患者。此方只可暂用，一服汗出，不需再服，不可多服。

【治法要点】辛温发汗，宣肺止咳。此乃辛温解表、宣肺发汗之代表方。"其在皮者，汗而发之。"此证因表寒影响肺气正常宣降，宜辛温发汗，泄卫调营，又宜宣降肺气。

【方药对治咳的启发】

（1）麻黄之宣肺乃宣通肺气与津液，面面兼顾，是本方君药，也是宣肺治法的关键药物。麻黄宣发肺气、发汗、利水三大功效，重点在于宣肺，通过此药宣发肺气以祛散寒邪，同时使毛窍开通，阳气得以外达皮毛，汗液得以外泄，从而缓解恶寒、发热、头痛、身疼等邪侵肌表之症。通过宣肺助肺气恢复肃降，使三焦气机升降出入正常，则上逆之气顺降而咳喘可平。通过宣肺以通调水道，使三焦水道通利，水液既可从汗孔外出，也可自上下行，津液运行无阻，则喘逆、鼻塞、流涕以及水肿等症可愈。

（2）麻黄与苦杏仁相配，辛开苦降，苦杏仁协助麻黄宣肺卫之郁以逐邪，也是通过恢复肺气宣降而治咳的经典药对。

【治咳方剂化裁】

（1）三拗汤（《太平惠民和剂局方》）即本方去桂枝。治感冒风寒，喘咳胸满，头痛身疼，痰白清稀；或风寒犯肺，肺气闭郁，声音嘶哑。此方长于开宣肺气，降逆平喘，其发汗力量不及麻黄汤。

（2）华盖散（《太平惠民和剂局方》）即本方去桂枝，加紫苏子、陈皮、桑白皮、茯苓。治肺受寒邪，咳嗽气喘。加入降气行津之品，对于肺失宣降、津气壅滞的喘咳颇为对证。本方与三拗汤均长于降气平喘。

2. 止嗽散（《医学心悟》）

【主治病证】风邪犯肺，肺失宣降。症见咳嗽、咳痰不爽、或微有恶寒发热、苔薄白、脉浮缓。

【病机特点】风寒客表，内传于肺，宣降失常，气郁津凝成痰。肺合皮毛主表。风寒束表，未能及时治疗或治未得法，风邪内传入肺，肺气郁而不宣，肺津凝而不布而生痰。

【辨证要点】外感之后，咳而咽痒，或咽痒作咳，咳痰不爽，微恶风，苔薄白，脉浮缓。

【方药组成、用量参考】紫菀 15 g、百部 15 g、荆芥 6 g、桔梗 10 g、白前 10 g、陈皮 6 g、甘草 6 g。

【用法】水煎服。

【治法要点】止咳化痰，疏表宣肺。本方着重宣肺止咳，微加疏散之品，祛邪外出。紫菀、百部温润止咳，桔梗、白前宣肺祛痰，陈皮、甘草利气调中；荆芥用法尤须注意，实为疏散风邪、祛邪外出而用，即使没有表证也应用之，方能宣发肺气，开其闭郁，以收宣肺止咳、疏风散邪之功效。

【方药对治咳的启发】

（1）荆芥"启门逐寇"，是本方画龙点睛之药。此证即"今风寒客于人，使人毫毛笔直，皮肤闭而为热，弗治，病入舍于肺，名曰肺痹，发咳上气"（《素问·玉机真脏论》）所说的外感风寒入里的病机。要将"入舍于肺"的邪气逐出体外，务必改变"皮肤闭"的状态。本方全赖荆芥启门逐寇，方能宣发表卫之余邪，诸药始能奏效。荆芥解表，乍看似乎无关紧要，实则不可或缺，如果唯见咳止咳，不知余邪流连的病机，恐怕收效不佳。正如程钟龄的《医学心悟》所述"肺为娇脏，攻击之剂，既不任受，而外主皮毛，最易受邪，不行表散则邪气流连而不解。《经》曰：微寒微咳，寒之感也，若小寇然，启门逐之即去矣。医者不审，妄用清凉酸涩之剂，未免闭门留寇，寇欲出而无门，必至穿逾而走，则咳且见红"，其中医理精当，值得效法。

（2）此方切合肺中"不耐寒热"的娇脏之性。本方立意首先照顾此性，《医学心悟》曰"盖肺体属金，畏火者也，过热则咳；金性刚燥，恶冷者也，过寒亦咳"，因此本方用药和平中正，微温不燥，清润不腻，散寒不助热，祛邪不伤正。

【治咳方剂化裁】外感风寒，表证已去十之八九，唯余咳嗽的常用方，治余邪未尽的外感咳嗽，有较好疗效。此方解表力量薄弱，如果表证仍较重，本方不宜用。偏寒者，加防风、紫苏叶、生姜、麻黄、苦杏仁等散寒止咳；偏热者，加桑叶、菊花、连翘、黄芩等清热止咳；痰湿中阻的咳嗽痰多者，加半夏、茯苓、紫苏子、白芥子祛痰止咳。

虽然本方药性平和，寒证、热证均可加减应用，但本方更适用于寒证或寒证兼有气阳不足者，通过加味或合方，往往效果更佳。

3. 加减止嗽散（颜正华）

【主治病证】风寒余邪未尽、肺失宣降之咳嗽。症见咳吐大量白痰、胸闷不适、鼻塞、流清涕、表证恶寒发热已解、或稍恶寒恶风、苔白腻而薄、脉浮滑。

【病机特点】风寒犯肺，郁闭肺气，肺失宣发则气滞于中，肺失肃降则气逆于上，遂见咳吐稀白痰、鼻塞流涕、胸闷，甚或喘息。肺失宣降则水液停聚而为痰饮，因此，风寒袭肺多见咳吐痰饮。

【辨证要点】咳嗽，咳吐稀白痰，恶寒，苔白腻，脉浮滑。

【方药组成、用量参考】紫菀 12 g、款冬花 10 g、百部 10 g、紫苏叶 10 g、紫苏子 10 g、苦杏仁 10 g、荆芥 10 g、法半夏 10 g、陈皮 10 g、茯苓 15 g、白前 10 g。

【用法】水煎服，每日 1 剂。

【治法要点】宣降肺气，化痰逐邪。方中荆芥、紫苏叶辛温散寒解表；紫菀、款冬花、百部止咳平喘；紫苏子、白前、法半夏、陈皮、茯苓降气化痰，健脾燥湿。全方共奏解表散寒、降气止咳化痰之功。

【方药对治咳的启发】需宣通肺气才能清解流连之邪气，需肃降肺气才能恢复肺气主降，治疗宜宣肃并行。本方可视为止嗽散、二陈汤等合方，对于余邪未清、痰浊阻肺之风寒咳嗽较合适。

4. 宣肺止嗽散（任继学）

【主治病证】无寒无热，咳嗽痰多，纳呆。

【方药组成、用量参考】百部 25 g、白前 30 g、款冬花 20 g、紫菀 30 g、马兜铃 15 g、瓜蒌子 15 g、枳壳 15 g、桔梗 15 g、鸡内金 20 g、焦山楂、焦神曲、焦麦芽各 10 g，白果 10 g，川贝母 15 g。

【用法】上药共为细粉，1 岁者每次 3 g、2 岁者每次 4 g、3 岁者每次 5 g，每日两次，冲服。

【治法要点】本方为止嗽散加减方，去荆芥、陈皮、甘草，加马兜铃清肺降气，止咳平喘；白果敛肺定喘；款冬花、瓜蒌子、川贝母润肺下气，化痰止咳；枳壳破气，行痰，消积；鸡内金、焦山楂、焦神曲、焦麦芽消积导滞助消化。

【方药对治咳的启发】

（1）本方尤其适用于儿科咳嗽，幼儿咳嗽多夹积滞，小儿脾胃薄弱，外感后脾胃失运更易食积，而食积与痰浊内生互相影响，因此儿科诸证多须兼顾消积导滞。

（2）本方是作"散剂"用，不仅简便易服、适应儿科需求，且用意与"止嗽散"作散剂相合。

5. 小青龙汤（《伤寒论》）

【主治病证】外寒里饮之咳喘，症见咳嗽气喘、痰多清稀、恶寒发热、无汗、不渴饮、苔润滑、脉浮紧；寒饮内停之咳喘，症见痰饮喘咳、不能平卧、无表证；寒饮内停之水肿，症见肢体重痛、肌肤悉肿。

【病机特点】外寒里饮，或寒饮内停，肺失宣降。主要侧重于外感寒邪诱发肺病。

《伤寒论》用本方有两条。"伤寒表不解，心下有水气，干呕，发热而咳，或渴、或利、或噎、或小便不利、少腹满、或喘者，小青龙汤主之。""伤寒，心下有水气，咳而微热，发热不渴，服汤已，渴者，此寒去欲解也。小青龙汤主之。"

《金匮要略》用此方有三条。"病溢饮者，当发其汗，大青龙汤主之，小青龙汤亦主之"，饮流四肢，当从汗解，本方有发汗作用，故可用；"咳逆倚息不得卧，小青龙汤主之"，脾肺虚寒，不能输布津液，水饮内停，肺失宣降，可见水饮内停的喘咳，虽无表证亦可应用此方温化水饮，宣肺降逆；"妇人吐涎沫，医反下之，心下即痞，当先治其吐涎沫，小青龙汤主之。涎沫止，乃治痞，泻心汤主之"。

痰稀与脾肾相关，脾胃虚寒不能输布津液、肾阳不足不能化气行水。一方面，脾肺虚寒，脾寒不能散精归肺，肺寒不能敷布津液，水饮凝结壅阻于肺，成为咳逆倚息不得卧的支饮，或身体疼重的溢饮。另一方面，素体脾肺虚寒，素有寒饮内服，一旦风寒外侵立即诱动肺中寒饮而影响肺气宣降，成为外寒内饮。

【辨证要点】喘咳痰稀，舌质偏淡或正常，苔白滑，脉浮。

【方药组成、用量参考】麻黄 9 g、桂枝 6 g、干姜 3 g、细辛 3 g、五味子 3 g、半夏 9 g、白芍 9 g、甘草 6 g。

【用法】水煎，分三次温服。

【治法要点】宣肺降逆，温化水饮。仲景言"病痰饮者，当以温药和之"，明确了寒饮虽为阴邪，然非一日猝犯，当以温化之法渐循祛之。"初学以小青龙汤为治咳之主方，然小青龙汤之专效在逐水发邪。盖此咳因水邪相激而发，故用此汤发其邪，则咳自止。"（《方舆輗》）逐水发邪是使用本方要领。

【方药对治咳的启发】

（1）温宣肺气与温中燥湿的合法。麻黄宣降肺气、发汗解表、利尿行水，桂枝温通血脉、解肌发汗、助阳化气，麻黄与桂枝相合，共成发汗解表、通调营卫、降气行津之功。若本方用麻黄、桂枝宣上温下，不温运中焦，仍然不能消除寒饮，因此配伍半夏燥湿，干姜温脾，使脾能输津，肺能布津，肾能化气，则津行无阻而水饮可除。

（2）《伤寒论》所载条文虽有表寒证象，《金匮要略》所用此方的三条却无一条言及表证，可见本方并非专为表寒而设，《金匮要略》用本方治疗溢饮、痰饮、妇人吐涎。此方虽以治肺为主，却以桂枝兼调心营、通利血脉，兼温振元阳、增强气化；干姜兼温脾阳，恢复脾运；白芍配甘草善解经脉痉挛而使五脏气血津液运行无阻，舒缓气道痉挛。

（3）本方治疗水饮而无专门利水药，是治病之本。水饮内停是本方证的基本病机，水饮内停的部位并非唯一，《伤寒论》是治"心下有水气"，然诸证亦由水饮停蓄三焦引起；《金匮要略》用本方治疗溢饮、痰饮、吐涎等证。水液能在体内升降出入，有赖肺气宣降，脾胃输运，肾阳气化。此方用麻黄宣降肺气、干姜温运中阳，桂枝温肾化气，旨在恢复三脏功能而令水津升降无阻，始无水饮再停之忧。本方是水饮的治本之方（侧重肺脾），临床上可以根据水饮停伏之处酌情加减。

【治咳方剂化裁】

（1）综合观察张仲景用小青龙汤之五条，此方所治，虽有咳喘、身体重痛、浮肿、吐涎沫、干呕、或噎、或利、或小便不利、少腹满等肺脾肾三脏证象，但其病机均与肺失宣降、寒饮内停有关。用此方可使水饮从毛窍外出，小便下行，故可治。本方与温阳化气的真武汤恰成一对，此方以治肺为主，兼治脾肾；真武汤以治肾为主，兼治脾肺，充分反映了方剂配伍的协同作用和整体联系。

（2）小青龙汤加附子治疗呃逆。《医学统旨》用本方治疗"水寒相搏"的呃逆，寒甚者加附子。

（3）《张氏医通》小青龙汤加味。"肺感风寒咳嗽，倚息不得卧，背寒则嗽甚，小青龙汤、桂苓五味甘草汤""冬月嗽而发寒热，谓之寒嗽，小青龙汤加杏仁""入房汗出当风，嗽而面赤，内经谓之内风，脉浮紧，小青龙，脉沉紧，真武汤""水肿脉浮自汗，喘嗽便秘，小青龙加葶苈、木香"。

（4）小青龙加石膏汤（《金匮要略》），即本方加石膏，水煎服。治肺胀、心下有水气、喘咳烦躁、脉浮者。其所治较小青龙汤证多"烦躁"，加石膏一可清里热而除烦躁，二可制约麻黄发汗力量，增强涤饮作用。

6. 苓甘五味姜辛汤（《金匮要略》）

【主治病证】肺寒停饮之证。症见咳嗽、痰多质稀色白或痰稀清冷无色、胸膈痞满、背受寒邪即发、气喘、倚息不得卧、舌淡或淡暗、苔白滑。

【病机特点】肺寒停饮是核心病机。肺气的宣降与水液代谢直接相关。肺气开宣，津液才能敷布；肺气肃降，水道才得通调。若形寒饮冷伤肺，日久不解，日渐损伤肺中气阳，肺中气郁不宣，逆而不降，津凝不布，水道失调，肺寒停饮，可以出现咳嗽、胸满、痰稀等症。《金匮要略·痰饮咳嗽病脉证并治》云："咳逆倚息不得卧，小青龙汤主之。青龙汤下已，多唾口燥，寸脉沉，尺脉微，手足厥逆，气从小腹上冲胸咽，手足痹，其面翕热如醉状，因复下流阴股，小便难，时复冒者，与茯苓桂枝五味甘草汤，治其气冲。冲气即低，而反更咳，胸满者，用桂苓五味甘草汤，去桂加干姜、细辛，以治其咳满。"

【辨证要点】咳嗽、胸满、痰涎清稀，背受寒邪即发，舌苔白滑。

【方药组成、用量参考】茯苓12 g、甘草6 g、干姜9 g、细辛6 g、五味子6 g。

【用法】水煎，分三次，温服。

【治法要点】温肺化饮。水液遇寒则凝，凝则痰浊窒塞于气道；遇温则化，化则痰消而气道畅通。甘草、干姜温补脾肺以驱散寒邪；辛散的细辛，酸收的五味子，既可止咳降逆，又可相互制约，相反相成。

【方药对治咳的启发】温肺化饮有赖温振脾阳。张仲景提出"病痰饮者，当以温药和之"，方中干姜主入中焦以散寒，茯苓淡渗利湿，治其已聚之饮，甘草补气健脾，三药均是从脾着手，杜绝生痰之源，脾得温而能散精归肺，肺得温而能布散津液，水道通调，饮邪能散。

【治咳方剂化裁】

（1）苓甘五味姜辛夏汤（《金匮要略》），即本方加半夏。治寒饮伏肺咳喘而呕，祛痰降逆之功更强；无呕亦可应用。原文谓"支饮者，法当冒，冒者必呕，呕者复内半夏，以去其水"。

（2）苓甘五味姜辛夏仁汤（《金匮要略》），即上方加半夏、苦杏仁，用治上方证兼见肢体浮肿者。本方增强燥湿祛痰、宣降肺气的作用，遣方结构更臻完善。

（3）苓甘五味姜辛夏仁黄汤（《金匮要略》），即本方加半夏、苦杏仁、大黄。治本方证兼见面热如醉者。原文谓"若面热如醉，此为胃热上冲，熏其面，加大黄以利之"，是以温肺为主，兼泻郁热，寒温共用。大黄既可活血，又可解毒，对久病入络而本寒标热者尤宜。

7. 射干麻黄汤（《金匮要略》）

【主治病证】寒饮内停之咳喘证。症见咳嗽气逆、喉中痰鸣、喉间痰鸣似水鸡声、或胸中似水鸣音、或胸膈满闷、或吐痰涎、舌苔白滑、脉浮紧。

【病机特点】肺失宣降，寒饮内停。《金匮要略·肺痿肺痈咳嗽上气病脉证治第七》记载："咳而上气，喉中水鸡声，射干麻黄汤主之。""水鸡声"临床表现上类似于现代所谓的哮鸣音，其病机可参见《诸病源候论·气病诸候》所载"肺病令人上气，兼胸膈痰满，气行壅滞，喘息不调，致咽喉有声，如水鸡之鸣也"。外寒相侵，肺失开宣肃降，与气相搏，故上逆而呈喘咳，浊气与寒饮相结于胸，则胸中似水鸣音；痰气搏结于咽，则喉间痰鸣，似水鸡声；病性属寒，故见苔白滑，脉象浮紧。

【辨证要点】咳嗽气逆，喉中痰鸣，闻及哮鸣音，舌苔白滑，脉象浮紧。

【方药组成、用量参考】射干9 g、麻黄9 g、款冬花12 g、紫菀9 g、细辛6 g、五味子6 g、半夏12 g、生姜9 g、大枣9 g。

【用法】水煎，去滓，分三次，温服。

【治法要点】温肺化饮，宣肺降逆。射干消痰开结，利咽喉；麻黄发散风寒，止咳平喘；细辛、生姜发散寒邪，并行水；且生姜走肺与中焦，可散寒，可温中；紫菀、款冬花温肺化痰止咳；半夏降逆化痰；大枣安中，五味子敛肺，恐劫散之药伤及正气。

【方药对治咳的启发】

（1）辛散与酸敛并用。五味子敛肺平喘，与麻黄、细辛同用，既能助其平喘，又能制其辛散太过，散收并用，相辅相成。

（2）本方用治寒饮郁肺之咳喘名方。全方温肺散寒化饮，开结降逆平喘。痰饮之邪停于气道，结于喉间，痰气交阻，喉中如闻水鸡声。用苦寒之射干用意在于"郁"。中医理论认为郁久化热，饮为饮邪，非温不化，饮邪郁久可化热，因而在温化的同时加上苦寒之射干，既可以消痰开结，又可防痰饮郁久之化热，实为高明之处。

8. 厚朴麻黄汤（《金匮要略》）

【主治病证】喘，咳，胸满，呼吸不利，喉中痰鸣，脉浮。

【病机特点】饮邪犯肺，肺失宣降，寒饮郁热。"咳而脉浮者，厚朴麻黄汤主之。"（《金匮要略·肺痿肺痈咳嗽上气病脉证治第七》）饮邪迫肺，肺失宣降，肺气郁而不宣，饮邪郁久化热，则胸满咳嗽；气逆痰升，逆而不降，故气喘痰鸣。

【辨证要点】咳而脉浮。咳喘气逆，胸满，烦躁，喉中不利，脉浮。

【方药组成、用量参考】厚朴15 g、麻黄12 g、石膏30 g、半夏9 g、细辛

6 g、干姜6 g、五味子6 g、苦杏仁15 g、小麦30 g。

【用法】水煎，分三次，温服。

【治法要点】宣肺化饮，降气平喘，兼清郁热。肺气宣则喘咳可平，饮邪去则痰鸣可解，饮邪本属寒，即使郁久化热，仍遵循"病痰饮者，当以温药和之"之大法。方中厚朴、麻黄、苦杏仁宣肺降气、降逆平喘；细辛、干姜、半夏化饮止咳；石膏清热除烦；五味子收敛肺气，可防诸药辛散耗气伤阴；小麦护胃安中。

【方药对治咳的启发】

（1）麻黄是本方主药，用意主要不在发汗而在宣肺涤饮。为使麻黄平喘而又不致过汗，故用石膏寒凉制之，兼能清解郁热，麻杏石甘汤、越婢加半夏汤等方中麻黄与石膏与之类似。佐以小麦敛汗，以防麻黄发散太过，值得借鉴。

（2）麻黄、苦杏仁、厚朴三药同用，麻黄、苦杏仁擅长宣降肺气；厚朴擅长降胃肠之气，是"上宣下导"治疗气喘、胸满的体现。"上宣"是肺合皮毛，开宣表卫而使津气外泄于表；"下导"是肺与大肠为表里，肺气不降与其腑气不通有关，导肠道滞气则肺气下行。肺被痰饮壅塞而失于宣降，故见胸满、气喘，上宣肺气、下导浊邪及腑气，才能使其津气出表，下行于腑。上下分消，则喘满可愈。

【治咳方剂化裁】

（1）《千金方》厚朴麻黄汤，治咳而大逆上气，胸满，喉中不利，如水鸡声，其脉浮者。方药相同，可见本方善于治喘。

（2）此方调整干姜、石膏等配伍后，可用于肺寒或肺热喘咳有痰之证。用于肺寒喘咳，干姜剂量宜加重，石膏剂量宜减轻。

9. 麻黄附子细辛汤（《伤寒论》）

【主治病证】素体阳虚，复感风寒之证，阳虚外感证候。症见恶寒较甚、畏寒肢冷、精神疲倦、脉象沉弱。

【病机特点】素体阳虚，复感风寒，属于表里俱寒之证。寒伤于表故见恶寒，表证当见脉浮，但此证脉不浮而沉弱，并见神倦欲寐，是少阴阳虚、无力奋起抗邪之象。

【辨证要点】恶寒而神倦欲寐，脉象沉弱。

【方药组成、用量参考】麻黄9 g、细辛6 g、附子15 g。

【用法】附子先煮，以不麻口为度，余药后下，汤成，分三次，温服。

【治法要点】助阳解表。阳虚复感风寒，法当助阳解表，表里同治。

【方药对治咳的启发】

（1）振奋元阳以祛外寒之法，在多种慢性咳嗽中十分常用。使用麻黄解表的同时，配伍附子振奋阳气，共呈助阳解表之效。细辛辛温，既助麻黄辛散在表寒邪，又助附子去除内寒，有辛通内外之功。

（2）宣上温下，肺肾同治。本方麻黄宣肺，附子温肾，体现了肺中阳气与肾阳的联系。本方治疗五官七窍与咽喉心肺诸疾证属少阴阳虚、外寒凝滞者，尤为见效。主要包括：

A. 咳嗽兼见鼻塞喷嚏、反复鼻流清涕不止，多属肺气宣降失常，肾阳气化不及，气郁津凝，壅阻鼻窍而成。症见鼻甲肥大色淡、舌淡胖或暗即可投此方。

B. 表里阴寒俱盛的咳喘胸闷、痰稀、肢冷、舌淡、脉沉者。可用于慢性阻塞性肺疾病、气胸、支气管哮喘等，还可与真武汤合用于肺源性心脏病、肺病及心的咳喘心悸等。

【治咳方剂化裁】附子细辛汤（《指迷方》）：细辛30 g、川芎30 g、附子15 g、麻黄30 g。上药锉为粗散，每服15 g，生姜3片，水煎，去渣，温服。本方原治风冷头痛，痛连脑户，或额间与眉相引而痛，如风所吹，如水所湿，遇风寒而痛极，得热熨则痛可暂缓，其脉微弦而紧者。可用于慢性咳喘伴有头痛，尤其慢性呼吸道疾病合并慢性鼻炎、时有头痛畏寒畏风者，证属表里俱寒者。

第二节　实热证类方剂

1. 桑菊饮（《温病条辨》）

【主治病证】风温初起之证。症见咳嗽、身微热、口微渴、苔薄白、脉浮数。

【病机特点】风热犯肺，肺失宣降。咳是本方主证，由此而知病位在肺；兼见身热口渴，病性属热；风热犯肺，肺失宣降，郁结化热，故见咳嗽、身热口渴诸症。

【辨证要点】新感咳嗽，咳嗽与微热、微渴、苔白、脉浮并见。

【方药组成、用量参考】桑叶9 g、菊花12 g、连翘9 g、薄荷6 g、桔梗9 g、苦杏仁9 g、甘草3 g、芦根15 g。

【用法】水煎服。

【治法要点】辛凉解表，宣肺止咳。温邪犯肺而呈咳嗽、口渴，法当辛凉解表，疏散风热；宣降肺气，调理功能；生津止渴，补充津液。桑叶清宣肺气，菊花疏散风热，二药轻清灵动，直走上焦；连翘、薄荷辛凉解表，助主药宣散风热；桔梗、苦杏仁一宣一降，恢复肺气宣降之常；微渴是津液微受损伤，故佐芦根、甘草清热生津。

【方药对治咳的启发】

（1）本方为风温初起立法，为辛凉解表轻剂。吴鞠通指出："此辛甘化风，辛凉微苦之方也。盖肺为清虚之脏，微苦则降，辛凉则平，立此方所以避辛温也。今世金用杏苏散，通治四时咳嗽，不知杏苏散辛温，只宜风寒，不宜风温，且有不分表里之弊……风温咳嗽，虽系小病，常见误用辛温重剂销铄肺液，致久嗽成痨者，不一而足。"

（2）桑菊饮也可治"感秋燥而咳者"，如叶天士谓"温自上受，燥自上伤，理亦相等，均是肺气受病"，对于干咳无痰的燥咳，亦可使用。这提示外感温燥与外感风热在初起阶段治法用药相近。

2. 桑杏汤（《温病条辨》）

【主治病证】燥伤肺卫之证。症见干咳少痰、头痛身热、口渴、舌红、苔薄白而燥、脉浮、右脉数大。《温病条辨》原文指出："秋感燥气，右脉数大，伤手太阴气分者，桑杏汤主之。"

【病机特点】温燥伤肺。肺属金，主燥令，外界寒热，空气燥湿，直接影响到肺，故燥邪伤人，肺卫首当其冲。燥伤肺卫，肺气不宣，则头痛身热；肺气不利，则干咳少痰；肺津亏损，则口渴、舌红、苔燥。

【辨证要点】干咳少痰，头痛身疼，舌红、苔薄而燥。

【方药组成、用量参考】桑叶 15 g、苦杏仁 10 g、淡豆豉 10 g、栀子皮 12 g、浙贝母 10 g、沙参 15 g、梨皮 30 g。

【用法】水煎服。

【治法要点】清宣润燥。温燥伤肺，宜辛凉以宣上焦燥热，凉润以复肺系阴津，令肺气不郁、肺津不亏，则头痛身热、干咳无痰等症自然缓解。

【方药对治咳的启发】

（1）全方均系辛凉清润之品，示人以燥邪犯肺的基本治法。桑叶清宣上焦燥邪，合栀子皮、淡豆豉解其郁热；苦杏仁宣降肺气，浙贝母化其痰滞，恢复肺气宣降之常；沙参、梨皮清润生津，专为燥邪伤阴而设。

（2）燥邪犯肺，仍需配伍浙贝母化痰，是基于肺中气津的病理联系。干咳少痰诚属燥热证象，但肺气闭郁必然导致肺津不布，痰液虽少却仍有津凝的病理存在。于生津方中配伍化痰药物，相反相成，恢复肺气正常运行及津液正常输布。

【治咳方剂化裁】本方可用于上呼吸道感染干咳少痰的证候。咽喉干痛，加牛蒡子清利咽喉，玄参养阴清热；咳痰黄稠，加瓜蒌皮清热化痰；鼻衄，重用栀子，加牡丹皮、生地黄等清肝凉血；支气管扩张咯血属于燥邪伤肺者，可以本方去淡豆豉加青黛、瓜蒌、诃子等，有清肝宁肺之功。

3. **麻杏石甘汤（《伤寒论》）**

【主治病证】邪热壅肺之证。症见喘咳气粗或有发热、苔黄、脉象滑数。

【病机特点】邪热壅肺，肺失宣降。风寒束表，入里化热，或风热之邪，自上而受，是此证病因；热饮壅肺，肺失宣降，是此证病机；气郁化热，津凝为饮，热饮壅肺，遂呈喘咳。

【辨证要点】喘咳气粗，身热口渴，苔黄，脉数。

【方药组成、用量参考】麻黄 10 g、苦杏仁 10 g、石膏 24 g、炙甘草 5 g。

【用法】水煎，去滓，分三次，温服。

【治法要点】宣肺清热降逆。热邪壅肺、肺中津气郁滞而呈喘咳，法当宣肺清热降逆。

【方药对治咳的启发】

（1）辛温宣肺与甘寒清热合用。肺失宣降以致气郁化热，辛温的麻黄与病性不符，配入石膏之寒以清郁热；苦杏仁辛开苦泄，合麻黄宣降肺气；炙甘草甘以缓急，助于平喘，又可防止石膏寒凉害胃。麻黄、石膏相须相制，麻黄受石膏监制其温性，但辛味行散宣肺之力不减；石膏得麻黄之辛散为助，能更好地发泄肌腠与胸中蕴结郁热，此处用甘寒而非苦寒直折，值得深思。另有甘寒、味辛的中药或地方用药也可以仿效用之，如鱼腥草、青天葵（岭南草药）、臭灵丹（云南民族药）等。

麻黄与石膏同用，在仲景药方中十分常见，如越婢汤（以及越婢加术汤、越婢加半夏汤）、厚朴麻黄汤、大青龙汤、小青龙加石膏汤、桂枝二越婢一汤等。麻黄的主要作用包括三方面：一是发汗解表、宣发表邪；二是宣肺降逆、止咳平喘；三是宣肺行水、治饮邪水肿。如果既要用麻黄发表，又要用石膏清热，就减少石膏用量，或合桂枝增强发汗力量，如大青龙汤、桂枝二越婢一汤；对于无须发汗者，则配以较大剂量的石膏，发挥清热和制约麻黄发汗的双重作用。

（2）吴鞠通指出本方证病机为热饮蕴肺，本方有清热化饮之效。《温病条辨》曰："喘咳息促，吐稀涎，脉洪数，右大于左，喉哑，是为热饮，麻杏石甘汤主之""饮病当温者十有八九，然当清者亦有一二"。

【治咳方剂化裁】哮喘久不止，均可使用本方。可加半夏、瓜蒌、陈皮、枳实、生姜等，水煎热服。本方有显著的解热定喘作用，可用于大叶性肺炎、支气管炎、支气管哮喘，以及小儿麻疹合并肺炎等。如喘甚者，可与泻白散合用；热盛者，加金银花、连翘、栀子、黄芩、黄连、鱼腥草等，增强清热解毒功效。

4. **泻白散加减（张琪）**

【主治病证】肝火犯肺，木火刑金证。多见于肺结核、支气管扩张或感染性疾病。症见气逆呛咳，干咳少痰带血，胁痛咳引加剧，遇怒则加重明显，两目干赤或面色青，舌边红，苔燥，脉弦或弦数。

【病机特点】肝火犯肺，木火刑金，肺阴不足。

【辨证要点】干咳，少痰带血，胁痛咳引加剧，遇怒则加重明显，舌边红，苔燥，脉弦或弦数。

【方药组成、用量参考】桑白皮 15 g、地骨皮 10 g、柴胡 15 g、白芍 15 g、郁金 10 g、瓜蒌 20 g、黄芩 10 g、降香 10 g、麦冬 15 g、甘草 10 g。

【用法】水煎服，每日 1 剂。

【治法要点】泻肝保肺，清热宁金。桑白皮清肺热，泻肺气，平喘咳；地骨皮泻肺中深伏之火，对于阴虚有热者尤宜；甘草养胃和中。诸药合用，清热而不伤阴，泻肺而不伤正，使肺气清肃，则咳喘自平。

【方药对治咳的启发】肝火犯肺可见于多种慢性呼吸系统疾病，无论因病致郁或者因郁致病，只要符合肝气郁结化火、木火横逆者，均可考虑使用本方。本方除了舒达肝肺之气、清肝肺之热，还兼顾肺阴不足之病机，用泻白散化裁，并加麦冬滋养阴津，组方严谨、结构明晰。张琪教授多将本方用于肺结核、支气管扩张或感染性疾病。

【治咳方剂化裁】咯血不止者，加三七 5～10 g，研末吞服；伴有气逆咯血者，加赭石 30 g。

5. 小陷胸汤加味（郭子光）

【主治病证】痰热咳嗽，咳引胸痛，舌红，苔黄腻。

【病机特点】风热入里，痰热壅肺，肺失宣降。

【辨证要点】咳嗽，咳黄痰，咳时伴胸痛，胸膈满闷，脉弦滑。

【方药组成、用量参考】黄连 6 g、瓜蒌皮 20 g、法半夏 15 g、金银花 10 g、连翘 15 g、浙贝母 15 g、鱼腥草 30 g、桔梗 12 g、枳壳 10 g、苦杏仁 10 g、甘草 6 g。

【用法】水煎服，每日 1 剂。

【治法要点】疏风清热，化痰止咳。

【方药对治咳的启发】《医宗金鉴》记载小陷胸汤方意，"黄连涤热，半夏导饮，瓜蒌润燥，合之以开结气，亦名曰陷胸者，攻虽不峻，而一皆直泻，其胸里之实邪，亦从此夺矣"。本方乃小陷胸汤加味而成，加强了疏风散热（金银花、连翘）、清热化痰（鱼腥草、浙贝母）、降气止咳（法半夏、苦杏仁）、调和肺气（桔梗、枳壳）。

6. 苇茎汤（《外台秘要》）

【主治病证】痰热壅肺，热壅血瘀之肺痈。症见咳嗽，有微热，咳吐臭痰脓血，胸中隐隐作痛、咳则痛增，舌质红，苔黄腻，脉滑数。

【病机特点】痰热壅肺，蓄结成痈。风热毒邪侵肺，阻碍营卫正常运行，气血津液壅结，气郁化热，津血凝结成痈，《内经》云"热盛则肉腐，肉腐则成脓",《成方便读》云"痈者,壅也,犹土地之壅而不通也。是以肺痈之证,皆由痰血火邪,互结肺中,久而成脓所致"。热蒸肉腐,致吐臭脓;胸为肺廓,肺有脓肿胸部自常隐痛;咳则牵动患部,疼痛自然加剧;舌红苔腻,为痰热之征;其脉浮数,是脓犹未成之象;若见滑数,则已成脓。

【辨证要点】咳嗽痰多,甚则咳吐腥臭脓血,胸中隐隐作痛,舌红,苔黄腻,脉滑数。吐出之脓应与痰液鉴别。吐出物下沉者为脓,浮于水面者为痰;如米粥而散是脓,胶结者是痰。

【方药组成、用量参考】芦根30～60 g、薏苡仁30 g、冬瓜子24 g、桃仁12 g。

【用法】水煎服,连服数剂。治当清热渗湿,逐瘀排脓。使已瘀之血得散,已凝之湿得行,已成之脓得排,始能渐趋好转。

【治法要点】清利湿热,逐瘀排脓。芦根甘寒清淡,长于清热利湿,为治肺痈要药;辅以薏苡仁、冬瓜子渗湿排脓,桃仁活血化瘀,合而成方,能奏清热散结、逐瘀排脓之效。

【方药对治咳的启发】

(1) 肺痈之证,皆由痰血火邪,互结肺中而成脓。桃仁行其瘀、冬瓜子化其浊,皆润燥之品,芦根退热而清上,薏苡仁除湿而下行。《成方切用》云:"方虽平淡,其散结通瘀、化痰除热之力实无所遗。以病在上焦,不欲以重浊之药重伤其下也。"对肺痈将成者,可使其消散;已成者,可使脓浊外排。

(2) 芦根清热化痰,中空引痰外出,利于排痰。如《本经逢原》说:"芦苇中空,专于利窍,善治肺痈,吐脓血臭痰。"芦根配伍活血的桃仁兼顾血滞,提示治肺勿忘使气血津液畅通,值得效仿。

【治咳方剂化裁】千金苇茎汤是治疗肺痈的古方,不论肺痈已成或将成,均可应用。肺痈虽然不是现今的常见病,但与呼吸道感染的病机相似,常见的支气管扩张、肺炎、间质性肺炎、咳嗽变异性哮喘都属虚实夹杂的肺系感染性疾病,应用千金苇茎汤清肺化痰、逐瘀排脓,能收到很好的疗效。

肺痈尚未化脓,宜加蒲公英、鱼腥草等清热解毒药。脓已成者,可加桔梗、甘草、浙贝母,增强排脓化痰功效。肺热壅盛而见咳嗽胸痛,可加金银花、连翘、鱼腥草、黄芩、黄连等清热解毒。

7. 苇茎加杏仁滑石汤 (《温病条辨》)

【主治病证】湿热壅肺证。症见咳喘、痰黄黏腻、气促、舌红、苔黄腻、脉滑或濡数。

【病机特点】湿热壅肺,肺失宣降。由外感湿热或湿温之邪,湿热之邪上壅,肺气痹郁,不能行津,气逆不降,发为喘促。

【辨证要点】喘促,舌红,苔黄腻,脉滑。

【方药组成、用量参考】苇茎30 g、薏苡仁30 g、桃仁12 g、冬瓜子12 g、滑石18 g、苦杏仁12 g。

【用法】水煎服。

【治法要点】轻宣肺气，利水渗湿，使湿去气降，喘促自平。方用苇茎渗湿行水，通调水道；苦杏仁宣肺，开气分之痹；桃仁活血，破血分之滞；冬瓜子清肺化痰，薏苡仁、滑石清利湿热，合而用之，共奏宣肺渗湿、开源节流之效。

【方药对治咳的启发】

(1) 化痰与祛湿在咳喘治疗中意义不同。治疗喘促之方均用化痰药物，此方着眼于湿，用滑石合薏苡仁淡渗利湿，提示津液变生痰饮水湿都能引起肺气不降而呈喘促。

(2) 吴鞠通对苦杏仁、滑石应用的心得，既是用利湿法治疗湿热咳嗽，也是对肺通调水道的灵活运用。《温病条辨》载："热处湿中，湿蕴生热，湿热交混，非偏寒偏热可治，故以苦杏仁、滑石、通草先宣肺气，由肺而达膀胱以利湿。"

【治咳方剂化裁】咳喘气促兼见苔黄而腻、脉濡数者，可以使用此方。可加清热解毒的金银花、连翘、鱼腥草、黄芩等药；或加桔梗、枇杷叶治肺热咳嗽。

8. **葶苈大枣泻肺汤**（《金匮要略》）

【主治病证】痰水壅肺，喘不得卧；或支饮不得息。症见胸满胀，咳逆上气、喘鸣迫塞，一身面目浮肿，鼻塞、清涕出、不闻香臭酸辛。

【病机特点】痰水壅肺，肺气不降。肺为水之上源，痰水壅滞上焦，肺及气道窒塞，妨碍肺气出入升降，肺气不畅，出现喘不能卧，呼吸困难。

【辨证要点】以喘息不得卧、呼吸困难为主要特征。适用于一身浮肿，咳逆上气，胸闷气逆，喘鸣息迫，无明显虚象者。

【方药组成、用量参考】葶苈子15 g、大枣20枚。

【用法】水煎服，一次性服完。

【注意事项】临证可以根据病情缓急使用，中病即止。肺痈脓成转虚者不宜用。

【治法要点】泻肺行水。《千金方衍义》谓其"肺痈已成，吐如米粥，浊垢壅遏清气之道，所以喘不得卧，鼻塞不闻香臭。故用葶苈破水泻肺，大枣护脾通津，乃泻肺而不伤脾之法，保全母气以为向后复长肺叶之根本"。

【方药对治咳的启发】

(1) 葶苈子对肺中痰水的作用非常独特。葶苈子辛苦性寒，专事泻肺行水。本方用葶苈子泻肺气之郁闭以开水之上源，行三焦之水以通调水道，对于水饮停蓄于肺、正气不虚的证候有较好疗效。"葶苈甘苦二种，正如牵牛黑白二色，急缓不同；又如葫芦甘苦二味，良毒亦异。大抵甜者下泄之性缓，虽泄肺而不伤胃；苦者下泄之性急，既泄肺而易伤胃，故以大枣辅之。然肺中水气愤满急者，非此不能除，但水去则止，不可过剂尔。既不久服，何致伤人？"（《本草纲目》）。

（2）本方是针对核心病机、专攻一事，以期药专力宏的立方思路。

【治咳方剂化裁】治胸腔积液、胸痛、咳喘、口渴、舌黄等症，加瓜蒌皮、黄芩、鱼腥草、苦杏仁、桑白皮；胸痛者，加川楝子、郁金。

9. 清金化痰汤（《医学统旨》）

【主治病证】咳嗽痰黄而黏，胸膈不畅，咽喉疼痛，声音嘶哑，口干或苦，或伴大便干燥，舌红，苔黄或黄腻，脉象濡数。

【病机特点】热痰壅肺，正气未虚。

【辨证要点】痰黄稠，苔黄腻，脉滑或数为主要特征。肺为清虚之脏，外邪相侵，肺失宣降之常，津液不布，蓄而成痰，气郁化热，或感受邪热由外入内蕴积于肺，无形热邪与有形痰浊相搏结，遂见咳痰黄稠。

【方药组成、用量参考】黄芩12 g、栀子12 g、瓜蒌子15 g、浙贝母9 g、知母15 g、橘红9 g、茯苓9 g、桔梗9 g、桑白皮15 g、麦冬9 g、甘草6 g。

【用法】水煎，分三次，温服，1日量。

【治法要点】清肺化痰。清入里之邪热或气郁所化之热，祛津液凝聚之痰，通津液不布之壅，复肺气宣降之常。

【方药对治咳的启发】

（1）痰热俱重之证，不必纠结痰与热孰因孰果、孰先孰后，宜清热与化痰并行，才能收到较好疗效。方用黄芩、栀子、知母清热解毒，解其郁热；瓜蒌子、浙贝母化其痰滞，共奏清热化痰功效。

（2）理气恢复肺气宣降在痰热壅肺证中的运用。肺气不宣，桔梗开之；肺气不降，桑白皮降之；痰湿内蕴，橘红、茯苓行之利之。"理气"虽然不是核心治法，但对于肺脏功能的整体恢复是不可或缺的。

【治咳方剂化裁】变化总不离"热、痰、宣、降、津、气"几个方面。根据病情偏甚，可以随证加减。热邪较重者，加重清热泻火解毒之品，加金银花、连翘、蒲公英、鱼腥草；表证仍在者，可加荆芥、麻黄、薄荷等；痰多，可加半夏、胆南星；咳嗽较甚，可加枇杷叶、款冬花；若欲增强降肺，可加枇杷叶、苦杏仁；若欲增强行气，可加枳壳、槟榔；若欲增强行水泻肺，可加芦根、冬瓜子、薏苡仁。

10. 贝母瓜蒌散（《医学心悟》）

【主治病证】肺有燥痰，咳嗽，咳痰不利，咽喉干燥哽痛，苔少而干。

【病机特点】肺燥有痰。肺主气，司呼吸，肺为水之上源，肺气宣肃，才能敷布津液于体表，通调水道于三焦。如果热伤肺系，肺中津液为热所灼，炼液成痰，痰阻气道，则肺失清肃而成咳痰不利。《医学心悟》云："燥痰涩而难出，多生于肺，肺燥则润之，贝母瓜蒌散。"

【辨证要点】咳嗽、咳痰不爽，咽喉干燥，苔少而干。

【方药组成、用量参考】川贝母 10 g、瓜蒌 12 g、天花粉 6 g、茯苓 6 g、橘红 6 g、桔梗 6 g。

【用法】水煎服。

【治法要点】润肺化痰。此方专为燥痰而设。用川贝母、瓜蒌清热化痰，天花粉生津润燥，三药相合，清燥热而化痰浊，使热去痰消，肺气恢复宣肃，则咳嗽渐愈。

【方药对治咳的启发】

（1）用药既不辛散，又不滋腻，是较为典型的润燥方剂。唯此方原方用量太轻，恐有药不胜病，临证可以酌情调整药量。

（2）即使是燥痰，也必须考虑肺与脾在津液输布上的协调。欲使水液运行无阻当调脾肺功能，因此一方面要先杜其生痰之源方能治痰，另一方面当使水液运行无阻才能绝生痰之源。故本方在化痰润燥基础上，佐以醒脾化湿的橘红、开宣肺气的桔梗，以及渗利三焦水湿的茯苓，桔梗、陈皮与茯苓的组合，在许多治咳名方中可见，意在使脾气能转输水液，肺气能宣降气机，从而使肺脾协调、水道通调无阻，则湿不凝聚为痰。

【治咳方剂化裁】

（1）兼咳嗽喉痒，或声音嘶哑之风邪犯肺者，加桑叶、苦杏仁宣降肺气；燥热甚，咽喉干涩哽痛者，加芦根、冬瓜子甘寒清热；可再入苦杏仁，与桔梗相合增强宣降肺气作用。

（2）《医学心悟·卷三》的类中风篇也载有贝母瓜蒌散（川贝母 6 g、瓜蒌子 4 g、胆南星 2 g、黄芩 3 g、橘红 3 g、黄连 3 g、焦栀子 2 g、甘草 2 g），主治痰火壅肺的类中风证，也治肺热痰盛。

11. **清肺定咳汤（朱良春）**

【主治病证】治疗风热流感、支气管炎、肺炎久咳而偏于痰热者。尤其对风温（肺炎）咳嗽，见痰多、发热、痰黏稠或黄脓痰、苔微黄、脉数并口渴欲饮之症，颇有速效。此方乃朱老自拟之通治风热久咳方，治疗上述诸症，屡收速效。

【病机特点】痰热蕴肺之久咳、痰多或痰黏阻滞。

【辨证要点】痰多，痰黏稠或黄脓痰，发热并口渴欲饮，苔黄，脉数。

【方药组成、用量参考】金荞麦 20 g、鱼腥草 15 g（后下）、白花蛇舌草 20 g、天浆壳 12 g、橘红 6 g、苍耳子 10 g、枇杷叶 10 g（去毛，包煎）、甘草 5 g。

【用法】日1剂，水煎两次，早晚分服。

【治法要点】清肺化痰，定咳退热。

【方药对治咳的启发】此方有宣肃同用之妙。章次公亦言及"祛痰古称宣肺，镇咳古称肃肺"，故分化湿热二邪，即是杜绝痰热再生的治本之法。

宣肺祛痰方面，朱老常用金荞麦、鱼腥草相配，清化痰热和利湿之功相得益彰，常用于治疗风热久咳及肺、呼吸道、肠道感染。金荞麦，名出《植物名实图考》，又称天荞麦、野荞麦、开金锁，性味甘寒，微苦涩。有清热解毒、祛风利湿、活血祛瘀功能。《分类草药性》谓其能补中气、养脾胃，治咽喉肿痛、肺脓疡、肝炎、筋骨酸痛、菌痢、白带异常等，有清化痰热之功。

肃肺止咳方面，天浆壳，记载于《饮片新参》，书中谓其"咸，平，软坚，化痰，清肺。治肺风痰喘，定惊痫"。本药用于治咳嗽痰多、肺风痰喘、惊病、百日咳、麻疹不透等。枇杷叶微苦辛，清肺和胃、降气化痰，气下则火降痰顺。二药均可镇咳平喘，用量不可过大。

【治咳方剂化裁】高热咽喉肿痛、腮肿目赤者加蝉蜕、僵蚕（借两者疏风热、利咽化痰、抗过敏之用）；恶寒者加蜜麻黄3 g；高热便秘者加牛蒡子或大黄；咳喘甚者加葶苈子、桑白皮；兼风热者加荆芥、薄荷、连翘；痰热甚者去橘红，加大青叶或生石膏；兼湿热者去甘草，加清化湿热之薏苡仁、竹沥、法半夏；夜咳甚者加当归；咽痒者加僵蚕；燥咳者加北沙参、麦冬。

第三节　虚寒证类方剂

1. 人参蛤蚧散（《卫生宝鉴》）

【主治病证】久病咳嗽，肺气上逆，喘息，痰稠色黄或咳吐脓血，胸中烦热，身体消瘦，脉浮而虚。

【病机特点】肺虚有热，气逆痰滞，体瘦，脉浮而虚。

【辨证要点】久咳，气喘，痰稠色黄或咳吐脓血。

【方药组成、用量参考】蛤蚧1对（洗去腥气，酥炙黄色）、人参60 g、茯苓60 g、炙甘草150 g、苦杏仁150 g（炒、去皮尖）、桑白皮60 g、浙贝母60 g、知母60 g。

【用法】共为细末，每日服两次，每次服2～3 g。

【治法要点】补虚清热，化痰平喘法。肺虚有热，本虚标实，治宜补虚泻实，标本同治。"是方也，人参益气，蛤蚧补真，杏仁利气，二母清金，桑白皮泻喘，炙甘草、茯苓乃调脾而益金之母也。"《本草纲目》曾谓蛤蚧能治肺痈，

《开宝本草》谓此物能治肺痨，配入方中，既可补虚治本，又可治疗主症。

【方药对治咳的启发】蛤蚧，李时珍称其补肺定喘，功同人参，益血助精，功同羊肉，与大补元气之人参、甘草同用，能呈益气补虚功效，这一组药在于治其本虚。

【治咳方剂化裁】喘甚，加核桃仁、五味子补肾纳气；咳甚加款冬花、紫菀止咳；痰中带血加白及、阿胶止血；热象显著，加鱼腥草、夏枯草、黄芩清热。

2. 肺气亏虚咳嗽方（颜正华）

【主治病证】内伤咳嗽之肺气亏虚型，以久咳、气短、自汗、脉虚为主症。

【病机特点】肺气亏虚，宣降失司。

【辨证要点】咳嗽，气短乏力，自汗，脉虚。

【方药组成、用量参考】人参 6 g（亦可用党参 15 g 代之）、核桃仁 30 g、白术 12 g、茯苓 20 g、炙甘草 6 g。

【用法】水煎服，每日 1 剂。

【治法要点】补肺气，止咳喘。以人参胡桃汤与四君子汤合方，人参胡桃汤主治喘促日久，肺肾两虚；四君子汤益气健脾。

【治咳方剂化裁】

（1）本方可酌加紫菀 12 g，款冬花、百部各 10 g，陈皮 6 g。

（2）肺肾两虚，久咳、气短、乏力、自汗、腰膝酸软者可用补肺汤加减。处方：人参、五味子、桑白皮、紫菀各 10 g，黄芪 15 g，熟地黄 12 g，水煎服。

（3）气阴两虚者可用生脉饮，即人参 6 g、麦冬 10 g、五味子 6 g，水煎服。

3. 人参清肺汤（张琪）

【主治病证】慢性肺病属于肺气阴虚久嗽者。症见恶风自汗、少气懒言、倦怠乏力、舌淡苔白、脉弱或浮缓。可用于治疗肺气肿、慢性支气管炎、支气管扩张咯血、肺结核等。

【病机特点】肺气虚，不能宣发卫气于肌表，腠理不固，因而恶风自汗，易于感冒；宗气衰少，呼吸功能衰退，故少气懒言，语声低微；面色淡白，倦怠乏力，舌淡苔白，脉弱或浮缓，均为肺气虚衰之象。

【辨证要点】久嗽，恶风自汗，少气懒言，倦怠乏力，舌淡苔白。

【方药组成、用量参考】人参 15 g、阿胶 10 g、知母 15 g、地骨皮 15 g、桑白皮 10 g、苦杏仁 15 g、乌梅 10 g、罂粟壳 10 g、炙甘草 10 g。

【用法】水煎服，每日 1 剂。

【治法要点】滋阴补肺，收敛止咳。本方名为清肺，实际则为补肺，用于肺虚久咳喘息，效果甚佳。

【方药对治咳的启发】

（1）本方是补益法与收敛止咳法的合用。方中人参、炙甘草补肺气之虚，知母、阿胶、地骨皮滋肺阴，桑白皮、苦杏仁利肺气，罂粟壳、乌梅敛肺气。

（2）罂粟壳配伍乌梅，二者均味酸性涩，有敛肺止咳之功，相伍为用，其敛肺、止咳、平喘之效更著。

（3）罂粟壳有毒，有成瘾性，不宜过量使用及久用。

4．阳和汤（颜德馨）

【主治病证】顽咳顽喘，痰白质稀，胸中满塞，背寒肢冷，腰膝冷痛，舌淡脉沉。

【病机特点】肺肾阳虚，寒痰内伏。

【辨证要点】咳喘，痰白稀，胸满闷，背寒肢冷，舌淡，脉沉。

【方药组成、用量参考】鹿角胶 5 g、熟地黄 30 g、肉桂 3 g（去皮，研粉）、麻黄 2 g、白芥子 6 g、炮姜 2 g、甘草 3 g。

【治法要点】温肺祛寒。

【方药对治咳的启发】

（1）顽咳顽喘为沉痼之病，缠绵反复，久则精气内伤，正气溃散，易招外邪侵袭，虚实夹杂者十居八九，尤其以寒邪内伏为常见。《圣济总录》谓："肺气喘息者、肺肾气虚，因中寒湿至阴之气所为也。"寒邪犯肺，痰浊内生，寒痰胶滞，则痰鸣气促，胸中满塞，不能平卧。新喘属实，多责之于肺，久喘属虚，多责之于肾。

（2）本方用阳和汤治疗咳喘。以鹿角胶、炮姜、肉桂温肺，麻黄、白芥子宣肺，熟地黄滋肾补肺。全方温、宣、补三法并用，攻补兼施。

第四节　虚热证类方剂

1．麦门冬汤（《金匮要略》）

【主治病证】虚热肺痿。症见咳嗽气喘、咽喉不利、咳痰不爽、短气、或咳唾涎沫、口干咽燥、手足心热、舌红少苔、脉虚数。

【病机特点】肺胃阴虚，痰滞气火上逆。《金匮要略·肺痿肺痈咳嗽上气病脉证并治》云："大逆上气，咽喉不利，止逆下气者，麦门冬汤主之。"肺气肃降，有赖真气鼓动，阴津濡润。久病伤其津气，肺中气阴受损，肺脏无力令津气下行；阴虚生内热，肺不布津，加之虚火灼津，则脾津不能上归于肺而聚生浊唾涎沫，成为大气上逆与痰滞肺络的病理转归。

【辨证要点】咳嗽气喘，咽喉不利，或咳唾涎沫，口干咽燥，气短，舌红少苔，脉虚。

【方药组成、用量参考】麦冬 15 g，法半夏、甘草各 6 g，人参 9 g，粳米 3 g，大枣 4 枚。

【用法】上六味，以水一斗二升，煮取六升，温服一升，日三夜一服。现代用法：水煎服。

【治法要点】益气生津，祛痰降逆。以补益津气为主，兼开痰滞，补虚之中寓有通滞之法；生津为主，行津为辅，相反之中寓有相成之理。

【方药对治咳的启发】

（1）"培土生金"治疗肺虚有热、气阴两伤。《金匮要略方论本义》云："主之以麦冬生津润燥，佐以半夏，开其结聚；人参、甘草、粳米、大枣，概施补益于胃土，以资肺金之助，是为肺虚有热津短者立法也。"

（2）麦冬与法半夏同用，体现滋阴药与祛痰药的配伍意义。《金匮心典》指出此证是因"火热夹饮致逆"，说明本证是肺的津气虚损导致肺津不布，才有咽喉不利与喘咳痰多两种相反证象同时存在。麦冬清金润肺、法半夏消其停痰，成为生津与燥湿并用的配伍形式。

（3）短气而喘是肺气虚损的基础上兼有心气虚衰，人参大补元气，健脾之中见能扶助心气，不仅仅为健脾补气而设。因此，临床应用中若兼见心气不足者，用党参、太子参力有不逮时，要考虑到加强补益心气，可以选用高丽参或长白参。

2. 清燥救肺汤（《医门法律》）

【主治病证】温燥伤肺，气阴两虚之证。症见干咳无痰、或咳吐白沫痰且咳痰不爽、鼻燥咽干、心烦口渴、或头痛身热、或气逆而喘、或胸满胁痛、舌干红、少苔或无苔。

【病机特点】温燥犯肺，肺气宣降失常，津气两虚。多因初秋久晴无雨，空气干燥，肺吸燥热之气，灼烁肺中津液，使肺气宣降失常。燥伤肺经气分，则头痛身疼；肺气不利，则干咳无痰；燥邪伤津，窍道失于濡养，则鼻干、舌干、咽燥。

【辨证要点】干咳无痰，或咳吐白沫痰且咳痰不爽，舌红干，少苔或无苔。

【方药组成、用量参考】桑叶 10 g、苦杏仁 10 g、枇杷叶 3 片、石膏 15～20 g、阿胶 6 g（烊化）、麦冬 6 g、火麻仁 3 g、人参 10 g、甘草 3 g。

【用法】水煎，频频热服。

【治法要点】清宣燥热，养阴益气。宣外邪、清燥热、养气阴为主要治法，展示了宣中有清，泻中有补，祛邪扶正，津气兼顾的配伍形式。此方用桑叶清宣燥气，苦杏仁、枇杷叶宣降肺气，石膏清解肺热，是为消除病因，调理功能而设。阿胶、麦冬、火麻仁润肺阴，人参、甘草补益肺气，是为津气两虚而设。

【方药对治咳的启发】

（1）喻昌此方，可谓开创外燥犯肺治疗先河。宣降肺气何以不用麻黄而用桑叶？盖因肺阴被燥邪所伤，也会引起肺气郁而不宣、逆而不降，如不配伍宣降肺气药物，则不能恢复肺卫功能。燥性偏热，辛温在所当禁，喻昌有感于辛温药物绝非肺感燥气所宜，才用桑叶宣散燥邪，辅以清润。

（2）宣外邪、清燥热、养气阴的治法组合，主要是清肺润肺，使肺气由清润而宣降，由宣降而使津气布达于全身。因此本法不限于外燥，凡肺阴亏损、热邪内盛、肺气宣降失常者，均可权衡各法轻重而用。

【治咳方剂化裁】

（1）凡燥热伤肺、热象显著者，均可使用。心肝有火，木火刑金，可加水牛角、羚羊角或牛黄清心肝之火；痰多可加浙贝母、瓜蒌皮清热化痰；热伤阴血可加熟地黄滋阴补血。

（2）江苏省名医印会河教授认为，以咳吐白沫不爽为主症，不论其现代医学诊断属于肺炎、肺结核、慢性支气管炎、肺气肿、肺癌等病，见此证即用此方，效果非常明显，尤其对缓解症状效果比较理想。

3. 百合固金汤

【主治病证】咳嗽气喘，痰少，或痰中带血，咽喉干燥疼痛，或伴头晕目眩，或午后潮热，或手足心烦热，舌红，少苔，脉细数。原方主治"手太阴肺病，有因悲哀伤肺，患背心、前胸肺募间热，咳嗽咽痛，咯血，恶寒，手大拇指循白肉际间上肩背，至胸前如火烙，宜百合固金汤"（《周慎斋遗书》）。

【病机特点】肺肾阴亏，虚火上炎。久病而肺肾阴虚者，阴虚内热，虚火上炎肺金，则咳嗽、气喘；虚火煎灼津液，则咽喉燥痛，甚者灼伤肺络，以致痰中带血。

【辨证要点】咳嗽、气喘，咽喉燥痛，舌红，少苔，脉细数。

【方药组成、用量参考】熟地黄、生地黄、当归各9 g，白芍、甘草各3 g，桔梗、玄参各3 g，浙贝母、麦冬、百合各12 g。

【用法】水煎服。

【治法要点】滋养肺肾阴血，兼以清热化痰止咳。

【方药对治咳的启发】滋肾保肺，金水相生。肺肾为子母之脏，故补肺者，大多可求之于肾。本方是"金水相生"代表方，《医方集解》谓"金不生水，火炎水干，故以二地助肾滋水退热为君。百合保肺安神，麦冬清热润燥，元参助二地以生水，贝母散肺郁而除痰，归、芍养血兼以平肝（肝火盛则克金），甘、桔清金，成功上部（载诸药而上浮），皆以甘寒培元清本，不欲以苦寒伤生发之气也"。

【治咳方剂化裁】咯血症状较严重者，可加白及、白茅根、仙鹤草等止血，可去桔梗以防升提；若痰热较盛、痰多色黄者，可加胆南星、黄芩、瓜蒌皮等以清肺化痰；若咳喘较重者，可加五味子、款冬花、苦杏仁等止咳平喘。

4. 治内伤咳嗽方（何任）

【主治病证】久咳伤阴，阴虚火旺咳痰者。

【方药组成、用量参考】天冬 10 g、麦冬 10 g、桑白皮 15 g、黄芩 10 g、桑叶 10 g、枇杷叶 15 g、百部 15 g、当归 10 g、川贝母 6 g、白术 12 g、茯苓 12 g、甘草 6 g。

【用法】水煎服，每日 1 剂。

【治法要点】滋阴润肺，清肺止咳。本方补虚扶正用天冬、麦冬、当归滋阴养血，白术、茯苓、甘草健脾胃，培土生金；祛邪治标用百部、川贝母润肺止咳，枇杷叶、桑叶、桑白皮、黄芩清肺止咳。

5. 沙参麦冬汤加减（颜正华）

【主治病证】气阴两虚之肺痿。症见咳嗽日久，干咳或少痰，或痰中带血，口燥咽干，消瘦，乏力，或低热，舌红少苔，脉细无力。

【病机特点】肺阴虚、脾气虚。

【方药组成、用量参考】北沙参 20 g、麦冬 15 g、川贝母 10 g、知母 10 g、瓜蒌皮 10 g、苦杏仁 10 g、天花粉 12 g、党参 10 g、山药 10 g、白术 10 g、枳壳 6 g。

【用法】水煎服，每日 1 剂。

【治法要点】养阴益气。若只滋阴则伤阳，仅益气则耗劫阴津。

【方药对治咳的启发】

（1）颜正华仿麦门冬汤治法，气阴并补，党参、山药、白术补益肺气；北沙参、麦冬、知母、川贝母、天花粉滋阴润肺；瓜蒌皮、枳壳理气化痰；苦杏仁止咳平喘。

（2）颜正华根据本方指出治肺的三大要点：一是治气（肺主气），治气有补气与理气之别，补气用黄芪，理气用枳壳、陈皮等；二是治血（肺朝百脉），治血宜活血，用丹参、郁金等；三是治痰（肺主输布津液，津停则为痰），用瓜蒌皮、川贝母、紫菀等。

第五节 特殊证类方剂

1. 舒咽止痒汤（郭子光）

【主治病证】风咳。症见咽痒作咳，咳则痒止。

【方药组成、用量参考】蝉蜕 10 g、防风 10 g、僵蚕 10 g、桔梗 10 g。

【用法】水煎服，每日 1 剂。

【治法要点】清咽疏风。

【方药对治咳的启发】郭子光指出，"肤痒用手挠，咽痒以咳挠"，治咳须治痒，有痒多有邪。

【治咳方剂化裁】咽痒而干、咳嗽，责之于风燥者多，应配合玄参、青果等清润咽喉；咽痒而痛、咳嗽，责之于风热者多，应配合射干、板蓝根、虎杖等清利咽喉；咽痒向胸骨下延，提示邪气有向气管蔓延趋势，可再配以金银花、连翘、鱼腥草等；若患者频咳不止，无痰或少痰，影响休息，当以罂粟壳 10～15 g加入辨证方药。咽痒咳嗽，不宜过早使用苦寒药物，因为苦易化燥，寒致气涩，于病情不利。若咽痒而咳久治不愈，咽不红、苔润口淡者，或治以寒药不愈者，多属风寒，又需干姜、细辛、五味子以温散止咳。

2. 辛夷散合杏苏散加减（李辅仁）

【主治病证】素有慢性支气管炎，复感外邪，又诱发旧疾慢性副鼻窦炎同时发病。

【病机特点】外邪袭肺、肺失清肃、清窍不利。

【方药组成、用量参考】清半夏 10 g、苦杏仁 10 g、紫苏子 10 g、前胡 10 g、射干 10 g、枇杷叶 10 g、苍耳子 10 g、辛夷 5 g、紫菀 10 g、桔梗 6 g、薄荷 3 g、黄芩 10 g、枳壳 10 g、橘红 6 g。

【用法】水煎服，每日 1 剂。

【治法要点】疏风宣肺，止咳化痰。

【方药对治咳的启发】此方用辛夷散合杏苏散加减。紫菀、清半夏、橘红、前胡、苦杏仁、紫苏子合用以宣肺降逆止咳；苦杏仁、桔梗、枳壳宣降肺气，下气止咳排痰；射干、黄芩、枇杷叶肃肺利咽喉。故投本方后咳嗽频除，鼻塞亦获愈。

中英文医学专业术语对照

变应性咳嗽	atopic cough,AC
气道黏液高分泌	airway mucus hypersecretion,AMH
咳嗽高敏综合征	cough hypersensitivity syndrome,CHS
咳嗽变异性哮喘	cough variant asthma,CVA
肌酸磷酸激酶	creatine kinase,CK
嗜酸性粒细胞性支气管炎	eosinophilic bronchitis,EB
胃食管反流	gastroesophageal reflux,GER
胃食管反流性咳嗽	gastroesophageal reflux cough,GERC
特发性肺间质纤维化	idiopathic pulmonary fibrosis,IPF
难治性慢性咳嗽	pertinacious chronic cough,PCC
感染后咳嗽	postinfectious cough,PIC
鼻后滴漏综合征	post-nasal drip syndrome,PND
降钙素原	procalcitonin,PCT
上气道咳嗽综合征	upper airway cough syndrome,UACS

参 考 文 献

[1] 曹锐，范春琦，陈勇. 历代经典论治咳喘实录［M］. 北京：中国医药科技出版社，2017.

[2] 陈潮祖. 中医治法与方剂［M］. 北京：人民卫生出版社，2009.

[3] 程科，唐勇，王行宽，等. 王行宽教授运用咯血方加味治疗肝火犯肺型久咳的经验［J］. 浙江中医药大学学报，2007，31（3）：350，352.

[4] 程玲. 止痉散治疗顽固性咳嗽86例临床观察［J］. 四川中医，2007，25（2）：73.

[5] 崔应珉，陈明，谢辉. 名医方证真传［M］. 北京：中国中医药出版社，1996.

[6] 单书健. 重订古今名医临证金鉴·咳嗽卷［M］. 北京：中国医药科技出版社，2017.

[7] 董艳，李松波，郝花. 肝肺相关与久咳的辨治［J］. 上海中医药杂志，2008，42（2）：23-24.

[8] 段昭侠. 脐疗治疗顽固性咳嗽80例临床观察［J］. 中医外治杂志，2004，13（3）：21.

[9] 范欣生. 呼吸系统疾病良方精讲［M］. 南京：江苏科学技术出版社，2010.

[10] 高承琪，郑虎占. 颜正华教授治疗咳嗽气喘病验案分析［J］. 中国中医药现代远程教育，2006，4（6）：22-25.

[11] 关秋红. 浅析胃与久咳［J］. 实用中医内科杂志，2005，19（4）：303-304.

[12] 韩天雄，邢斌，窦丹波. 颜德馨运用温阳法经验撮要［J］. 上海中医药杂志，2006，40（9）：10-11.

[13] 何若苹，徐光星. 何任医案实录［M］. 北京：中国中医药出版社，2012.

[14] 何欣桥，喻清和. 治疗顽固性咳嗽经验介绍［J］. 新中医，2020，52（18）：193-194.

[15] 胡艳兰，余王琴，孔丽娅，等. 郑小伟教授治疗顽固性咳嗽经验浅析［J］. 浙江中医药大学学报，2019，43（3）：249-251.

[16] 黄婉怡, 潘俊辉. 邱志楠以温肾法治疗顽咳顽喘经验总结 [J]. 广州中医药大学学报, 2016, 33 (3): 443-445.

[17] 黄熹, 古艳湘, 刘健红. 刘亦选应用三虫止嗽散治疗外感后久咳经验 [J]. 中国民间疗法, 2020, 28 (23): 34-36.

[18] 贾锦文, 李锦平. 顽固性咳嗽从"心火论治"初探 [J]. 光明中医, 2009, 24 (5): 929-930.

[19] 蒋吉林, 李承珍. 中医辨证治疗顽固性咳嗽165例 [J]. 河北中医, 2002, 24 (3): 177-178.

[20] 敬满芳, 杨利军. 自拟止咳Ⅰ号方治疗顽固性咳嗽78例 [J]. 现代中西医结合杂志, 2005, 14 (4): 497.

[21] 孔柄坛, 胡木, 余悦, 等. 温法在久咳辨治中的应用 [J]. 环球中医药, 2019, 12 (10): 1549-1551.

[22] 赖克方, 陈荣昌, 钟南山. 慢性咳嗽的病因诊断——呼吸系统疾病 (5) [J]. 新医学, 2005, 36 (12): 722-724.

[23] 赖克方, 陈如冲, 刘春丽, 等. 不明原因慢性咳嗽的病因分布及诊断程序的建立 [J]. 中华结核和呼吸杂志, 2006, 29 (2): 96-99.

[24] 赖克方, 钟南山. 加强不明原因慢性咳嗽的病因诊断研究 [J]. 中华内科杂志, 2003, 42 (7): 451-452.

[25] 李德珍. 血府逐瘀汤验案3则 [J]. 江苏中医药, 2008, 40 (5): 52.

[26] 李家邦. 中医学 [M]. 7版. 北京: 人民卫生出版社, 2008.

[27] 李剑松. 治咳从血瘀辨证 [J]. 新中医, 1997, 29 (5): 48-49.

[28] 李松波, 郝花, 董慧君. 久咳迁延不愈从肝论治验案举隅 [J]. 四川中医, 2008, 26 (2): 47-48.

[29] 李振华. 常见病辨证治疗 [M]. 郑州: 河南人民出版社, 1979.

[30] 梁颂名. 中药方剂学 [M]. 广州: 广东科技出版社, 1998.

[31] 刘莎莎, 廖颖钊, 陈景. 从肾论治儿童慢性咳嗽理论探析 [J]. 环球中医药, 2017, 10 (10): 1233-1235.

[32] 刘渊. 郭子光教授治咳经验 [J]. 河南中医, 1998, 18 (1): 39-40.

[33] 陆伟珍, 王余民, 张鳌, 等. 益肺补肾法治疗慢性支气管炎迁延期疗效机制探讨 [J]. 陕西中医学院学报, 2015, 38 (5): 69-71.

[34] 马洪明, 朱礼星, 赖克方, 等. 不明原因慢性咳嗽的诊断探讨 [J]. 中华结核和呼吸杂志, 2003, 26 (11): 675-678.

[35] 马献忠. 宣肺止咳汤治疗顽固性咳嗽120例 [J]. 河南中医, 2009, 29 (8): 777.

[36] 南征. 国医大师临床经验实录: 国医大师任继学 [M]. 北京: 中国医药

科技出版社，2011．

[37] 宁泽璞，蔡铁如．国医大师专科专病用方经验·肺系病分册［M］．北京：中国中医药出版社，2015．

[38] 潘俊辉．邱志楠教授对肺癌术后的治疗经验［J］．中国中医药信息杂志，2000，7（11）：66，92．

[39] 潘小凤，韩明向．韩明向教授以温肺止嗽汤加减治疗顽固性咳嗽临床经验［J］．成都中医药大学学报，2017，40（1）：81－82．

[40] 彭丽，王丽英，何文伍，等．自拟百部止咳方治疗顽固性咳嗽45例［J］．光明中医，2007，22（6）：87－88．

[41] 阮华沙．自拟宣肺止咳汤治疗顽固性咳嗽60例临床观察［J］．国际医药卫生导报，2006，12（8）：98－99．

[42] 桑晓梅．从胃治顽咳［J］．江苏中医，2000，21（3）：40．

[43] 孙宇莹，任献青．任献青教授从风、痰、虚辨证论治小儿慢性咳嗽经验［J］．中国中西医结合儿科学，2017，9（2）：178－180．

[44] 孙元莹，吴深涛，王幕魅．张琪教授治疗慢性咳嗽经验介绍［J］．甘肃中医，2007，20（6）：21－23．

[45] 唐卓然，吴巧敏，王羽嘉，等．浅谈从痰浊治疗久嗽［J］．天津中医药大学学报，2020，39（1）：34－37．

[46] 王春溢，刘军．久咳久嗽辨证论治八法［J］．实用中医内科杂志，2011，25（2）：42－43．

[47] 王庆其，李孝刚，邹纯朴，等．国医大师裘沛然之诊籍（三）［J］．浙江中医杂志，2011，46（3）：167－168．

[48] 王祥麒，宁真真．从升降平衡法论久咳［J］．中国中医基础医学杂志，2011，17（8）：879－880．

[49] 王跃．难治性哮喘证治体会［J］．实用中医药杂志，2002，18（5）：46．

[50] 吴大真．国医大师临证用药精华［M］．北京：中医古籍出版社，2010．

[51] 吴嘉瑞，张冰．颜正华教授治疗嗽经验介绍［J］．新中医，2009，41（9）：112．

[52] 吴艳华，肖达民．顽固性咳嗽的辨治思路与方法［J］．时珍国医国药，2009，20（8）：2065－2066．

[53] 吴艳明，汪受传．汪受传从风痰论治小儿过敏性咳嗽［J］．山东中医药大学学报，2011，35（1）：50－52．

[54] 夏燕华．一服散加减治疗慢性顽固性咳嗽83例［J］．中国中医药科技，2007，14（2）：136－137．

[55] 夏云强．润肺熄风汤治疗顽固性咳嗽96例［J］．四川中医，2002，20

(11)：38.

[56] 肖光志. 从风邪论治顽固性咳嗽［J］. 中医临床研究, 2019, 11 (26)：24-25, 28.

[57] 谢丹. 自拟桑杏苏黄汤治疗顽固性咳嗽60例［J］. 四川中医, 2004, 22 (7)：60.

[58] 徐升. 徐经世从肝论治顽固性咳嗽经验［J］. 山东中医杂志, 2015, 34 (10)：792-793.

[59] 徐霜俐, 刘天舒, 徐娟, 等. 姚勤从脾胃论治感冒后久咳不愈经验［J］. 中医药导报, 2016, 22 (18)：100-102.

[60] 杨晓庆, 黄清, 李振华, 等. 李振华教授辨治咳嗽经验［J］. 中国现代医生, 2009, 47 (3)：90-102.

[61] 杨毅勇. 调肝法治疗顽固性咳嗽50例［J］. 上海中医药杂志, 2006, 40 (12)：26-27.

[62] 叶发期. 活血化瘀法治疗顽固性咳嗽［J］. 江西中医药, 2008, 39 (7)：26-27.

[63] 叶天士. 临证指南医案［M］. 北京：人民卫生出版社, 2014.

[64] 应耀虎. 中药内外兼治顽固性干咳58例［J］. 浙江中医杂志, 2003 (9)：373.

[65] 应瑛. 疏肝宁肺治顽咳［J］. 浙江中医杂志, 2007, 42 (10)：606.

[66] 俞森洋. 不明原因慢性咳嗽的诊断和治疗［J］. 解放军保健医学杂志, 2004, 6 (2)：109-111.

[67] 喻清和, 何欣桥, 黄婉怡, 等. 儿童慢性咳嗽的辨治思路［J］. 中医药导报, 2020, 26 (9)：101-102, 108.

[68] 张伯礼, 薛博瑜. 中医内科学［M］. 2版. 北京：人民卫生出版社, 2012.

[69] 张灿玾. 咳喘诊治一得［J］. 中国中医药现代远程教育, 2005, 3 (1)：7-9.

[70] 张丽娜. 赫烜从肝肾论治久咳经验总结［J］. 中国民间疗法, 2019, 27 (11)：7-8, 10.

[71] 张琦, 林昌松. 金匮要略讲义［M］. 3版. 北京：人民卫生出版社, 2016.

[72] 张琪. 张琪临床经验辑要［M］. 北京：中国医药科技出版社, 1998.

[73] 张晓雪. 久咳辨治六法［J］. 中国中医基础医学杂志, 2006, 12 (4)：316-317.

[74] 张亚声, 陈怀红, 周萍. 张镜人用参白术散的独到经验［J］. 上海中医药

杂志，2000，34（11）：10-11.

[75] 张振兴，黄斌. 麻杏蝉桔汤治疗顽固性咳嗽临床观察［J］. 中国中医基础医学杂志，2016，22（2）：277-278.

[76] 赵秀菊. 附子理中丸治疗顽咳的体会［J］. 河北中医，2005，27（4）：279-280.

[77] 郑建功，陈舟杭. 顽固性咳嗽从五脏分治探讨［J］. 浙江中医杂志，2006，41（3）：144-146.

[78] 中华医学会儿科学分会呼吸学组慢性咳嗽协作组，《中华儿科杂志》编辑委员会. 中国儿童慢性咳嗽诊断与治疗指南（2013年修订）［J］. 中华儿科杂志，2014，52（3）：184-188.

[79] 中华医学会呼吸病学分会哮喘学组. 咳嗽的诊断与治疗指南（草案）［J］. 中华结核和呼吸杂志，2005，28（11）：738-744.

[80] 中华医学会呼吸病学分会哮喘学组. 咳嗽的诊断与治疗指南［J］. 中华结核和呼吸杂志，2009，32（6）：407-413.

[81] 周仲英. 哮喘杂谈［J］. 江苏中医，2000，21（8）：1-3.

[82] 朱晨，李兴源，王梦然，等. 儿童慢性咳嗽中医病因病机研究进展［J］. 中国中西医结合儿科，2018，10（2）：99-102.

[83] 朱天吉，崔丽英. 慢性咳嗽研究进展［J］. 内蒙古医学院学报，2006，28：43-46.

[84] GIBSON P G，CHANG A B，GLASGOW N J，et al. CICADA：cough in children and adults：diagnosis and assessment. Australian cough guidelines summary statement［J］. Medical journal of Australia，2010，192：265-271.

后记　从医之道

曾经有位患者问我，你是不是祖传中医？我仔细回想我的人生历程，发现小时候曾接触过中医药。我依稀记得在我年幼时，祖父会用草药治疗蛇咬伤和跌打损伤。每当有乡亲受了外伤需要治疗，祖父就会去田埂或山上采药，把草药捣烂后敷于患处，治愈不少乡亲。可惜的是，在我仍是懵懂之时，祖父由于在家摔倒而中风，不能言语数日，而后遗憾离世。我在高中期间并没有立志学医，但1991年高考估分后填报志愿，我的高考分数高出江西省一本大学录取分数线28分，被广州中医学院录取了。这便是我的中医之路之始。

学中药，背方剂，读经典，悟医理

大学的第一学期，可能是因为我刚入学校，并没有找到好的学习方法，期末考试成绩未能达到自己的目标，综合测评排名的名次仅让我获得年级三等奖。从第二学期开始，我上课认真听讲，并勤做笔记，考前全面复习，运用分析归类等方法整理学习知识要点，提高学习效率，积极加强体育锻炼，成绩便稳步提升，年级综合测评也获得更好的名次，并获得1993—1994年度"邓铁涛奖学金"（每年度全校评选10人，每人奖励奖金50美元）。在学校的第一附属医院进行临床实习时，总有"纸上得来终觉浅"的感觉，跟师临证时发现许多疾病并不像教科书中描述得那么典型，我只能不断地请教老师，向老师学习，在临床实践中缓慢前行。

1996年6月毕业后至今，我在广州医学院第一附属医院（现为广州医科大学附属第一医院）中医科工作。幸运的是，我遇上了广东省名中医、广东省中医药学会呼吸专业委员会副主任委员、广州医学院第一附属医院中医科主任邱志楠教授。他语重心长地告诉我，医院有钟南山院士领导的呼吸疾病研究所，从事呼吸疾病相关工作最有优势，可以充分利用研究所的平台，从事中医肺病临床研究。1998年，我参加院内轮科学习，先后到呼吸内科、肺功能室、心内科、消化内科和急诊科轮科学习，业务能力得到相关专科主任的肯定。我回到中医科后，由于是新手，门诊求诊的患者不多，便利用空闲时间，协助邱教授出诊，帮他问诊患者、书写病历，以悟其用药，明其医理。同时，我也积极参加相关学术会议和学习班，学习新知识、新技能、新方法，用医学知识武装自己的头脑。2004年，我晋升副主任中医师。2009年，我晋升主任中医师。2008年，我被国家遴选为全国第四批名老中医药专家学术经验继承人,指导老师为邱志楠教授,按照国家师承要求正式跟师学习。2011 年,我顺利学成出师,并获得广州中医药大学临床医学硕士学位。日积月累之下,我的门诊求诊患者也络绎不绝。2019年,我的"喻清和广州市名中医传承工作室"建设项目获批立项。目前,我主要从事顽咳、慢性咳嗽、哮喘、慢性阻塞性肺疾病、支气管扩张症、慢性胃炎等的临床研究。

作为医生,安神定志,无欲无求,善对他人

如《大医精诚》所说:"凡大医治病,必当安神定志,无欲无求,先发大慈恻隐之心,誓愿普救含灵之苦。若有疾厄来求救者,不得问其贵贱贫富,长幼妍媸,怨亲善友,华夷愚智,普同一等,皆如至亲之想。亦不得瞻前顾后,自虑吉凶,护惜身命。见彼苦恼,若己有之,深心凄怆,勿避险峨、昼夜、寒暑、饥渴、疲劳,一心赴救,无作功夫形迹之心。"我在日常门诊中,确实做到了不问及与患者疾病无关的家庭及职业问题,也从不问及患者的经济状况;确为诊治需要而需要患者做价格稍贵的检查时也明确告知,以便取得患者同意。我的处方用药严格根据病情,恪守合理用药原则,力求用药经济实惠,用药恰到好处。我诚心对待患者,认真研判病情,帮助有需要的患者。临床难免遇到疑难病或诊断不明的患者,即使与他们非亲非故,也会帮他们及时联系住院。就在今年春节前的一个工作日,有位患者因咳嗽 2 个月伴有轻度气促前来就诊,胸片显示肺部有问题,我急忙帮她联系住院,使她能尽快明确病因,得到治疗。有位阿姨在候诊区候诊时也曾告诉其他患者:喻医生诊病时不论你挂的是普通专家号还是特需门诊号,他都一样认真。

作为医生,诚心为人,一心为病,中西医并重

每日来门诊就诊的患者有可能是复诊者,也有可能是初诊者,有可能是朋友,也有可能是陌生人,凡此种种我都按预约就诊顺序,按时出诊,诚心相待,一切以改善患者病情为重。良好的沟通是建立在医患互信的基础上的,但有时双方的信息却不对称,就可能会有些沟通上的障碍。记得有位年轻母亲带着咳嗽 1周的孩子来就诊,还没开始看诊,就说孩子不能用西药,西药副作用大。经过望闻问切和心肺听诊后,我发现孩子咳嗽、咳黄痰、双肺呼吸音粗,一侧肺可闻及少许痰鸣音,考虑咳嗽是由急性气管-支气管炎引起的,建议用西药抗感染治疗,同时用中药治疗。但孩子母亲是个"中医迷",不愿意服用西药,于是我建议做个血常规,检查结果为"考虑细菌感染"。经过我的耐心解释,孩子母亲同意进行短程抗感染及中药治疗,4 天后复诊时孩子的咳嗽基本消失,效果很好。当然,也有些患者笃信中医,坚持不用西药治疗,我就一定会跟这些患者交代好,如果病情加重,需要及时复诊。中西医各有优缺点,医者应该尽可能发挥其各自优势,扬长避短,制订妥善的治疗方案,选择最佳的治疗方式,让患者获得最大益处。

在现代，中医不能再以"三个手指"走天下，而是"要知其然更要知其所以然"，明确疾病的西医诊断，方能判断其预后及转归。结合现代医学的诊断技术，明确诊断，合理治疗，选择患者获益最大的诊疗方案是我毕生的追求。

作为医生，勤求古训，传承创新，业精于勤

学无止境，作为医生，就应"做到老，学到老"。我学习中医经典理论，悟其理，用其法，结合现代疾病发生因素及规律，采取辨病与辨证相结合，遣方用药，常多有收获。比如，《金匮要略》中治疗虚寒肺痿"中阳虚，背中冷"时用甘草干姜汤，我便在肺脾阳虚咳嗽辨治时用附子理中汤加味治疗，正是其理。导致疾病发生的原因在不断变化，因此，我们也需要不断更新自己的专业知识。周一至周五在医院上班，周末还经常要参加学术会议，平常下班回家后有空就坐在电脑前，不是看文献就是写文章，这是许多医生的生活写照。我和年轻医生交流时常谈到我的想法："如果一生认真做一件事，把它做到极致，肯定就会成功，就会有辛勤付出后的喜悦。"我的导师邱志楠教授曾说："一个医生只要能把咳嗽弄明白，看好咳嗽病，他就会成为名医。"

作为医生，面对疫情，临危不惧，生命至上

2020年年初新型冠状肺炎疫情期间，我被广州市卫生健康委员会、广州医科大学、广州医科大学附属第一医院任命为中医专家组成员。当时，疫情就是命令，参加抗疫没有任何理由退缩，而且带领团队战役，只有自己冲锋在前，消除大家对疫情的恐惧心理，才能更好地为患者服务。按照医院新冠肺炎防治部署，我主要参与我院ICU病房新冠肺炎危重症患者的中医诊治，进行中西医协同诊疗。我深入病区，亲至患者床边，望闻问切，并与病区主管床位医生及病区主任充分沟通病情，交换诊疗意见，以求准确了解病情。仅在2020年3月，我就进入隔离病区13次，每2~3天就诊查患者一次，不论是周六还是周日，只要病区有需求或患者病情有变化，我都会第一时间赶到重症病区，及时调整用药。当时有位病情危重的患者，大便不通2周余，普通灌肠不能通便，由于其输入液体量须严格控制，便采取中药鼻饲和灌肠相结合，以50 mL鼻饲、50 mL灌肠，每日用药2次。第二天，患者的大便就通了，呼吸对抗情况也有所缓解。我为我院新冠肺炎危重症患者的中西医协同诊疗付出了努力，也收获了好的成效。

犹记得2003年"非典"期间，身为年轻医生的我参与了"非典"战役，当时没有防护服、护目镜、N95口罩等防护装备，每次进去隔离病区只能戴着棉纱口罩、一次性外科口罩和外科手套，穿着普通隔离衣，到患者身边望闻问切。当时有位进修医师还问道："你们中医也进来，不怕吗？"我现在想起来还真有点后怕。我当时的抗击"非典"工作得到广东省及广州市政府的肯定，荣立"广东省抗击传染性非典型肺炎三等功"，并获得"广州市抗击传染性非典型肺炎先进个人"荣誉称号。

作为医生，淡泊名利，不以物喜，以学浅而悲

作为医生，应该不以物喜，最快乐的事不应该是积累了多少财富，而是治愈了经久不愈的患者。患者赠送的面面锦旗也许就是最好的印证。最遗憾的事是遇到病入膏肓而又无计可施的患者，我只能一声叹息，就如特鲁多医生所说"有时去治愈，常常去帮助，总是去安慰"。记得有位50多岁的陈女士，咳嗽已经3年了，为了治疗咳嗽，她辗转到多家医院就医，也做过许多检查，都被告知未见明显异常，而对咳嗽的治疗却总不见明显成效，就这样发展到出现气喘的症状。经人介绍，她到医院找我加号就诊。中午1点左右才轮到她就诊，她向我诉说痛苦，说需要做什么检查都可以，她吃的抗生素和中药堆起来能有几箩筐，但还是黄痰多和气喘。通过问诊和检查，我对陈女士的病情产生了一个疑问——如果是哮喘，她怎么会出现黄痰多的症状？这是不合理的。于是，我建议她再做个肺部CT扫描，结果发现她的左侧支气管有异物影像。我再追问陈女士，问她在3年前是否出现过严重的呛咳？陈女士回忆了一下，想起自己在3年前的确曾经因为吃鱼而出现呛咳。通过这样的判断，再加上CT检查，我成功地找到了陈女士咳嗽多年的原因——一块鱼骨。通过支气管镜手术把鱼骨取出后，陈女士的气喘顿时消失了。出院时，她特地来门诊告诉我，鱼骨取出后就没有咳嗽和气喘了，并向我表达谢意。10多年前，有位中年女士由于气喘前来就诊，我初步诊断考虑为哮喘，建议她做胸片及肺功能检查。然而不幸的是，她的胸片却显示肺部有肿物，住院后被确诊为"肺癌并脑转移"，于是我只能对她多加安慰。然而，随着医学的进步、临床技术的不断更新，肿瘤的治疗取得了长足的进步，对肿瘤的早发现、早诊断、早治疗能挽救无数生命。

作为医生，传道授业，教书育人，诲人不倦

中医是一门科学，中医教育更是重要的传承。作为老师，要严于律己，认真上好每一堂课，课前备课更是不能马虎。每次拿起教材进行备课都是对自己的中医理论的一次提升。我会在课前准备好临床病例，用来阐述经典理论。让深奥的理论变得浅显易懂是我不懈的追求。我在临床带教中更是要求学生做好望闻问切，并从经典讲到临床，从病因讲到病理，同时适当进行提问，让学生发表自己的见解，使学生更多地参与临床工作，体会中医辨证论治。

作为医生，拥有专业技术就应该为更多患者服务。在每年流感高发季节，我中午不休息，晚上8点下班是常事。但我慢慢发现，患者"越治越多"其实是件坏事，这说明我们对健康教育的普及不够，群众的健康意识不够，群众才会越来越频繁地生病。近年来，为了多与患者沟通，多做健康教育，让患者增强健康意识，我在日常门诊出诊时不单是诊病治病，还从生活、饮食、起居等方面向患者提出合理建议，从而做到"未病先防，已病防变"，真正做到事半功倍。我平时也更多地关注健康科普,帮助群众进行自我保健,为健康中国贡献一份力量。

我出生在农村,读书为我架设了走向城市的桥梁,读书是改变我人生的指明灯。学医没有止境,医者应该不断更新专业知识,提高自己的服务技能;从医不要只想得到回报,心地坦荡,用心行医,真诚为人,方能成就苍生大医。

喻清和

二〇二一年仲夏于广州